中药分子靶点鉴定技术

主 编 王志宇

科学出版社

北 京

内 容 简 介

本书将中医药、化学、生物等相关学科相结合，系统性地综合了中药分子靶点鉴定的相关前沿技术，包括基因组学、蛋白质组学、代谢组学、网络药理学、计算药物靶点预测、报告基因筛选、表面等离子共振筛选、生物素靶标垂钓、等温滴定量热、亲和色谱技术、质谱技术和细胞膜色谱等现代常用于中药分子靶点鉴定相关的研究技术。全书各项技术内容均独立成章，共分 12 章，各章首先从该技术的沿革和原理方面进行深入浅出的介绍，帮助读者了解这门技术的原理和发展；然后从此项技术的实验流程、操作方法和注意事项等方面进行了详细阐述，便于读者学习掌握这门技术；最后通过该技术在中药分子靶点鉴定方面的应用进行了列举，扩展读者在该领域的思维。针对中医药科研工作者的专业背景和思维方式，全书原理和方法内容翔实，举例应用均具有代表性，利于读者掌握当前中药分子靶点鉴定技术的研究动态，并开展相关研究。

本书可供中医药科学研究工作者阅读参考，同时也可作为中医药学相关专业研究生及本、专科教学教材使用。

图书在版编目（CIP）数据

中药分子靶点鉴定技术 / 王志宇主编. —北京：科学出版社，2023.6
ISBN　978-7-03-065328-4

Ⅰ. ①中…　Ⅱ. ①王…　Ⅲ. ①中药疗法-投药法　Ⅳ. ①R243

中国版本图书馆 CIP 数据核字（2020）第 091116 号

责任编辑：郭海燕 / 责任校对：申晓焕
责任印制：徐晓晨 / 封面设计：蓝正设计

科 学 出 版 社 出版
北京东黄城根北街 16 号
邮政编码：100717
http://www.sciencep.com
北京虎彩文化传播有限公司 印刷
科学出版社发行　各地新华书店经销
*
2023 年 6 月第 一 版　开本：787×1092　1/16
2023 年 6 月第一次印刷　印张：17
字数：446 000
定价：118.00 元
（如有印装质量问题，我社负责调换）

《中药分子靶点鉴定技术》
编委会

序 一

进入 21 世纪以来，随着医学科学的进步，对人类生命构成重大威胁的感染性疾病、心血管疾病，甚至包括部分恶性肿瘤已得到了初步控制，慢性病和复杂疑难疾病已成为危害人类健康、严重影响生活质量的主要病种。疾病谱的变化促使全球医学模式转变和研究重点的转移，原有的单成分、单靶点治疗模式已不适应人类健康的需求，基于疾病网络调控机制的综合治疗策略已成为世界各国的研究重点。中医药是我国最具原创特色的国粹，经历了五千年历史长河的检验，其在理论体系和临床实践过程中的思辨模式与西方医学完全不同，将中医药体系和现代先进技术相结合已然成为创造新理论、新技术和新药物的时代潮流，在此方面中医药更应当仁不让，占据先机。

中医药在现代化进程中必然会遇到众多棘手问题，特别是"如何用现代科学语言来诠释其用药规律"，"如何从分子水平阐析其复杂化学成分体系介导的药理机制"，已成为当前面临的巨大挑战。值得注意的是，现代医学证明疾病网络调控体系中存在关键节点，其介导的级联反应是疾病发生发展的加速器，而中医药多成分、多靶点的作用特点与同时靶向这些关键节点和下游的级联反应，进而对整个复杂疾病网络发挥调控作用密切相关，因此，垂钓并验证中医药分子靶点是阐释中医药治病内在机制的重要基石。对中药靶点的发现与验证，不仅可以阐释中药防治疾病的分子机制，还可能发现一些全新的药物靶点，更有可能提供一些新药前体化合物，使传统中医药焕发出青春活力。目前已有若干方法应用于中药分子靶点的鉴定，包括基因组学、蛋白质组学、代谢组学、虚拟筛选等等，但尚缺乏系统的梳理和总结。

通读著作《中药分子靶点鉴定技术》后，我欣喜发现该书有以下特点：其一，内容新颖，技术先进，紧跟中医药学发展和现代研究技术最前沿、最活跃的领域，如网络药理学、等温滴定量热、细胞膜色谱等，体现多学科之间的交融；其二，层次清晰，逻辑性强。每一章节从发展概述、技术原理和应用举例等方面进行阐释，结合最新文献和实验室具体实践，由浅入深，循序渐进，非常适合中医药科研工作者参考和研究生自学；其三，全书贯穿中药多成分、多靶点和多途径调控的整体概念，对复方、单味药和单体的靶点鉴定技术均进行深入浅出的论述，目的是为揭示中医药黑箱作用提供工具，并最终回归中医药整体调控观，可谓匠心独具，用心良苦。

随着全国中医药大会的召开，党和国家吹响了中医药传承创新的号角，国际社会空前重视中医药理论和实践的重要意义，中医药事业的发展赢来前所未有的战略机遇。相信该书的出版必会为推动中医药科学发展、促进中医药传承与创新发挥积极作用。同时衷心希望广大中医药青年工作者抓住机遇，将中医药精华与现代多学科先进技术充分融合，积极协同创新，为我国中医药事业进一步走向现代化、国际化作出更大的贡献。

国家岐黄学者

广东省中医院副院长

中华中医药学会免疫学分会主任委员

国家卫生计生突出贡献中青年专家

2020 年 6 月于广州

序 二

"中药"，传统称"本草"，自西方医药学传入我国后，人们把祖国传统药物称为"中药"，即指以中医理论为指导，有独特理论体系和应用形式，充分反映我国自然资源和历史文化特征的药物。几千年来，中医药为中国人民健康幸福的生活和中华民族世代繁衍的昌盛做出了不可磨灭的贡献。

中药分子是中药发挥生物效应的物质基础，中药分子靶点是指中药分子与机体生物大分子的结合部位，即药物靶点。药物靶点的种类主要包括受体、酶、离子通道和核酸等，存在于机体靶器官细胞膜上或细胞质内。随着当今世界科学技术的进步，药物靶点的发现、鉴定和应用，已经成为全球医药创新发展的重要领域。2019 年 4 月 10 日，*Nature* 杂志报道了英国 Wellcome Sanger 研究所的科学家，应用 CRISPR-Cas9 筛选技术，开展了迄今为止规模最大的癌症基因 CRISPR 筛查，涉及 30 多种类型 324 种人类癌细胞系，分析了近 2 万个基因，发现了 628 个最具潜力的抗癌药物靶点。

中药具有多成分、多途径、多靶点整合调节的特点。中药分子进入人体，作用于机体分子靶点，引起机体细胞、器官、整体多个层面的结构与功能状态的改变后，才能发挥其生物效应。《中药分子靶点鉴定技术》是王志宇教授领衔组织国内从事中药药物靶点发现、鉴定和应用的青年学者共同编著的学术专著。该书总结了国内外中药药物靶点研究的前沿进展，结合青年科学家们自身研究的创新实践，系统阐释了基因组学、蛋白质组学、代谢组学、网络药理学等解析中药复杂体系分子靶点鉴定的技术，以及分子对接、靶标垂钓等中药构效关系研究的方法。

该书的出版，将对基于分子靶点的药物筛选和创新中药发现产生积极的影响，将会受到中药、天然药物工作者及相关学科学者的欢迎。书濒脱稿，邀我写序，愿与王志宇教授的学术团队共勉，爰以为序。

国家岐黄学者

成都中医药大学副校长

中药材标准化教育部重点实验室主任

西南特色中药资源国家重点实验室主任

2020 年 6 月于成都

前　言

中医药是中华民族灿烂文化的瑰宝，也是中华文明对世界文明的杰出贡献。我国科学家屠呦呦因青蒿素的发现及其在疟疾治疗中的应用而获得了 2015 年诺贝尔生理学或医学奖，而砒霜抗急性早幼粒细胞白血病的成功更在全球展示了中医药的魅力和风采。党的十九大报告中明确提出"坚持中西医并重，传承发展中医药事业"。习近平总书记在全国中医药大会上更是强调，要遵循中医药发展规律，传承精华，守正创新，加快推进中医药现代化、产业化，坚持中西医并重，推动中医药和西医药相互补充、协调发展，推动中医药事业和产业高质量发展，推动中医药走向世界，充分发挥中医药防病治病的独特优势和作用，为建设健康中国、实现中华民族伟大复兴的中国梦贡献力量。传承精华、守正创新已成为挖掘中医药宝库的指导思想和金钥匙。

中药是中医防治疾病的重要工具，其自然属性是多物质、多靶点和多层次调控，恰恰与疾病的复杂性、调节的整体性、机制的网络性和人体的系统性互相吻合，多个国际主流杂志近年来也认为复方药物是 21 世纪国际新药研发的重要方向，但首要问题是发现中医药调节作用和机制的基本规律，鉴定中药分子靶标成为非常关键的环节。随着现代生物技术的不断发展，组学、生物信息学、网络药理学和计算机分子模拟等高新技术的出现使得揭开中医药神秘面纱的可能性越来越大。通过高通量、深层次的数据挖掘，不仅可以阐释中医药防治疾病的分子机制，也为疾病药物研发提供了新靶点和候选前体化合物，更为中医药理论的科学升华提供了证据支持。因此，我们有必要对新时代的中药分子靶点鉴定技术进行系统的梳理和介绍，以此为中医药科研工作者提供便捷参考，激发中医药从业者的科研兴趣，也希望在此基础上，能够充分和其他学科科学家交叉合作，开发出新型中医药分子靶点鉴定方法，以此达到传承精华和守正创新的目的。

本书结合国内外前沿文献进展和实验室研究工作，共包括基因组学、蛋白质组学、代谢组学、网络药理学、计算药物靶点预测、报告基因筛选、表面等离子筛选、生物素靶标垂钓、等温滴定量热、亲和色谱技术、质谱技术、细胞膜色谱 12 章内容。当然，中药分子靶点技术在不断地发展，新的技术方法会不断地出现。因此，希望今后与国内外同道共同合作，定期将本书及时更新，使本书的内容不断与国内、国外新的研究进展保持一致。

本书编写过程中，由于章节较多，同时从不同的角度出发来编写，因此，部分内容存在相似之处也在所难免，希望以后再版时逐步更正。也请广大同道及读者对本书不足之处予以指正，对此表示衷心感谢！

王志宇

2020 年 6 月

目　录

第一章　基因组学 ……………………………………………………………………1
　第一节　基因组学及中药基因组学概述 ………………………………………………1
　第二节　中药基因组学及其应用 ………………………………………………………1
　第三节　中药表观基因组学及其应用 …………………………………………………5
　第四节　中药肠道菌群基因组学及其应用 ……………………………………………7
　第五节　基因组学关键技术 ……………………………………………………………9
　参考文献 ………………………………………………………………………………17
第二章　蛋白质组学 …………………………………………………………………20
　第一节　绪论 …………………………………………………………………………20
　第二节　定量/定性蛋白质组学与中药分子靶点鉴定 ………………………………23
　第三节　修饰蛋白质组学与中药分子靶点鉴定 ……………………………………41
　第四节　蛋白质相互作用与中药靶点分析 …………………………………………48
　参考文献 ………………………………………………………………………………60
第三章　代谢组学 ……………………………………………………………………64
　第一节　代谢组学概述 ………………………………………………………………64
　第二节　代谢组学在中药作用机制靶点鉴定中的应用 ……………………………71
　第三节　代谢组学常用数据库资源 …………………………………………………77
　参考文献 ………………………………………………………………………………81
第四章　网络药理学 …………………………………………………………………82
　第一节　绪论 …………………………………………………………………………82
　第二节　药物靶点互作网络 …………………………………………………………85
　第三节　疾病互作网络 ………………………………………………………………95
　第四节　网络药理学在中医药探索中的应用 ……………………………………101
　参考文献 ……………………………………………………………………………116
第五章　计算药物靶点预测 ………………………………………………………121
　第一节　概述 ………………………………………………………………………121
　第二节　分子对接方法 ……………………………………………………………121
　第三节　分子相似性计算方法 ……………………………………………………125
　第四节　药效团方法 ………………………………………………………………128
　第五节　机器学习方法 ……………………………………………………………130
　第六节　软件数据库资源 …………………………………………………………132
　参考文献 ……………………………………………………………………………137
第六章　报告基因筛选 ……………………………………………………………139
　第一节　报告基因概述 ……………………………………………………………139
　第二节　报告基因实验的常见技术流程及问题 …………………………………143

第三节 报告基因用于中药靶点鉴定实例 ·· 146
参考文献 ··· 154

第七章 表面等离子共振筛选 ··· 156
第一节 表面等离子共振技术原理特点及发展历程 ································· 156
第二节 表面等离子共振技术在生物医学中的应用 ································· 160
第三节 表面等离子共振技术在中药分子靶点研究中的应用 ···················· 164
第四节 表面等离子共振技术的发展动态及展望 ···································· 166
参考文献 ··· 168

第八章 生物素靶标垂钓 ··· 171
第一节 生物素标记小分子探针探测靶标蛋白的原理 ··························· 171
第二节 生物素标记小分子探针制备方法 ··· 172
第三节 生物素靶标垂钓在中药靶点鉴定中的应用 ································· 178
参考文献 ··· 182

第九章 等温滴定量热 ··· 184
第一节 等温滴定量热技术的原理 ·· 184
第二节 等温滴定量热技术的发展应用 ·· 186
第三节 等温滴定量热技术的实验设计和中药分子靶点鉴定及机制研究中的应用 ····· 190
第四节 等温滴定量热图谱解析和评判方法 ·· 194
参考文献 ··· 197

第十章 亲和色谱技术 ··· 200
第一节 亲和色谱法的基本理论 ··· 200
第二节 流动相与固定相 ·· 210
第三节 亲和色谱法在中药活性成分筛选中的应用 ································· 213
参考文献 ··· 215

第十一章 质谱技术 ·· 217
第一节 质谱发展历史 ··· 217
第二节 质谱技术基本原理 ··· 217
第三节 蛋白质组学 ·· 225
第四节 质谱技术应用于代谢组学分析 ·· 241
参考文献 ··· 245

第十二章 细胞膜色谱 ··· 247
第一节 细胞膜色谱概况 ·· 247
第二节 细胞膜色谱的基础理论 ··· 247
第三节 细胞膜色谱的原理及研究方法 ·· 252
第四节 细胞膜色谱在中药分子靶点鉴定的应用 ···································· 256
参考文献 ··· 260

第一章 基因组学

第一节 基因组学及中药基因组学概述

基因组学（genomics）是一门对生物体所有基因进行集体表征、定量研究或对不同基因组进行比较分析研究的交叉生物学学科，主要研究内容包括基因组的结构、功能、进化、定位和编辑等，以及它们对生物体的影响。基因组学主要研究内容包括基因组测序和分析即通过高通量测序技术和生物信息学技术来组装和分析整个基因组的功能和结构。

国家药品监督管理局（NMPA）将药品分为现代药和传统药，前者通常称为西药，大多是用现代医药科技手段（提取或合成）精制而成的化学物质；后者通常称为中药，是人类与疾病抗争的漫长历史过程中于自然环境中发现的物质。中药基因组学（traditional Chinese medicine genomics）即从基因组水平上研究中药及其对人体作用的一门学科，利用组学技术研究中药的遗传信息和调控网络，从而阐明中药防治疾病的分子机制。中药基因组学从基因水平对基因序列的多态性与药物效应的多样性之间的关系进行研究，对基因及其突变体对不同个体药物作用效应差异进行研究，进而以此为平台指导药物开发和合理用药，以期提高药物的安全性和有效性，减少药物不良反应，同时降低药物治疗费用和风险，为实现个体精准医疗提供重要支撑及技术保障。

中药制剂进入人体发挥效应，引起多个层面包括分子、细胞、器官及整体的结构和功能改变，而基因是调控这一切改变的本质。基因和基因组是现代生命科学研究的中枢，是联系传统药物和现代生命科学研究之间桥梁。由于中药具有药理作用温和及毒副作用少等独特优点，且对某些功能性疾病具有独特疗效，因此在人类健康发展史中占有重要地位。从基因组层面对中药的道地性、药效物质基础、药效作用及有效成分的分离提取等进行研究具有重要价值，通过将中药与现代科学技术完美结合，有助于促进传统中药向现代中药的转变。

目前对中药主要开展以下研究：①提取工艺研究；②制剂工艺研究；③制剂稳定性研究；④药理毒理学研究；⑤制剂质量标准研究；⑥作用靶点及分子机制研究。其中，作用靶点的研究是中药现代化的重要研究内容。由于中药存在多靶点多作用的特点，一方面其作用的选择性较低，另一方面其作用的机制及效应较多。因此，借助现代测序技术从基因组层面对中药及其分子靶点进行研究将使中药的现代化研究发生质的飞跃。筛选和鉴定药物的作用靶点是现代新药研发的重要内容之一，由于基因研究平台逐渐成熟，近年来从基因层面对药物靶点进行研究已取得显著进展。药物靶点的确定是基因药物开发的前提和基础，全基因组测序技术将为医药工业提供新的突破方向。

第二节 中药基因组学及其应用

一、中药基因组学的产生和发展

人类基因组计划（human genome project，HGP）是由美国科学家在1985年首次提出的，并于 1990 年正式启动，我国科学家参与其中。该计划旨在揭示人体内约 2.5 万个基因的 30 亿个碱基对的秘密，绘制人类基因组图谱，以达到破译人类遗传信息的最终目的。"人类基因组计划"在研究过程中所建立起来的策略、思想和技术，构成了生命科学领域新的学科——基因组学，已被广泛应用于微生物、植物及动物研究领域。伴随该计划，中药基因组学应运而生，对中药的研究开始深入到基因组水平。

我国科学家于 2012 年通过光学图谱和测序技术，首次绘制了中药灵芝的基因组精细图，灵芝基因组图谱的揭示有助于研究灵芝有效成分的合成，还可推动灵芝的辅助育种，并为其科学栽培和采收提供理论指导。对灵芝基因组学的研究可为研究中药的次生代谢途径和调控提供一个有价值的模式系统[1]。二代测序技术和第三代单分子测序技术的兴起使得测序成本大幅度降低，测序时间明显缩短，为中药基因组学的研究提供了强大的技术支持，结合生物信息学的发展及应用，整个中药基因组学的研究从技术层面到结果分析层面都日趋成熟。

二、中药结构基因组学及其应用

结构基因组学是系统研究基因组的基因数量、每个基因在染色体上的线性分布位置距离，以及每个基因编码区和基因间隔区的核酸序列结构的一门学科，其研究成果集中反映在遗传图谱、物理图谱、序列图谱和基因图谱的建立上。中药结构基因组学研究内容包括以下几个部分：①蛋白质编码区，编码蛋白质的基因转录成信使 RNA（mRNA），mRNA 经过加工和修饰，在核糖体内成熟的 mRNA 被翻译成多肽链；②非蛋白质编码区，该区域进行 RNA 转录并可形成三级结构（如发卡结构）以行使功能，或通过碱基互补配对影响其他基因的表达，包括转运 RNA（tRNA）、核糖体 RNA（rRNA）、微 RNA（miRNA）、长链非编码 RNA（lncRNA）、环状 RNA（circRNA）以及干扰 RNA（RNAi）等；③调控基因及其靶标区域，如负责转录调控的配体结合位点；④重复序列，包括分散基因家族、串联基因家族、短散在重复元件、长散在重复元件、小卫星序列、微卫星序列及端粒序列等。基于中药结构基因组学研究，可比较同科同属中药的基因组，有助于了解其相似性以及差异性。

除了以上的核基因组，中药结构基因组还包括叶绿体基因组和线粒体基因组。叶绿体基因组一般是环状 DNA 分子，极少为线状，在细胞中是多拷贝的，大小一般在 120～160kb，其 DNA 占叶片中全部 DNA 的 10%～20%。叶绿体基因组的多拷贝性使其成为一个优良的遗传载体，比核转化具有明显优势的叶绿体转化技术在物种改良和生物制剂的生产等方面显示出巨大潜力。线粒体基因组数量远小于细菌基因组，线粒体 DNA（mtDNA）在线粒体中有 2～10 个备份，大部分呈双链环状，也有特例呈线状，mtDNA 的长度一般为几万至几十万碱基对。高等植物线的粒体除参与氧化磷酸化产生 ATP 提供能量外，还参与氨基酸、脂类、维生素以及辅酶因子的生物合成与代谢。不同植物的线粒体基因组结构差异很大，但也有一些相对保守的基因簇。

中药结构基因组学通过对具有典型次生代谢途径的中药基原物种进行全基因组测序以及结构基因组学分析，进而推动这些物种成为药用模式物种，在中药与现代生命科学之间架起一座沟通的桥梁，将现代生命科学的先进技术以及理念引入到中药基原物种的研究中，以推动中药研究现代化。DNA 分子作为遗传信息的载体，具有相对稳定性，因此选用基因组学技术鉴定中药遗传信息，对中药品种的鉴定、质量管理及生产均具有重要意义。

灵芝在我国已有数千年的药用历史，是医家公认的滋补强壮和扶正固本的神奇珍品，其在抗肿瘤、抗病毒、调节血糖、增强免疫力等方面均有显著作用，本节内容将以灵芝为例探讨中药基因组学的实际应用。Lin TY 等报道重组灵芝免疫调节蛋白（rLZ-8）对小鼠体内肺癌细胞有增殖抑制作用,且 rLZ-8 还可抑制 Lewis 肺癌模型小鼠的肿瘤转移,并提高生存率[2]。rLZ-8 通过干扰肺癌细胞局灶性黏附激酶功能,有效地诱导了上皮间质转化的改变。他们首次发现了 rLZ-8 的抗转移活性,提示其具有作为肺癌化疗药物的潜力。Lin TY 课题组在 2017 年又报道了 rLZ-8 可通过下调野生型和突变型表皮生长因子受体(EGFR)的表达,抑制 EGFR 下游效应分子 AKT 和 ERK1/2,从而诱导肺癌细胞周期阻滞以及细胞凋亡[3]。他们证明 rLZ-8 通过与 EGFR 结合,诱导 EGFR 自身磷酸化,并通过诱导 EGFR/Cbl 复合物的形成触发泛素化,导致 EGFR 降解,提示 rLZ-8 通过靶向 EGFR 抑制肺癌进展。在灵芝的许多生物活性成分中,多糖、蛋白多糖、蛋白质和三萜类化合物具有降血糖作用:灵芝多糖通过提高小鼠血浆胰岛素水平来降低血糖水平;蛋白酪氨酸磷酸酶 1b 是一种很有潜力的糖尿病治疗靶点,灵芝蛋白多糖可在体外抑制该酶;此外,灵芝三萜类化合物可抑制醛糖还原酶和 α-葡萄糖苷酶,起到抑制餐后高血糖的作用;从灵芝中提取的 rLZ-8 能显著降低糖尿病小鼠淋巴细胞浸润,提高胰岛 β 细胞中胰岛素抗体的含量[4]。

Syed K 课题组于 2013 年对三种多孔菌目的白腐菌的细胞色素 P450 单加氧酶进行了全基因组注释,发现它们的基因组中含有大量的 P450 基因(P450ome)[5]。这些 P450ome 被分为以下家族和亚家族:黑管菌(39 家族,86 亚家族)、灵芝(41 家族,105 亚家族)和短孢霉(42 家族,111 亚家族)。值得注意的是,黑管菌基因组缺少 CYP505 家族(P450foxy),这是一组 P450-cpr 融合蛋白。这三种真菌在其基因组中显示了 P450 家族的差异富集。三个基因组中最大的 CYP 家族分别是黑管菌、灵芝和短孢酶的 CYP5144(67P450s)、CYP5359(46P450s)和 CYP5344(43P450s)。分析表明,串联基因复制导致了某些 P450 家族的扩增,在短孢霉、真菌和灵芝中分别复制了 33%(72P450s)、28%(55P450s)和 23%(49P450s)的 P450ome 基因。家系比较分析显示,在三种真菌中共有 22 个 CYP 家系。通过与灵芝 P450ome 的比较分析,发现灵芝中存在 143 个正位基因和 56 个副位基因,在次生代谢产物的特征生物合成基因附近发现了多个 P450s,即聚酮合酶(PKS)、非核糖体肽合成酶。萜烯环化酶和萜烯合成酶在三个基因组中的表达,提示这些 P450s 可能在这些真菌的次生代谢中发挥作用。Kao CH 等研究了浸泡在东亚两种常见酒类(麦芽威士忌和黄酒)中的灵芝的潜在抗癌活性,发现了灵芝威士忌和黄酒提取物对前列腺癌细胞株 PC3 和 DU145 的生长抑制作用[6]。他们通过 Affymetrix 基因表达分析方法,确定了与灵芝提取物抗癌活性相关的生物活性途径,然后用实时荧光定量 PCR 和蛋白质印迹(Western blotting)方法确认了关键基因及其相关蛋白的表达。Zhou S 等利用基因组学、转录组学和分泌组学分析,对灵芝 G0119 菌株的木质纤维素分解酶进行了研究,以确定对其生长有贡献的降解酶生长有贡献[7]。他们研究了碳水化合物活性酶家族的基因,特别是与木质纤维素降解有关的基因,分析了木质纤维素分解酶在菌丝生长周期中的基因表达、蛋白质丰度和酶活性。在子实体发育过程中,纤维素酶的总表达量高于半纤维素酶和木质素修饰酶。纤维素酶和半纤维素酶的丰度和活性在子实体成熟后增加,此时担孢子大量产生,直到生长周期结束。该研究为深入了解灵芝在生长过程中木质纤维素降解能力的变化提供了依据,并有助于探索促进灵芝生长的新途径。

三、中药功能基因组学及其应用

转录组是指特定细胞在某一功能状态下全部表达的基因总和,包括每一个基因及其表达水平。同一个细胞在不同的生长环境和生长阶段,基因表达谱有所差异,具有特定的空间性和时间性等特征。由于转录组信息受外源因子和内源因子的共同调控,因此它是物种基因组和外部物理特征的动态联系媒介,是反映生物个体在特定器官、组织和某一特定发育、生理阶段,细胞中所有基因表达水平的数据。中药转录组学是中药功能基因组学的重要研究内容，是在整体水平上对中药某一生长阶段特定组织或细胞中全部转录物的种类、结构、功能及基因转录调控规律进行研究的科学。中药转录组学研究在鉴定中药体中具有药效活性的次生代谢产物生物合成关键酶基因、阐明次生代谢途径及调控机制方面具有显著优势和应用价值，可为解析中药转录水平的遗传信息提供有效数据，为开展中药生物学研究提供坚实的基础。

中药转录组在中药研究中具有重要应用价值，主要体现在以下方面：①中药转录组研究为解析中药药效活性成分代谢途径，从而实现关键酶基因克隆及其体外表达，利用现代生物技术（如次生代谢工程及合成生物学等）大规模生产中药药效活性成分奠定基础；②中药转录组研究为鉴定中药植物生长发育及抗病、抗逆等优良性状相关的基因功能提供基础数据；③中药转录组研究为研究基因组遗传信息多样性及开发分子标记提供研究基础。

2012 年 Yu GJ 等对灵芝的转录组进行了综合分析，提示了完整的灵芝基因转录组信息，为灵芝的功能基因组学研究奠定了基础[8]。该课题组从灵芝菌丝体和子实体中分别获得了6439690 和 6416670 条高质量的读写片段，分别组装成 18892 和 27408 条单基因。在 NCBI 核苷酸数据库和由 5 个真菌基因组组成的定制数据库内进行了相似性搜索，发现有 11098 和 8775个单基因分别在 NCBI 核苷酸数据库和该课题组自有数据库中被成功匹配。进一步对灵芝菌丝体和子实体阶段的差异表达基因进行了分析，鉴定出 13 个参与萜类骨架生物合成途径的单基因，并采用实时定量 PCR 技术检测这些单基因的表达水平。最终从灵芝转录组中预测了 22种可能的真菌木质素氧化酶和 120 种碳水化合物活性酶（CAZymes）。这些结果说明 Illumina测序技术使得在缺乏全基因组信息的物种中进行从头转录组组装和基因表达分析成为可能。Jain KK 等使用 Illumina Hi-SeqTM 测序平台进行了基于高通量测序技术（NGS）的从头转录组组装比较研究，以揭示 Cu^{2+} 对灵芝转录组的影响，结果发现 Cu^{2+} 对灵芝的菌丝生长和产酶具有决定性作用[9]。他们从诱导和未诱导培养物中获得 26083372 和 35713076 个高质量读数。对于木质素降解活性，预测了 194 个氧化还原酶和 402 个 CAZymes 的编码转录本。随着 Cu^{2+}浓度的增加，漆酶、纤维素酶和木聚糖酶等木质纤维素酶的分泌量增加，酚类物质和抗氧化剂的产量增加。该研究发现木质纤维素水解酶在转录组和蛋白质组特征上的差异介导了担子菌中Cu^{2+} 介导的基因调控和代谢途径的改变。Xiao C 课题组报道灵芝多糖 F31 对糖尿病小鼠具有降血糖作用，他们通过转录组学结合蛋白质组学数据的整合分析，采用 iTRAQ 和转录组测序（RNA sequencing，RNA-seq）技术对正常小鼠（NC）、糖尿病 db/db 小鼠（DC）和 F31 治疗的 db/db 小鼠（F31）肝脏中的差异表达基因（DEGS）进行了分析，并通过 QPCR 和 Westernblotting 验证了相应的 DEGS 和 DEPS 表达[10]。与 DC 组相比，F31 治疗组共有 65 个 DEGS和 62 个 DEPS。RNA-seq 数据和蛋白质组学数据的综合分析表明，葡萄糖激酶和细胞色素CYP4A12A 在 mRNA 和蛋白表达水平中显示出相同的变化趋势。KEGG 通路分析表明，在蛋白质表达水平上，NC 组相对 DC 组以及 F31 组相对于 DC 组的过氧化物酶体增殖物激活受体（PPARs）信号通路的蛋白表达水平都较高。在对糖尿病候选蛋白的基因和蛋白表达的分析中，发现在糖酵解和糖异生途径中，有三个基因：磷酸酶及磷酸烯醇式丙酮酸羧激酶和三个蛋白：葡萄糖激酶、葡萄糖转运蛋白 2 型和丙酮酸激酶差异表达。此外，F31 干预组胰岛素调节基因细胞色素 CYP4A12A 和硬脂酰-辅酶 A 脱氢酶 2（SCD2）的表达与 DC 组相比有显著性差异，提示其在 F31 的降糖活性中起重要作用。聚类分析表明，miRNA 可能参与了糖代谢相关基因的调控。以上通过对灵芝的基因组进行分析，从多方面探索并证实了灵芝的药用价值（图 1-1）。

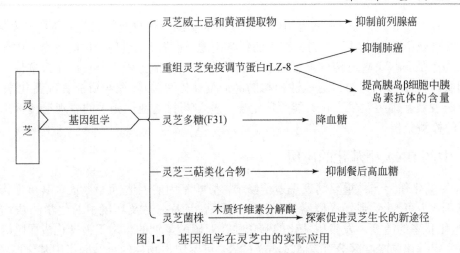

图 1-1　基因组学在灵芝中的实际应用

第三节　中药表观基因组学及其应用

一、中药表观基因组学的研究内容

表观基因组学（epigenomics）是在基因组水平上对表观遗传学（epigenetics）改变的研究，是研究表观遗传变异的学科。表现遗传变异是指在基因 DNA 序列没有发生改变的情况下，基因功能发生了可遗传的变化，最终导致了表型发生变化。基因组含有两类遗传信息，一类是DNA 序列所提供的遗传信息；另一类是表观遗传学信息，提供何时、何地以及以何种方式启动并应用遗传信息的指令。表观遗传学是经典遗传学的补充和进一步的发展，其实质是研究非基因序列改变所致基因表达水平的变化，研究内容主要包括基因选择性转录表达的调控、基因转录后的调控以及蛋白质的翻译后修饰等。基因组中表观遗传调控过程精确性对于调控基因的转录活性和染色体的稳定性，以及生物体的正常生命活动是必需的。

中药表观基因组学是针对具有重要经济价值的药用植物和代表不同次生代谢途径的模式药用植物开展的表观基因组学研究，研究内容主要包括 4 个方面：DNA 甲基化、蛋白质共价修饰、染色质重塑及非编码 RNA 调控。DNA 甲基化是在 DNA 甲基转移酶的作用下，在 DNA分子中的碱基上添加甲基，影响异染色质形成、细胞分化与转基因沉默等，从而发挥调控基因表达的作用；蛋白质共价修饰有多种形式，以组蛋白修饰受关注最多，主要包括甲基化、乙酰化及去乙酰化、磷酸化等修饰；染色质重塑是通过影响核小体结构来改变基因启动区域的排列，发挥其调控基因表达的作用；非编码 RNA 调控是通过转录后调节产生转录抑制和基因沉默的效应，是高等生物基因组转录产物的主体，在染色质修饰、转录、蛋白质合成和转录后修饰等过程中发挥重要作用。中药表观基因组学是通过研究重要中药材的基因组信息及其表观遗传信息的变化，探索环境与基因、基因与基因之间的相互作用，进而解析哪些基因受到环境因素的影响而出现表观遗传变化，并可能提高中药材的药材品质，以及哪些表观遗传信息可以影响中药的性味等，在表观基因组层面对中药材进行深入阐释。针对同一药材在不同种植区域开展中药表观基因组的研究，可以明确不同生产区域的遗传变异，特别是不同环境对药材表观遗传的修饰作用可能存在的差异。

组学技术可提供有用工具阐明道地药材的分子机制。中药基因组学研究包括功能基因组学研究和表观基因组学研究，有助于阐明道地药材的形成机制，可为优质中药的生产和栽培技术的改进提供有效指导。中药表观基因组学研究中药的基因组信息及其表观遗传信息变化，主要目的在于解决或帮助解决以下中药材相关的科学问题：这些表观遗传变化能否提高中药材的药材品质？具体是哪些表观遗传信息影响了中药的性味？有哪些环境因素在什么条件下对中药表观基因组产生了影响并导致道地性药材的品质变化？外源/环境物质能否改变化学/物理因素引起中药表观基因组发生变化？能否鉴定出一些与药材道地性相关的表观遗传标志物用于道地药材的检测分析？

二、中药 DNA 甲基化的应用

DNA 甲基化作为一种重要的表观遗传修饰，影响基因的表达/沉默状态，其可逆修饰的特点使得基因表达可以受到外界因素的调控。遗传基因多态性及环境中的化学物质均可导致 DNA 甲基化状态的改变。发生甲基化的胞嘧啶在亚硫酸氢钠的作用下被转化成尿嘧啶，可通过测序与非甲基化胞嘧啶区分开。通过测序技术，可鉴定生物体的全基因组甲基化图谱；然后结合转录组学，可研究不同发育阶段和不同环境条件下基因组中甲基化位点的变化情况；同时结合全基因组表达分析，可鉴定出起调控作用的甲基化位点及受到调节的相应基因，进而研究这些位点的遗传模式及对基因表达的影响。很多来源于中药的化学物质可作为表观遗传调控因子影响甲基化转移酶（DNMT）的活性参与调控多种肿瘤。例如，来源于莪术的姜黄素可降低乳腺癌的 DNMT 活性从而降低其 DNA 甲基化水平[11]；白藜芦醇可导致多种类型癌细胞内 DNMT1 酶活性的降低，从而调控 DNA 甲基化，抑制肿瘤发生发展[12]；在人多发性黑色素瘤细胞株 U266 中，小檗碱通过抑制 DNMT1 和 DNMT3b 的表达，使得 p53 发生低水平甲基化，进而改变 p53 依赖的信号通路[13]。山药因其具有调节脾胃功能的作用，在中国被广泛用作功能性食品和中药。为研究山药多糖的结构特征和生物活性，采用沸水提取山药多糖 DOP。甲基化和核磁共振谱分析表明，DOP 0.1-s-1 为 1，4-β-半乳聚糖，可促进山药的生长，并转化多糖产生短链脂肪酸[14]。Zhou Y 等采用甲基化特异性 PCR 方法联合 miRNA 深度测序技术证实人参皂苷 20（S）-Rg3 通过调节 DNMT3A/miR532-3P/HK2 通路抑制卵巢癌的 Warburg 效应[15]。目前关于中药 DNA 甲基化的研究还有待完善，随着测序技术的成熟，越来越多的中药表观遗传信息将被揭示，将有助于推动中药现代化进程。

三、中药非编码 RNA 的应用

基因转录产物（transcript）包括两种，编码蛋白质的 mRNA 以及不编码蛋白质的非编码 RNA（noncoding RNA，ncRNA）。非编码 RNA 又包括管家非编码 RNA（housekeeping ncRNA）和调节性非编码 RNA（regulatory ncRNA）两种。调节性非编码 RNA 中以 miRNA 在中药中的研究备受关注，如 Yang Q 等采用全基因组微阵列和 QPCR 技术检测和验证三七总皂苷 PNS 治疗肺癌相关基因的表达变化，基因表达谱的生物信息学分析显示，PNS 可通过调节与肿瘤发生相关的多条通路中基因的表达来治疗肺癌，PNS 可显著降低 Hgf、Met、Notch3、Scd1、Epas1、Col1a1、Raf1、Braf1 和 CDK6 等一系列促进肿瘤发生和发展的基因的表达水平，同时 PNS 还可显著增加肿瘤抑制基因 RXRG、p27、PTEN 和 miR-222 的表达[16]。

人参为名贵中药，以其显著的扶正作用而被广泛应用于临床。本部分将以人参为例探讨中药非编码 RNA 的应用。miRNA 在转录后水平调控基因表达。人参皂苷 Rg1 是人参的有效成分之一，已被证实是一种血管生成诱导剂。Chan LS 课题组利用 miRNA 微阵列分析，发现在人脐静脉内皮细胞（HUVECs）中，共有 17 个 miRNAs 被 Rg1 下调，5 个 miRNAs 被 Rg1 上调，其中 miR-214 与内皮型一氧化氮合酶（eNOS）的表达密切相关[17]。进一步研究提示 Rg1

可下调 HUVEC miR-214 表达，上调 eNOS 表达，促进细胞迁移和血管形成。Kwok HH 等发现用 Rg1 刺激内皮细胞可以减少 miR-23a 的表达，从而上调酪氧酸激酶受体（MET）的表达，表明人参皂苷 Rg1 通过 miR-23a 反向调节 MET 的表达而诱导血管生成[18]。人参皂苷 Rb1 可促进脂肪生成和过氧化物酶体增殖物激活受体（PPARγ）的表达。MiR-27b 通过靶向 PPARγ2 调节脂肪生成。Chan LS 等证实 Rb1 可通过 PPARγ 下调 miR-27b 的表达，进而促进 PPARγ 的表达和脂肪生成[19]。该研究为 Rb1 的抗糖尿病作用提供了实验依据，并为将来治疗脂质代谢性疾病提供了新策略。Wu N 等用 miRNA 芯片和 QPCR 技术检测人 U251、T98MG 和 A172 胶质瘤细胞 miRNA 的表达谱，然后通过半胱天冬酶 3 活性测定、流式细胞术以及荧光素酶活性测定等方法证实人参皂苷 Rh2 通过上调 miR-128 抑制人脑胶质瘤细胞增殖[20]。此外，人参皂苷 Rh2 对非小细胞肺癌（NSCLC）有抑制作用，An IS 等利用 miRNA 微阵列分析，在经人参皂苷 Rh2 处理后的 A549 细胞中，分别鉴定出 44 个上调和 24 个下调的 miRNA（差异倍数 >2），进一步利用 miRNA 靶向预测程序，发现以上 miRNA 具有与血管生成、凋亡、色素修饰、细胞增殖和分化相关的多个靶基因[21]。Cheng Z 等探讨了 Rg3 对口腔鳞状细胞癌（OSCC）的抗癌作用及其分子机制，他们发现 Rg3 通过下调 miR-221 以及上调 TIMP3 使 SCC-9 细胞中 PI3K/AKT 和 MAPK/ERK 通路失活而发挥抗肿瘤作用[22]。以上结果展示了人参中的天然化合物通过调节 miRNA 表达调控相关生理过程从而治疗各种疾病的作用机制。

越来越多的证据表明 lncRNA 在植物中起着重要作用。有关人参中的 lncRNA 的研究较少。目前已在人参中共鉴定出 3688 个 mRNA 样 lncRNA（mlncRNA），大约 40% 的已鉴定的 mlncRNA 被加工成小干扰 RNA（siRNA），这意味着它们通过 siRNA 介导的机制发挥调节作用，11 个产生 miRNA 的 mlncRNA 也产生 siRNAs，表明人参中 miRNA 和 siRNA 是协同产生的[23]。人参皂苷 Rh2 是红参中最具活性的成分之一，在预防癌症和代谢性疾病方面具有良好的作用。Dong B 等发现在 Rh2 处理的 MC3T3-E1 细胞中 lncRNA h19 显著增加，当用特异性 siRNA 敲除 lncRNA h19 后可显著抑制 Rh2 介导的细胞增殖效应，lncRNA h19 的敲除也降低了 Rh2 干预后细胞内骨桥蛋白 OPN 的 mRNA 和蛋白水平，该过程是通过抑制 OPN 启动子的组蛋白 H3 和 H4 的乙酰化来实现的[24]。

第四节 中药肠道菌群基因组学及其应用

一、中药肠道菌群基因组学的研究内容

肠道菌群是指定植在人体的正常微生物，是一个庞大复杂的微生态系统，成人胃肠道内定植细菌有近千种。肠道菌群参与人体的营养吸收、生长发育、生物屏障、免疫调节、脂肪代谢以及抗肿瘤等多种生理及病理过程，在调节宿主的生理功能中发挥重要作用[25]。我们所熟知的乳酸杆菌和双歧杆菌能合成多种人体生长发育所必需的维生素；能利用蛋白质残渣合成人体所必需的氨基酸；还能参与糖类和蛋白质的代谢；并能促进铁、镁、锌等矿物元素的吸收。肠道菌群影响人体的体重以及消化能力，还能抵御感染以及自体免疫疾病，并能影响人体对肿瘤药物的反应。因此，诸多疾病如糖尿病、肥胖、帕金森病、心脑血管疾病及肿瘤均与肠道菌群息息相关[26-30]。故而肠道菌群有人类"第二基因组"的称号，其编码的基因远远超过人体所编码的基因数量，具有人体所不具备的生化代谢通路[31]，催化包括中药在内的异生物质体内代谢反应。所以，人体的整体代谢实际上是体内自身基因组和肠道内共生微生物组活动的整合。

中药口服后，会与肠道中的菌群发生作用，其中有很多成分还需要肠道菌群的介导才能被

吸收。因此，肠道菌群在中药发挥其药效作用的过程中起着举足轻重的作用。已有的研究证实两者之间的相互作用体现在以下两个方面：一方面肠道菌群可以作为中药的调节靶点，是可以对其进行干预的，如口服果胶可增加肠道内 *Lachnospira* 属菌群的数量[32]；另一方面肠道菌群又可以反作用于中药，影响其疗效。中药复方是用于治疗病人的主要给药方式，作用于人体的药效也与单味药明显不同，是根据中医理论结合辨证论治，通过君、臣、佐、使配伍理论而拟的，药效并非各个单味药简单叠加的结果。不同的配伍复方对肠道菌群的作用也不同，甚至会导致代谢水平的差异，这可能是复方发挥疗效差异的主要原因之一。肠道菌群能够调节中药多组分的协同和拮抗作用，是中药起效的重要靶点。中药复方在肠道内经过肠内菌群的作用，各味药的生物转化过程和药-药的协同作用过程值得关注和研究。

二、中药肠道菌群基因组学的应用

肠道细菌在中药有效成分的代谢和药理作用中具有重要作用。台湾长庚大学赖信志团队于 2015 年在国际知名杂志 *Nature Communications* 杂志上，发表了中药灵芝通过调控肠道菌群改善高脂饮食小鼠肥胖的研究成果[33]。该团队于 2018 年继续发表的研究结果表明，中国被毛孢（冬虫夏草菌的无性阶段）菌丝（*Hirsutella sinensis* mycelium，HSM）及其中的高分子量多糖组分（H1：mannose，galactose，*N*-galactosamine，*N*-glucosamine，rhamnose，fucose 等），可促进古氏副拟杆菌（*Parabacteroides goldsteinii*，PG）等特定肠道菌生长，改善小鼠肥胖和相关代谢紊乱[34]。

在临床治疗病人的实际运用中，中药多通过水提或醇提的方式被制成各种制剂，但由于中药含有的极性分子较多，导致其实际的生物利用度低。而肠道菌群可以将极性分子转化为极性更小且脂溶性更好的小单元，从而提高中药的生物利用度。如广泛存在于中药及其提取物中的糖苷，包括三萜苷和黄酮苷等。虽然由于其键数和极性表面积的增加影响了糖基的肠道通透性，限制糖苷类物质的肠道吸收，但肠道菌群可催化去糖基化反应，产生次级糖苷和（或）苷元，可以更好地被肠道吸收[35]。此外，肠道内的诸多细菌含有丰富的编码糖苷水解酶的基因，如拟杆菌门和厚壁菌门细菌。除此之外，肠道菌群还包含很多其他类型的酶，诸如氧化酶、还原酶以及酯酶等，可以广泛催化其他类型的反应，例如氧化、还原、异构化、重排、分子内环化、酯水解、酯化和缩合等。从而催化中药中广泛存在的化合物发生反应，例如三萜苷类、黄酮类化合物、环烯醚萜苷类化合物、生物碱类、醌类、木脂素类和单宁类物质。因此，很多肠道细菌在中药组分的生物转化中发挥重要作用。比如糖苷可以通过去糖基化和脂解作用产生次级苷和糖苷配基，然后可通过骨架保留修饰、骨架裂变或骨架重塑进一步转化。在作用过程中，多种不同的细菌可协同发挥作用，促进单一化合物的代谢，如肠道中 Bifidobacterium K506、Eubacterium A-44、Prevotelaoris、Fusobacterium K-60 和 *Paecilomyces bainier* 等细菌可通过相互协同作用共同参与人参皂苷成分的代谢[36]。苯乙醇苷（PhGs）是典型的酚类天然产物，具有广泛的生物活性，但口服生物利用度较低。Wang X 等采用先进的超高效液相色谱（UHPLC）结合四极轨道质谱（Q-Exactive-HRMS）技术，建立了一种快速可靠的后处理方法，提供了完整的质谱和数据，开发了 Thermo Scientific™ Compound Discoverer™软件。该软件在一个工作流程中具有片段离子搜索（FISh）功能，可以研究四种典型 PhGs 的肠道微生物代谢[37]。此外，结合 1-二苯基-2-吡啶酰肼（DPPH）分析，了解肠道微生物群转化调节生物活性的机制，并探讨其构效关系（SARs）。结果共鉴定出 26 种石蚕苷代谢物、42 种松果菊糖苷代谢物、42 种微管糖苷代谢物和 46 种 2'-乙酰基洋丁香酚苷代谢物。降解、还原、羟基化、乙酰化、水合、甲基化和硫酸盐结合是 PhGs 的主要代谢途径。他们发现生物利用度较好的降解代谢产物具有很强的抗氧化活性，这可能是由酚羟基所介导。有研究者通过分离人粪便样本中的微生物，同时与中药九节龙提取的 ADS-I（Ardipusilloside-I）进行共孵育，得到了 4 种经肠道微生物发生去糖基化反应后产生的代谢产物，且通过体外实验证实了其中两种代谢产物比原本的提取物 ADS-I 对肿瘤具有更强的抑制效果[38]。

我们知道很多中药如人参、当归和地黄等都富含碳水化合物，且这些碳水化合物具有调节免疫、抑制肿瘤、抗氧化、降血糖以及抗感染等药理作用[39]。但人类基因组可编码的消化酶是非常有限的，因此大多数的中药碳水化合物口服后无法被人体消化。而肠道菌群可以编码成百上千的碳水化合物活性酶/降解酶，如细菌可编码 3976 种 CAZymes（137.1 全基因组），假丝酵母菌可编码 4119 种 CAZymes（39.6 全基因组）。人体肠道菌群编码的降解酶主要有以下四种：糖苷水解酶、多糖裂解酶、糖类酯酶和糖基转移酶[40]。不同的肠道菌群通过不同机制和途径对碳水化合物进行发酵，如多形拟杆菌利用淀粉处理类系统（SUS 类系统）处理淀粉，SUS 类系统含有由不同功能的酶遗传簇编码的蛋白质阵列，进而在细胞外识别、结合和对淀粉进行初步降解，然后跨细胞运输淀粉，最后在细胞内完成其完全降解和信号传输的功能[41]。普鲁士尼茨费卡利杆菌则擅长消化低聚糖和单糖，将两种不同转运机制的转运蛋白 ATP 结合酶和磷酸转移酶系统直接导入糖类，然后在细胞内加工[42]。此外，不同特性的肠道菌群在碳水化合物的发酵过程中也可发挥协同作用。

第五节 基因组学关键技术

一、全基因组测序

全基因组测序（whole genome sequencing，WGS）指把物种细胞完整的基因组序列从第 1 个 DNA 开始一直到最后一个 DNA，完完整整地检测出来，并排列好，因此这个技术几乎能够鉴定出基因组任何类型的突变。

（一）第一代测序技术

20 世纪以 Maxam-Gilbert 化学降解法和 Sanger（桑格）双脱氧链终止法测序为代表的第一代测序技术的诞生，是生命科学步入基因组学时代的里程碑。

1. Maxam-Gilbert 化学降解法

1976 年，A.M.Maxam 和 W.Gilbert 建立了 Maxam-Gilbert 化学降解法对 DNA 进行测序，该方法的基本原理是用化学试剂对 DNA 碱基进行修饰，进而使得 DNA 链在特定的位置发生断裂。这里所用的化学试剂包括 DNA 碱基修饰试剂及 DNA 主链断裂试剂。其中 DNA 碱基修饰试剂主要使用硫酸二甲酯（DMS）、甲酸和肼，其中 DMS 作用于鸟嘌呤（G）、甲酸作用于嘌呤（A+G）、肼作用于嘧啶（C+T）以及加盐的肼作用于 DNA 的胞嘧啶（C）；DNA 主链断裂试剂主要使用六氢吡啶，在其作用下，以上试剂所修饰的 DNA 碱基在相应位点处发生断裂。该方法作用的具体步骤如下：①采用限制性内切酶将 DNA 的未知序列进行切割，并用同位素标记法将切割后的 DNA 片段 5'端磷酸基进行放射性标记；②将 DNA 片段变性，制备单链，加入含 DNA 碱基修饰试剂的反应体系中；③然后通过化学降解反应得到碱基片段群（G，A+G，T+C，C）；④最后利用凝胶电泳对以上的碱基片段群进行分离，并进行放射自显影，根据条带的位置确定各个片段的末端碱基，以得出目的 DNA 碱基序列（图 1-2）。

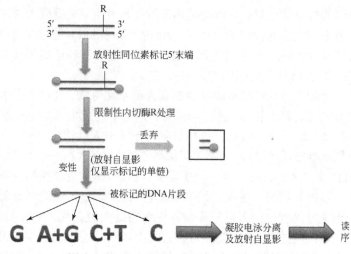

图 1-2　Maxam-Gilbert 化学降解法测序原理

2. Sanger 法

1977 年，Fred Sanger（F. Sanger，桑格）发明了利用双脱氧链终止法进行测序的技术，取名 Sanger 法。该测序技术的基本原理是利用双脱氧核糖核苷酸（ddATP,ddGTP,ddCTP,ddTTP）2 号碳上缺一个氧，可作为 DNA 聚合酶的链终止性抑制剂，当其与未知 DNA 序列进行配对后，下一位点不会有脱氧核苷酸进行配对，合成便停止。因此，核苷酸在某固定的点开始，然后随机在某特定的碱基终止，在每个碱基后面进行荧光标记后，将产生 A、T、C、G 碱基处结束的四组不同长度的一系列核苷酸，最后在经尿素变性的聚丙烯酰胺凝胶上进行电泳检测，获得可见 DNA 碱基序列。这种测序方法的关键是要配制四个反应体系，然后加入同位素标记的引物、DNA 目的片段、足够的脱氧核糖核苷酸（dATP，dGTP，dCTP，dTTP）以及 DNA 聚合酶，然后再分别在四个体系中加入少量的 ddATP，ddGTP，ddCTP，ddTTP，发生 PCR 反应；最后进行电泳分析及放射自显影，得到 DNA 碱基序列（图 1-3）。

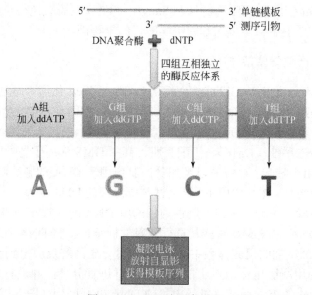

图 1-3　Sanger 法测序原理

3. 荧光自动测序技术

荧光自动测序技术是在 Sanger 法测序基础上产生的一种更先进的测序技术。可以用不同荧光标记 4 种 ddNTP，使得最后产物的电泳分离过程可以在一个泳道内实现，用激光对 ddNTP 上的荧光标记进行激发，然后检测不同波长的信号，通过计算机处理信号后即可获得碱基序列，很好地解决了原技术中不同泳道迁移率存在差异的问题，同时也提高了测序效率。

（二）第二代测序技术

第二代测序技术以罗氏（Roche）公司的 454 测序仪（Roche GS FLX sequencer）、Illumina 公司的 Solexa 基因组分析仪（Illumina Genome Analyzer）和 ABI 公司的 SOLiD 测序仪（ABI SOLiD sequencer）为代表。

1. 454 焦磷酸测序技术

焦磷酸测序技术（pyrosequencing）是一种新型的酶联级联测序技术，该方法适用于对已知的 DNA 短序列进行测序分析，在可重复性和精确性上与 Sanger 法差不多，但速度显著提高。该方法还具备可同时对大量样品进行测序分析的强大能力，具备大通量、低成本以及快速等优点，可直观地进行单核苷酸多态性（single nucleotide-potymorphisms，SNPs）研究，且为临床检验提供了理想的技术平台。该方法实验设计灵活，序列分析简单，不需要制胶，不需要荧光染料以及同位素，结果准确无误。其中，454 测序系统是基于焦磷酸测序技术的超高通量基因组测序系统，无克隆误差，不用构建文库。其操作步骤如下：①将样品 DNA 断裂成 300～800bp 大小不等的片段；②将以上片段接上接头，使 DNA 片段与小磁珠结合，小磁珠已经被油水混合物包裹成了一个个的水油滴（water-in-oil microreactors），因此 DNA 在水油滴中进行 PCR 扩增；③打破水油滴后，扩增片段继续结合在小磁珠上，将携带 DNA 的小磁珠放入 PTP 板（pico titer plate）的微孔中，进行焦磷酸测序（图 1-4）。

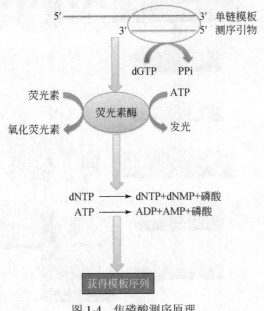

图 1-4 焦磷酸测序原理

2. Illumina 测序技术

Illumina 测序技术和 454 焦磷酸测序技术相似，也属于第二代 DNA 测序技术，其关键技术是桥式 PCR 扩增技术，同样可以完成高通量测序。其关键步骤如下：①将待测的目的 DNA 序列断裂成一定大小的片段；②接上接头，调整浓度；③将接头附着在 flowcell 上，flowcell 是结合流动 DNA 的装置，表面有能和 DNA 接头相配对的接头；④DNA 片段的头部向下弯曲，与接触在 flowwell 上的接头形成一段类似"桥型" DNA 片段；⑤PCR 扩增；⑥测序：首先用四种颜色对四种 dNTP 进行标记，同时在其 3′-OH 加上保护基团，保证 DNA 合成中一次只能在序列上加入一种碱基，从而可以激发出不同颜色；洗脱 dNTP，加入激发荧光，记录光信号，便可得到测序结果；完成后猝灭荧光并去掉 3′-OH 的保护基团，完成一个循环后，再次加入 dNTP，进入下一个循环（图 1-5）。

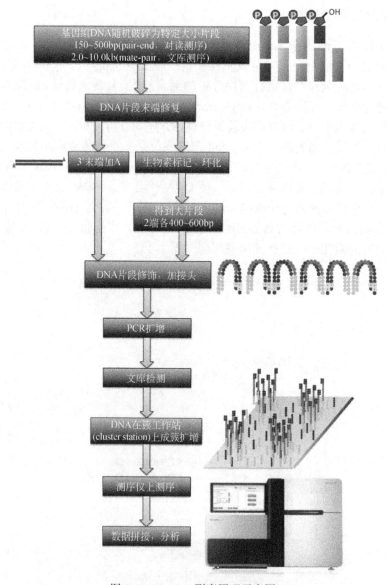

图 1-5　Illumina 测序原理示意图

3. 寡核苷酸连接检测测序技术

寡核苷酸连接检测（sequencing by oligonucleotide ligation and detection，SOLiD）是采用连接法测序获得基于"双碱基编码原理"的 SOLiD 颜色编码序列，之后的数据分析是比较原始颜色序列与转换成颜色编码的 reference 序列，将 SOLiD 颜色序列定位到 reference 上，与此同时对测序错误进行校正，并结合原始颜色序列的质量信息可达到发现潜在 SNP 位点的目的。SOLiD 测序技术样本的准备过程包含了样品文库和模板磁珠的制备两个重要的步骤。以上无论是焦磷酸测序法还是 SOLiD 测序法，其核心都用了 Sanger 中可中断 DNA 合成反应的 dNTP。

（三）第三代测序技术

由于人们对 DNA 研究中单分子研究的需要，从而产生了第三代 DNA 测序技术，其最重要的特点是单分子测序，不需要依赖 PCR 扩增技术。第三代测序以 SMRT 和 Nanopore 测序技术为标志。

1. 单分子实时测序（SMRT）

SMRT 是中药基因组测序的强大工具，该技术是基于一种边合成边测序的思想，并以零模波导孔（zero-mode waveguides，ZMW）（厚度为 100nm）的金属片为载体进行的测序反应。ZMW 是该项测序技术的关键部分，这些小孔的直径只有 10~50nm，因此当激光达到 ZMW 底部时，只能照亮很小的区域，锁定 DNA 聚合酶只有在这一片区域，碱基所带的荧光基团能被激活从而被检测到，因此可以降低背景中荧光素的干扰。SMRT 的关键步骤如下：①利用 DNA 聚合酶将目的 DNA 序列固定在 ZMW 底部，目的 DNA 序列与 dNTP 进行碱基互补配对；②采用激光激活 dNTP 所携带的荧光酶，发出荧光后，检测荧光信号存在时间的长短，然后通过分析光的波长和峰值可确定 ATCG。若碱基有修饰，其通过 DNA 聚合酶的速度会减慢，相邻峰值之间的距离会变大。且在 DNA 聚合酶反应的过程中，DNA 序列向一侧延伸，碱基基团上的荧光标记会脱落，因此在聚合反应进行的同时，测序反应也在进行。SMRT 是一种边合成边测序的技术，所以测序的速度很快，且无须 PCR 扩增（图 1-6）。

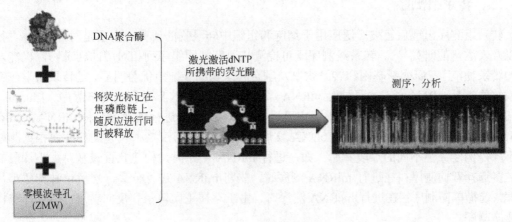

图 1-6　单分子实时测序原理

2. 新型纳米孔（Nanopore）测序技术

新型纳米孔测序技术作为第三代测序技术的另一种关键技术，也是一种单分子、实时测序的高速测序技术，该技术的主要特点是不再使用光信号进行测序，而是通过纳米孔的电流变化进而得到碱基序列。其主要的原理是在电场作用下的 DNA 通过纳米孔时，4 种 dNTP 单分子依次与孔道中的接头结合，短暂停留在孔道中，使得原本的电荷发生改变。由于不同的碱基所带来的电流变化幅度是有差异的，因此可以采用灵敏的检测设备检测相应的电流变化，进而推断目的 DNA 的碱基序列。新型纳米孔测序技术可以通过最少的样品制备达到测序目的，可大大地降低测序成本。且该技术还有另一个显著优势，可以直接读取甲基化的胞嘧啶，不需要对基因组事先做亚硫酸氢钠处理，为表观遗传的研究提供了很好的技术平台（图 1-7）。

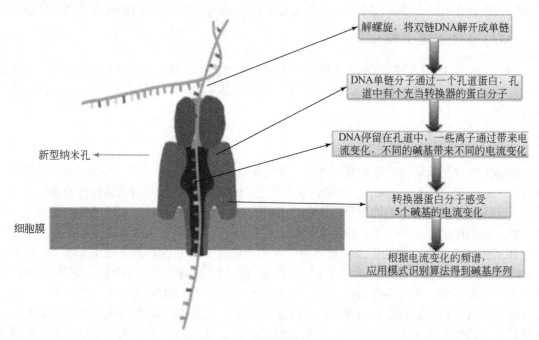

图 1-7　新型纳米孔测序原理

二、转录组测序

转录组测序出现后已被广泛应用于细胞和组织中转录物的研究，主要是对 mRNA 进行种类以及表达量的研究[43]。转录组测序既可检测与现有基因组序列相对应的转录物，也能发现新的转录物，且在研究新基因和转录物以及融合转录物的验证中优势明显，是转录组学研究不可或缺的工具。RNA-seq 主要是对 mRNA、miRNA 和 ncRNA 进行高通量测序。Illumina 的 NGS 测序平台比较常用，主要是根据实验目的对 RNA 样本进行处理后，将 mRNA、miRNA 和 ncRNA 等部分或全部反转录成 cDNA 文库，然后进行测序[44]。构建文库时，根据测序对象不同，构建大小不同的片段文库。如在进行 mRNA 测序时，构建几百碱基对大小片段的文库，多选择双向测序；在进行 miRNA 测序时，先将 miRNA 进行分离，然后单独构建小片段文库，选择单向测序；在进行 lncRNA 测序时，由于存在正向转录和反向转录，多选择链特异性建库测序。

（一）全转录组测序

全转录组测序（whole transcriptome sequencing）可测定样本中全部完整的转录物，包括 mRNA 和非编码 RNA（lncRNA，circRNA 和 miRNA）。其与常规 RNA-seq 的主要区别是建库方式不同。全转录组测序的建库需分别建立 mRNA+lncRNA+circRNA 文库和 miRNA 文库 2 个文库，或 mRNA+lncRNA 文库、circRNA 文库和 miRNA 文库 3 个文库。所获得的全转录组数据，可以从整体上系统全面分析特定细胞在特定时间和空间下的具体生物学特征。

针对 mRNA 测序，可利用其 3'端具有 poly-A 尾的结构特点，富集特定组织或细胞在特定时间及空间下转录出来不含内含子序列的 mRNA，进而反转录成 cDNA，进行建库测序。可根据得到的 mRNA 序列，与参考基因组序列进行对比，来判断外显子与内含子的边界。而对于没有参考基因组的物种，可通过对序列进行从头拼接，来得到转录物的具体序列。小 RNA（small RNA）是长度在 20～50nt 的 RNA 分子，主要包括 miRNA、siRNA、snoRNA 和 piRNA 等，参与降解 mRNA、抑制翻译、促进异染色质形成和 DNA 表观修饰等途径对生物学过程进行调控。在对 small RNA 进行测序时，可利用其 5'端磷酸基和 3'端羟基的结构特点，连接测序接头，然后筛选 small RNA 的测序文库进行测序。其中备受关注且研究最多的是 miRNA，其在物种间的生物学功能较保守。有研究者通过 small RNA 测序鉴定得到了 miRNA let-7，该 miRNA 主要通过与 mRNA 的 3'UTR 不完全匹配（主要在动物中）进而发挥其抑制蛋白翻译的作用[45]。随着测序技术的成本下降及高通量优势，大量的 miRNA 被发现和鉴定，由于其具备可调控性及可逆性，大量研究者对其进行了深入的研究，包括很多研究发现在中药的药理作用中，miRNA 发挥了重要作用。circRNA 是具有成环结构的 RNA，结构稳定，不易被 RNA 酶降解，可通过多种方式调控生物学功能，例如作为 miRNA 的海绵吸附体调控基因的表达。lncRNA 是长度在 200nt 以上、没有编码蛋白质功能的一类 RNA 分子，其具有很强的物种和组织特异性。lncRNA 可通过与转录因子、蛋白质、RNA 前体和 miRNA 结合等方式参与对生物过程的调控，还有部分的 lncRNA 位于基因的增强子区域，可通过自身的转录实现增强子的功能。由于部分 lncRNA 含有 ploy-A 结构，在 mRNA 的测序结果中可包含部分 lncRNA 的序列信息。

（二）单细胞转录组测序

传统基因测序以数以万计的细胞为起始材料，包含了多种细胞类型，测序分析获得的是细胞群体的平均性数据，忽略了细胞间的异质性，导致少数细胞的突变被掩盖。而单细胞测序解决了这一细胞异质性的问题，其测序是发生在单细胞层面上的。因此，单细胞转录组测序技术是在单细胞水平上研究整个转录组的测序技术，可检测到一些之前未被发现的新的细胞群体。通过单细胞测序我们可以得到如下结果：①细胞的亚群分类及特征；②细胞亚群的演化与分化路径；③细胞及分子间的相互作用。该测序技术最关键的是进行单细胞分离捕获，一些单细胞测序平台包括 Fluidigm、WaferGen、10×Genomics、和 Illumina/Bio-Rad 等的出现，标志着单细胞测序时代的到来。单细胞转录组测序过程中可通过连续稀释、显微操作分离、荧光激活细胞分选和微流控分离等技术实现单细胞的分离。2009 年，汤富酬教授课题组首次报道并利用单细胞测序技术鉴定了早期发育阶段的不同类型细胞[46]。

三、基因功能研究方法

（一）基因过表达

基因过表达主要通过增加基因的拷贝数或者采用强启动子来实现。可以通过转化高活性的启动子使得目的基因过表达，进而结合生物学功能明确基因的具体功能。在非诱导情况下，基因处于沉默状态，不影响正常功能；在诱导情况下，基因过表达可部分实现在时间、空间以及数量上对基因的调控。

（二）基因沉默

基因沉默主要通过 RNA 干扰（RNAi）和病毒诱导的基因沉默（virus-induced gene silencing，VIGS）技术，使基因在转录后沉默（post-transcription gene silencing，PTGS），以上两种均是基于反义合成与 DNA 或 RNA 互补的寡核苷酸用于抑制基因表达。RNAi 主要通过双链 RNA 引起同源 mRNA 降解来实现基因表达沉默；VIGS 是利用病毒将内源性基因的同源序列导入宿主，在转录后水平沉默基因。此外，在转录水平上，可以通过反义寡核苷酸与基因目标区域形成三螺旋或 D 环结构，使得靶基因沉默；在翻译水平上，可以与目标 RNA 形成双链，诱导 RNA 酶降解目标 mRNA，进而阻止其翻译。除此之外，还可以通过基因敲除技术构建目标基因突变或缺失的同源序列，然后通过重组的方法获得嵌合体，进一步通过交配获得突变的纯合子，从而对靶基因进行敲除，然后再观察靶基因敲除后的具体生物学功能。

四、肠道菌群研究方法

（一）基于分离培养的方法

基于分离培养的方法主要是通过采用不同的选择性培养基分离培养细菌，然后将分离培养出的细菌用染色及血清学实验等方法对其进行鉴定，最后采用倍比稀释和菌落计数来测定活菌的数量。这一方法虽然在技术上比较成熟，但由于人体的肠道菌群是一个非常复杂且庞大的微生物系统，该方法对其中绝大部分的微生物都无法培养，具有非常明显的局限性。

（二）分子生物学实验

16S rDNA 测序、宏转录组测序、荧光原位杂交（FISH）及 QPCR 等分子生物学实验技术均可用于肠道微生物的研究。其中，16S rDNA 测序是根据细菌 16S rDNA 序列特征对细菌进行种属鉴定，包括细菌基因组的 DNA 提取、16S rDNA 特异性引物的 PCR 扩增、扩增产物的纯化、DNA 的测序以及序列比对等步骤。利用此方法可用来研究菌群的物种组成、物种间的进化关系和群落的多样性等；宏转录组是将研究对象中的全部微生物的遗传信息在转录层面上进行研究，主要研究在特定环境、特定时间及特定功能状态下，某一群体转录的所有 RNA 的类型和数量，进而在整体水平进行相关的功能研究，利用此方法可对肠道菌群进行定性和定量分析；QPCR 是分子生物学的常用技术手段，是将荧光基团加入到 PCR 反应体系，最后通过 QPCR 仪器对荧光积累进行实时监测，从而获得微生物定量的数据。但在用于肠道菌群的研究中，存在的局限是一次只能检测一种或者一类的肠道微生物。上述常用于研究肠道菌群的分子生物学实验中，16S rRNA 基因测序是目前微生物群落多样性研究最常用方法。采用该基因测序技术可以用来分析口服中药复方前后肠道内容物以及粪便中肠道菌群的变化，从而探索中药复方对人体肠道菌群的影响。

（三）代谢组学

肠道菌群可以为人体提供自身不能进行的代谢途径，因此对其代谢研究至关重要。由于宿主和菌群之间一直进行着非常活跃的代谢及"共代谢"，因此全基因组测序和宏基因组测序可共同获得肠道菌群代谢基因组的信息。但由于基因功能的复杂性以及生物系统的完整性，从整体层面对肠道菌群进行连续动态的研究尤为重要。中药口服后，与肠道菌群发生相互作用，代谢组学可对口服中药后的肠道内容物、粪便以及其他体液等的代谢产物进行定性定量分析，为研究中药的转化及中药与肠道菌群的相互作用提供信息。

（四）质谱技术

蛋白质作为发挥生物学功能的执行者，是菌群功能的最终执行者，因此质谱技术在研究肠道菌群中有着举足轻重的作用，利用质谱技术可以对不同条件下的肠道菌群的蛋白质图谱进行分析研究。其中，基质辅助激光解吸电离飞行时间质谱（MALDI-TOF MS）由于其操作简便、鉴定准确以及快速高通量的优势，是研究肠道菌群蛋白质的有力工具。

综合以上，基于中药基因组学关键技术可对中药从基因组、转录组、表观基因组及肠道菌群基因组进行深入研究，并联合基因功能研究方法等明确中药的分子靶点。由于中药存在多靶点效应，基于中药多组学的研究，可系统揭示中药的分子靶点，为中药的道地性、物质基础以及药效作用等研究提供科学依据，大力推进中药的现代化研究进程。

参 考 文 献

[1] Chen S，Xu J，Liu C，et al. Genome sequence of the model medicinal mushroom *Ganoderma lucidum*. *Nature Communications*，2012，3（1）：913.

[2] Lin TY，Hsu HY. *Ling Zhi*-8 reduces lung cancer mobility and metastasis through disruption of focal adhesion and induction of MDM2-mediated slug degradation. *Cancer Letters*，2016，375：340-348.

[3] Lin TY，Hsu HY，Sun WH，et al. Induction of Cbl-dependent epidermal growth factor receptor degradation in *Ling Zhi*-8 suppressed lung cancer，International journal of cancer. *Journal International du Cancer*，2017，140：2596-2607.

[4] Ma HT，Hsieh JF，Chen ST. Anti-diabetic effects of *Ganoderma lucidum*. *Phytochemistry*，2015，114：109-113.

[5] Syed K，Nelson DR，Riley R，et al. Genomewide annotation and comparative genomics of cytochrome P450 monooxygenases（P450s）in the polypore species *Bjerkandera adusta*，*Ganoderma* sp. and *Phlebia Brevispora*. *Mycologia*，2013，105：1445-1455.

[6] Kao CH，Bishop KS，Xu Y，et al. Identification of potential anticancer activities of novel *Ganoderma lucidum* extracts using gene expression and pathway network analysis. *Genomics Insights*，2016，9：1-16.

[7] Zhou S，Zhang J，Ma F，et al. Investigation of lignocellulolytic enzymes during different growth phases of *Ganoderma lucidum* strain G0119 using genomic，transcriptomic and secretomic analyses，*PLoS One*，2018，13：e0198404.

[8] Yu GJ，Wang M，Huang J，et al. Deep insight into the *Ganoderma lucidum* by comprehensive analysis of its transcriptome，*PLoS One*，2012，7：e44031.

[9] Jain KK，Kumar A，Shankar A，et al. *De novo* transcriptome assembly and protein profiling of copper-induced lignocellulolytic fungus *Ganoderma lucidum* MDU-7 reveals genes involved in lignocellulose degradation and terpenoid biosynthetic pathways. *Genomics*，2019.

[10] Xiao C，Wu Q，Xie Y，et al. Hypoglycemic mechanisms of *Ganoderma lucidum* polysaccharides F31 in db/db mice via RNA-seq and iTRAQ. *Food & Function*，2018，9：6495-6507.

[11] Reinhard D，Antje R，Jiménez Adriana，et al. Impact of natural compounds on DNA methylation levels of the tumor suppressor gene RASSF1A in cancer. *International Journal of Molecular Sciences*，2017，18（10）：2160-2162.

[12] Fernandes GFS，Silva GDB，Pavan AR，et al. Epigenetic regulatory mechanisms induced by resveratrol.

Nutrients，2017，9（11）：1201-1227.

［13］Qing Y，Hu H，Liu Y，et al. Berberine induces apoptosis in human multiple myeloma cell line U266 through hypomethylation of p53 promoter. *Cell Biology International*，2014，38（5）：563-570.

［14］Zhang CQ，Chen X，Ding K. Structural characterization of a galactan from *Dioscorea opposita* Thunb. and its bioactivity on selected bacteroides strains from human gut microbiota. *Carbohydr Polym*，2019，218：299-306.

［15］Zhou Y，Zheng X，Lu J，et al. Ginsenoside 20（S）-Rg3 inhibits the warburg effect via modulating DNMT3A/ MiR-532-3p/HK2 pathway in ovarian cancer cells. *Cellular Physiology & Biochemistry*，2018，45：2548-2559.

［16］Yang Q，Wang P，Cui J，et al. *Panax notoginseng* saponins attenuate lung cancer growth in part through modulating the level of Met/miR-222 axis. *Journal of Ethnopharmacology*，2016，193：255-265.

［17］Chan LS，Yue YK，Mak NK，et al. Role of microRNA-214 in ginsenoside-Rg1-induced angiogenesis. *European Journal of Pharmaceutical Sciences*，2009，38（4）：370-377.

［18］Kwok HH，Chan LS，Poon PY，et al. Ginsenoside-Rg1 induces angiogenesis by the inverse regulation of MET tyrosine kinase receptor expression through miR-23a. *Toxicology and Applied Pharmacology*，2015，287（3）：276-283.

［19］Chan LS，Yue PY，Kok TW，et al. Wong，Ginsenoside-Rb1 promotes adipogenesis through regulation of PPARγ and microRNA-27b. *Hormone & Metabolic Research*，2012，44（11）：819-824.

［20］Wu N，Wu G C，Hu R，et al. Ginsenoside Rh2 inhibits glioma cell proliferation by targeting microRNA-128. *Acta Pharmacologica Sinica*，2011，32（3）：345-353.

［21］An IS，An S，Kwon KJ，et al. Ginsenoside Rh2 mediates changes in the microRNA expression profile of human non-small cell lung cancer A549 cells. *Oncology Reports*，2013，29：523-528.

［22］Cheng Z，Xing D. Ginsenoside Rg3 inhibits growth and epithelial-mesenchymal transition of human oral squamous carcinoma cells by down-regulating miR-221. *European Journal of Pharmacology*，2019，853：353-363.

［23］Wang M，Wu B，Chen C，et al. Identification of mRNA-like non-coding RNAs and validation of a mighty one named MAR in Panax ginseng. *J Integr Plant Biol*，2015，57：256-270.

［24］Dong B，Pang TT. LncRNA H19 contributes to Rh2-mediated MC3T3-E1cell proliferation by regulation of osteopontin. *Cellular & Molecular Biology*，2017，63（8）：1-6.

［25］Koeth RA，Wang Z，Levison BS，et al. Intestinal microbiota metabolism of l-carnitine，a nutrient in red meat，promotes atherosclerosis. *Nature Medicine*，2013，19（5）：576-585.

［26］Upadhyaya S，Banerjee G. Type 2 diabetes and gut microbiome：at the intersection of known and unknown. *Gut Microbes*，2015，6（2）：85-92.

［27］Tremaroli V，Backhed F. Functional interactions between the gut microbiota and host metabolism. *Nature*，2012，489（7415）：242-249.

［28］Perez-Pardo P，Kliest T，Dodiya HB，et al. The gut-brain axis in Parkinson's disease：possibilities for food-based therapies. *Eur J Pharmacol*，2017，817：86-95.

［29］Jie Z，Xia H，Zhong SL，et al. The gut microbiome in atherosclerotic cardiovascular disease. *Nature Communications*，2017，8（1）：845-856.

［30］Ascher S，Reinhardt C. The gut microbiota—an emerging risk factor for cardiovascular and cerebrovascular disease. *European Journal of Immunology*，2017，48：564-575.

［31］Qin J，Li R，Raes J，et al. A human gut microbial gene catalogue established by metagenomic sequencing. *Nature*，2010，464（7285）：59-65.

［32］Bang SJ，Kim G，Lim MY，et al. The influence of in vitro pectin fermentation on the human fecal microbiome. *AMB Express*，2018，8（1）：98-106.

［33］Chang CJ，Lin CS，Lu CC，et al. Corrigendum：*Ganoderma lucidum* reduces obesity in mice by modulating the composition of the gut microbiota. *Nature Communications*，2017，8（1）：16130-16131.

［34］Wu TR，Lin CS，Chang CJ，et al. Gut commensal Parabacteroides goldsteinii plays a predominant role in the anti-obesity effects of polysaccharides isolated from *Hirsutella sinensis. Gut*，2018，68：248-262.

［35］Laparra JM，Sanz Y. Interactions of gut microbiota with functional food components and nutraceuticals. *Pharmacological Research*，2010，61（3）：219-225.

［36］Yang J，Qian D，Jiang S，et al. Identification of rutin deglycosylated metabolites produced by human intestinal bacteria using UPLC–Q-TOF/MS. *Journal of Chromatography B Analytical Technologies in the Biomedical & Life Sciences*，2012，898：95-100.

［37］Wang X，ChangX，Luo X，et al. An integrated approach to characterize intestinal metabolites of four phenylethanoid glycosides and intestinal microbe-mediated antioxidant activity evaluation in vitro using UHPLC-Q-exactive high-resolution mass spectrometry and a 1，1-diphenyl-2-picrylhydrazyl-based assay，*Front Pharmacol*，2019，10：826.

［38］Cao WY，Ya-Nan Wang YN，Wang PY，et al. Ardipusilloside-I metabolites from human intestinal bacteria and their antitumor activity. *Molecules*，2015，20（11）：20569-20581.

［39］Li SP，Wu DT，Lv GP，et al. Carbohydrates analysis in herbal glycomics. *TrAC Trends in Analytical Chemistry*，2013，52（12）：155-169.

［40］Kaoutari AE，Armougom F，Gordon JI，et al. The abundance and variety of carbohydrate-active enzymes in the human gut microbiota. *Nature Reviews Microbiology*，2015，11：497-504.

［41］Foley MH，Cockburn DW，Koropatkin NM. The sus operon：a model system for starch uptake by the human gut bacteroidetes. *Cellular and Molecular Life Sciences：CMLS*，2016，73：2603-2617.

［42］Heinken A，Khan MT，Paglia G，et al. Functional metabolic map of faecalibacterium prausnitzii，a beneficial human gut microbe. *Journal of Bacteriology*，2014，196：3289-3302.

［43］Wang Z，Gerstein M，Snyder M. RNA-Seq：a revolutionary tool for transcriptomics. *Nature Reviews Genetics*，2010，10（1）：57-63.

［44］Chu Y，Corey DR. RNA sequencing：platform selection，experimental design，and data interpretation. *Nucleic Acid Therapeutics*，2012，22：271-274.

［45］Hutvagner G，Zamore PD. A microRNA in a multiple-turnover RNAi Enzyme Complex. *Science*，2002，297（5589）：2056-2060.

［46］Tang F，Barbacioru C，Wang Y，et al. mRNA-Seq whole-transcriptome analysis of a single cell. *Nature Methods*，2009，6（5）：377-382.

第二章　蛋白质组学

第一节　绪　　论

一、蛋白质组学简介

蛋白质组（proteome）这一概念最先由 Marc Wilkins 提出，指在一个细胞的整个生命过程中由基因组表达的以及表达后修饰的全部蛋白质[1]。蛋白质组的概念与基因组的概念有许多差别，它随着组织、环境状态的不同而改变。蛋白质组学是蛋白质组概念的延伸，是蛋白质的规模化研究。蛋白质组学（proteomics）不是一个封闭的、概念化的、稳定的知识体系，而是一个开放的、动态交叉的领域[2]。

蛋白质组学是从整体的角度分析细胞内动态变化的蛋白质组成、表达水平与修饰状态，了解蛋白质之间的相互作用与联系，揭示蛋白质功能与细胞生命活动规律的一个新的研究领域。蛋白质组学是对特定时间或特定环境条件下，细胞内蛋白表达状况的研究，代表了正在工作的基因组的情况，是一个动态过程。蛋白质组学是一门以全面的蛋白质性质研究（如表达水平、转录修饰、相互作用与联系等）为基础，在蛋白质水平对疾病机制、蛋白质功能联系等方面进行探究的科学。其基本研究方向包括：①蛋白质的特性和规模化鉴定及其翻译后修饰；②比较疾病状态下广泛范围内的蛋白质的差异表达；③应用特定的分析技术如质谱法（包括串联质谱法、生物质谱法）或酵母双杂交系统以及其他新技术研究蛋白质–蛋白质的相互作用。这种蛋白质水平的分析不仅为生物分子体系提供了有效的实时分析模型，同时也获得了 DNA 和 RNA 水平上不易获得的信息[3]。

蛋白质组学基本研究过程包括样品制备、样品分离、样品鉴定与数据分析（图 2-1），其研究手段多样（图 2-2）。双向凝胶电泳（two-dimensional electrophoresis，2-DE）是常用的蛋白质分离手段。首先，基于蛋白质的不同等电点用等电聚焦分离；其次，按分子量的不同以 SDS-PAGE 分离最终把复杂的蛋白混合物在二维平面上分开。双向凝胶电泳具有上样量大、分辨率高、重复性好、pH 梯度稳定的优点，但仍有一些局限性：①对于低丰度、质量大、极酸、极碱的蛋白检测鉴定较为困难；②半定量；③蛋白质组数据，须采用先进的统计学方法进行数据分析。Unlu 等针对这些局限性提出了差异凝胶电泳（differential in gel electrophoresis，DIGE）。DIGE 的原理是在二维电泳的基础上进行荧光（如 Cy2，Cy3，Cy5）标记。将荧光标记后的样品在同一块胶上进行电泳分离。在 DIGE 技术中，每个蛋白点都有自己的内标，并且软件自动根据每个蛋白点的内标对其表达量进行校准，保证所检测到的蛋白丰度变化一致。这种方法的优点是可以在同一块凝胶上比较不同来源或者不同处理样本的蛋白质表达谱，能在较宽的动态范围内精确地对所需的蛋白质进行定量，提高了实验结果的准确性和可靠性，并且大大减少了需要进行电泳的次数，缩短了实验需要花费的时间。但是，DIGE 也有它的缺点，该标记方法只适用于含有赖氨酸的蛋白质，对于赖氨酸含量少的蛋白质，DIGE 标记有一定的困难。

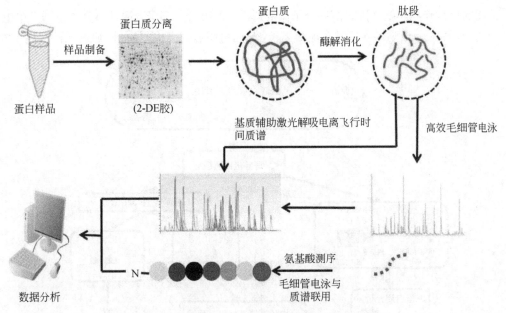

图 2-1 蛋白质组学基本研究流程（以 2-DE 为例）

随着生物技术的飞跃发展，一些无须依赖凝胶分离而直接检测的技术如：同位素标记相对和绝对定量（isobaric tags for relative and absolute quantitation，iTRAQ）和同位素标记亲和标签（isotope coded affinity tag，ICAT）等逐渐被研发并使用。iTRAQ 技术是由 AB SCIEX 公司研发的一种体外同位素标记的相对与绝对定量技术。该技术利用多种同位素试剂标记蛋白或多肽 N 末端或赖氨酸侧链基团，再经由质谱串联分析，可同时比较多达 8 种样品之间的蛋白表达量，是近年来定量蛋白质组学常用的高通量筛选技术。其技术原理是：采用 4 种或 8 种同位素编码的标签，通过特异性标记多肽的氨基基团，再进行串联质谱分析，可同时对 4 种或 8 种不同样品中的蛋白质进行定量比较，也可以同时比较不同处理组的同种蛋白质之间的差异[4]。ICAT 技术预先选择性地标记某一类蛋白质，与蛋白质或肽段的 L2 半胱氨酸的巯基反应，然后通过抗生素蛋白亲和层析法进行分离，分离后的肽段再进一步通过质谱进行分析。根据质谱图上不同同位素亲和标签标记的肽段离子的强度比例，对蛋白在细胞中的相对丰度进行定量分析。ICAT 技术所测得蛋白质的量是一个相对值，不能够精确地反映细胞内蛋白质的绝对含量[5]。

质谱（mass spectrum）是分子化合物在真空条件下受到强电场或电子流的轰击，被电离成离子，与此同时某些化学键发生有规律的断裂，生成具有不同质量的带电荷的离子，这些离子按质荷比（m/z）（离子的质量 m 与其所带电荷 z 的比值）的大小被收集并记录的方法。生物质谱技术是蛋白质组学研究中常用的鉴定技术，其基本原理是样品分子离子化后，根据不同离子之间荷质比（m/z）的差异来分离并确定分子量[6]。对于经过双向电泳分离的目标蛋白质可用胰蛋白酶酶解（水解 Lys 或 Arg 的 C 端形成的肽键）成肽段，对这些肽段进行质谱鉴定与分析。目前较为常用的质谱分析方法分别是：基质辅助激光解吸电离-飞行时间质谱（MALDI-TOF-MS）和电喷雾质谱（ESI-MS）。

MALDI-TOF-MS 能够使不易挥发或热敏感的分子化合物直接由固相被电离成离子。MALDI-TOF-MS 常应用于生物大分子，如肽类、核酸类化合物，可得到分子离子峰，而无明显碎片峰。ESI-MS 则主要适用于高效液相色谱 HPLC 与质谱仪的联用。从雾化器套管的毛细管端喷出的带电液滴，随着溶剂的不断快速蒸发，液滴体积迅速变小而表面电荷密度则不断增大。由于电荷间的排斥作用,就会排出溶剂分子,得到样品的准分子离子。通常小分子得到带单电荷的准分子离子,而大分子则得到多种多电荷离子,从而可明显提高检测质量,通常无碎片离子峰[5]。

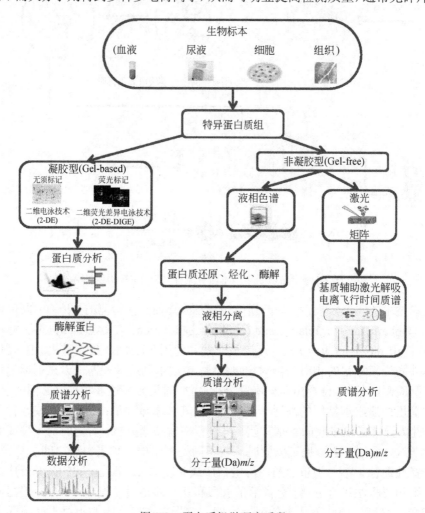

图 2-2　蛋白质组学研究手段

二、蛋白质组学在中药现代化中的应用

中药是在我国中医理论指导下,用于疾病预防与治疗并且具有保健作用的药物。但是由于中药缺乏具体药效与作用机制的科学阐释,并且部分中药有一定毒性,因此中药在国际上的认可度相对较低。中医使用中药治疗疾病时是通过调整整体的状态,增强机体的免疫力,而并非直接用药物小分子对抗致病因子。适用于西方药物的研究原理可能并不符合中药整体作用的特点,对于揭示其作用机制较为困难。蛋白质组学从组织或细胞等不同层次的"整体"蛋白质活动揭示生命活动的基本规律,这种研究思路与中药整体调节的特点不谋而合。通过运用蛋白质组学对中药进行高通量筛选,或者分析机体蛋白质表达的差异,有助于揭示中药对机体功能状态的机制。通过采用蛋白质组学在分子水平进行中药病症模型的研究,能够较为直观地阐释中药的作用机制[7]。

1. 识别中药作用靶点

利用蛋白质组学寻找疾病相关的靶基因。服用中药后,中药有效成分在体内发挥作用,势必会引起整个机体多种层面蛋白质表达的改变，通过对蛋白质表达图谱差异的比较，可发现并识别与中药作用相关的靶点蛋白。Liu[8]等采用蛋白质组学技术找到了丹参酮 IIA 保护小鼠阿霉素肾损伤模型的作用靶点。

2. 利用数据库验证及预测与中药结合的靶点蛋白

随着蛋白质空间结构数据库的逐步完善，现在可以通过生物信息学方法，根据相关蛋白质的空间结构，验证和预测中药及其有效成分在体内结合靶点蛋白。目前较为常用的蛋白质空间结构数据库有：PDB、MMDB、CATH、ISSD、SCOP 等。

3. 中药相关靶点蛋白相互作用网络的绘制和验证

蛋白质研究技术（如：免疫共沉淀、酵母双杂交、表面等离子体共振技术）的飞速发展，目前已经获得了大量的蛋白质相互作用数据，如 BIND 数据库（https://www.bindingdb.org/bind/index.jsp）、DIP 数据库（http://dip.doe-mbi.Ucla.edu/）和 STRING 数据库（https://www.string-db.org/）等。利用蛋白质相互作用数据库，在生物信息学获取的差异表达蛋白质信息基础上，绘制出中药相关靶点蛋白作用网络。

4. 合理应用中药药材及保护濒危中药药材

蛋白质组学的研究能够使我们充分地了解中药有效成分的调控机制及作用靶点，有利于中药药材的合理利用。对于一些由于环境恶化而濒临灭绝的中药药材可有效地替代保护。

5. 中药道地药材及相关替代研究

中药道地药材是中药独有的辨别药材质量的标准，蛋白质组学可通过获取蛋白质的表达差异，研究中药道地药材的功能基因组，找出替代药材中具有相似作用方式的相关成分，筛选出最佳替代品[9]。

三、蛋白质组学的前景

蛋白质组学的发展，极大推动了现代新兴生物技术的发展，并为中药药理作用机制的现代化研究提供了全新的思路。系统生物学应用于中药研究的可行性及其合理性已获得中药研究者的认可。因此，建立适用于中药药理复杂体系的高通量蛋白质组学研究方法刻不容缓。除此之外，还需要建立与中药作用相关的靶点蛋白公用数据库。蛋白质组学技术自身也面临诸如操作较烦琐、对某些低丰度蛋白分辨率不高、存在干扰离子等问题，需要不断优化提高。在不远的将来，在中医药理论的指导下，运用蛋白质组学等现代生物科学技术，中药病症模型、中药毒性、药效作用机制与分子物质基础，直观且科学地阐明基于蛋白质功能变化的中药药理机制与作用。

第二节　定量/定性蛋白质组学与中药分子靶点鉴定

一、定量/定性蛋白质组学概述

随着人类对蛋白质组学研究的逐渐深入，除了对生物个体或组织细胞蛋白质组的定性分析，同时也关注蛋白质组学的定量研究，从而逐渐形成了定量/定性蛋白质组学的系统研究（图

2-3)。定量蛋白质组学是将一个基因组表达的所有蛋白或一个完整体系中的全部蛋白进行精确的鉴定和定量,是一种用来检测样品中蛋白相对/绝对含量的分析化学技术。定量蛋白质组学可用于筛选和寻找任何因素引起的样本之间的差异表达蛋白,进而找到与疾病相关的靶分子,结合生物信息学分析,能够为药物筛选、临床诊断、药理分析、病理研究等方向提供新的理论依据。蛋白质定性分析主要是利用液质联用对酶解后的肽段进行检测,然后与对应物种的蛋白序列库进行比对,得到该样品中存在哪些蛋白,以及这些蛋白的肽段序列、等电点等信息。与传统的蛋白定量方法相比,组学规模的蛋白定量可以实现一次性对大量蛋白质进行鉴定和比较分析,为规模化发展新的中药分子靶标提供了重要手段。

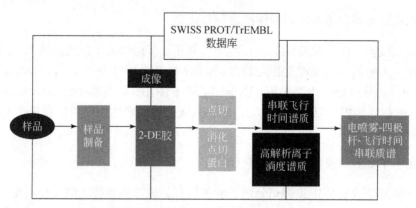

图 2-3　定量/定性蛋白质组学研究内容

二、定量/定性蛋白质组学研究内容

定量/定性蛋白质组学研究的主要程序包括样品制备、酶解、肽段标记、质谱分析与生物信息学分析（图 2-4）。近年来,随着高精度生物质谱技术的发展,定量/定性蛋白质组学研究也从传统的双向凝胶电泳向着更高精确度、更高通量和更大范围的靶向方向发展。

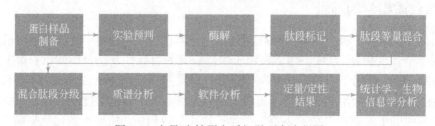

图 2-4　定量/定性蛋白质组学研究流程图

（一）样品制备

大规模的蛋白质组学研究要求尽可能获得样品的所有蛋白。从组织和细胞中提取蛋白可能是蛋白质组学研究中最关键的一步,因为这一步影响了蛋白的产率、生物活性和特定目的蛋白结构的完整性。在破坏最小、保持蛋白结构完整性的前提下,尽可能地使细胞最大限度地裂解。在制备蛋白提取物的过程中,极端的 pH、温度、机械压力、高压以及蛋白水解作用都可能会扰乱蛋白质的天然结构。下面以双向凝胶电泳（2-DE）的样品制备为例,简述几种常见样品的制备方法。

1. 可溶性样品

可溶性液体样品如尿样、血清、脑脊液以及组织的水溶性提取物，经过简易的前处理便可进行 2-DE 分析。含蛋白质浓度较高的样品，如血浆和血清，可用适量样品缓冲液稀释后直接分析。诸如白蛋白和免疫球蛋白类的高丰度蛋白质在 2-DE 图谱上常干扰其他表达量少的成分，将这些高丰度蛋白质去除可以克服这个问题，但同时也可能非特异性去除其他蛋白质。其他类型的液态样品可能含有较低的蛋白质浓度或较高盐浓度，将会干扰等电聚焦电泳时蛋白质的分离，这种样品可在 2-DE 分离前用透析或液相色谱脱盐，除此之外，样品可以通过冻干、聚乙二醇透析或用三氯乙酸/丙酮沉淀的方法进行浓缩。

2. 组织样品

固体组织样品常在溶解缓冲液中破碎，最好的方法是在组织冷冻或液氮条件下破碎。包裹在铝箔内并贮存于液氮中的较小组织样品，可以夹在两个冷研块或基体中间用杵和研钵在液氮下压碎，大的组织块可在溶解缓冲液中用旋转叶片型匀浆仪（图 2-5）进行匀浆处理，但尽量避免加热和起泡沫。组织样品的异质性是一个需要解决的问题，这是由于组织样品含有许多种不同类型的细胞，因此难以准确收集组织的病变区和非病变区。微量切割技术可用来从组织切片中获取纯的细胞群，其中激光捕获显微切割（laser capture microdissection，LCM）技术可在镜下准确、快速地获得所需的单一细胞群甚至是单个细胞，成功解决了组织样品中的细胞异质性问题。

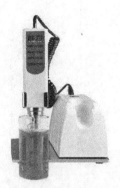

图 2-5 匀浆仪

3. 细胞

对体外悬浮培养生长的细胞或周期性细胞样品（如红细胞），理想的方法是通过离心收集，用磷酸盐缓冲液清洗并溶于样品缓冲液。对于贴壁培养的细胞样品应首先去除培养介质，再用磷酸盐缓冲液清洗细胞，减少可能干扰等电聚焦电泳的盐。然后通过刮擦法收获细胞，或加入少量的溶解缓冲液，将附着的细胞直接裂解，但应避免使用蛋白裂解酶。

（二）样品分离

复杂蛋白质混合物的分离不是一项简单的任务，因为人的体液，例如尿液或血液，包含成千上万的蛋白质和多肽。由于一维液相色谱分离的不足和质谱动态范围的限制，此类复杂样品的分离（至少包含上千种不同的多肽）不可能在单一液相色谱中实现。此外，较长的多肽往往不能用高效液相色谱法进行分离。从基因组的大小来看，分离中需要处理的蛋白质多达 25000 种。然而，预期的蛋白质数目可能会远远大于基因数目，因为单一基因可以通过翻译和翻译后修饰、降解中间产物以及选择性剪接产生多种蛋白质。现有的方法显然不足以分辨和检测这些处于不同浓度水平的大量蛋白质。

1. 双向凝胶电泳

2-DE 是大多数蛋白质组学研究中分离复杂蛋白混合物所选择的核心技术，其原理是第一向在高压电场下进行等电聚焦电泳，再在与第一向垂直方向上进行第二向的聚丙烯酰胺凝胶电泳（图 2-6）。蛋白质是两性分子，可根据 pH 环境的不同而带正电荷、负电荷或不带电荷。当蛋白质不带电荷时，其所在环境的 pH 即蛋白质的等电点；当 pH 高于等电点时，蛋白带负电荷；在 pH 低于等电点时，蛋白带正电荷。当蛋白处于有 pH 梯度的电场时，带正电荷的蛋白就会通过 pH 梯度向阴极迁移，带负电荷的蛋白向阳极迁移，从而达到分离带不同电荷蛋白的效果。由于电场强度和 pH 梯度的变化程度决定了分离效果，等电聚焦电泳一般都在高于 1000V 的电压下进行。后来 Bjellgvist 等发展并完善了固相 pH 梯度等电聚焦技术，通过在灌胶时将丙烯酰胺缓冲液加入聚丙烯酰胺凝胶中来产生 pH 梯度。pH 梯度凝胶具有很多优点：①能解决阴极漂移问题，获得更宽的 pH 分离范围，使更酸或更碱的蛋白质得到分离；②与载体两性电解质凝胶相比，pH 梯度凝胶具备更高的负载蛋白质的能力；③丙烯酰胺缓冲液重复性好，可避免不同批次间产品的变化。

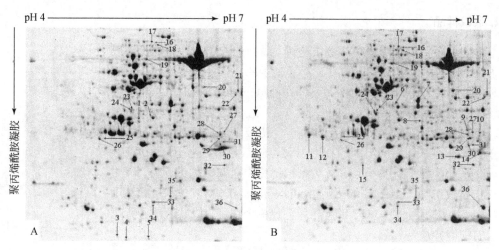

图 2-6　2-DE 技术应用实例（请参见本章文献［10］）

灵芝酸处理的 HeLa 细胞的代表性 2-DE 图像。箭头所示为差异表达点

2-DE 依然是目前蛋白质组学研究中首选的分离技术，其优势在于能将成千上万种 10～100kDa 分子量的蛋白同时分离与展示，具有高灵敏度和高分辨率的特点，并可以与质谱分析相结合，有利于计算机进行大量图像分析处理。其缺点是难以有效分离低丰度蛋白，极酸、极碱性蛋白，极大、极小蛋白以及疏水性蛋白，且过程较为费力费时。虽然最近对蛋白质组学中蛋白分离的替代方法研究有所进展，但仍然没有更好的方法能同时分离和显现混合物中的几千种蛋白质。事实上，蛋白质组学流程中一个主要瓶颈是 2-DE 凝胶图像的分析和数据开发。目前限制因素依然是疏水蛋白及膜蛋白的分析，以及灵敏和可靠的蛋白质定量方法的缺乏。虽然 2-DE 技术并不完美，但凭借多方面的优势依然是分离蛋白混合物所选择的核心技术。

2. 双向差异凝胶电泳

随着 2-DE 的不断发展，1997 年研究者对 2-DE 进行了重大的改进，在传统 2-DE 基础上建立了 2-DE-DIGE 技术（图 2-7）。这是一种定量分析凝胶上蛋白质点的新方法，克服了 2-DE 的一些基本的问题，如胶之间的差异等。运用不同的荧光染料（Cy2、Cy3 和 Cy5）对不同的蛋白质进行标记，然后将样品等量混合，在同一块凝胶上进行双向电泳分离，而这些染料对蛋白质迁移的影响很小，基本上可以忽略。由于不同荧光染料在成像仪上的激发波长不同，在扫描图像分析时，通过比较不同蛋白荧光强度差异，可以准确检测出不同样品蛋白表达上的区别（图 2-8）。在同一块凝胶上分离比较不同的蛋白，可以对样品间蛋白质丰度进行精确分析，并利用统计学可信度分析对各个蛋白质点进行处理，具备较好的实验重复性和较高准确率。另外，荧光染料使 DIGE 具有较高的灵敏度，使高通量的定量蛋白质组学研究分析成为可能。

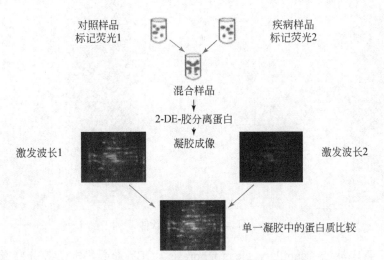

图 2-7 DIGE 应用示意图

运用不同的荧光染料，对不同的蛋白进行标记，将样品等量混匀后，在同一块凝胶上进行双向电泳分离，通过比较不同蛋白荧光强度差异，可以准确检出不同蛋白样品表达上的区别

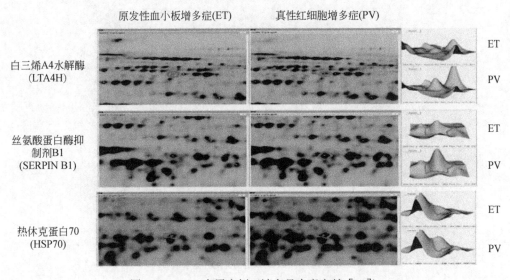

图 2-8 DIGE 应用实例（请参见本章文献 [11]）

来自 2-DE-DIGE 凝胶的三个蛋白质的代表性斑点，并用 DeCyder 软件 V7.0 进行强度定量。共鉴定出 3 个斑点，分别为 LTA4H、SERPIN B1 和 HSP70；这些斑点在真性红细胞增多症（PV）和原发性血小板增多症（ET）样本中过度表达

一块胶上通常分布着成千上万种蛋白，进行人工分析几乎是不可能的，只有利用计算机系统才能定量比较不同图像的区别，检测不同条件下凝胶中蛋白的表达变化，精确地分析获取最准确的结果。目前常用以下几种双向凝胶分析软件系统：PDQuest（BIO-RAD）（图 2-9），Z3（Compugen），HT Analyzer（Genomin Solu-tions），Melanie II（Genebioand Bio-Rad），还有作为 Imagemaster 2D（Amersham Biosciences）出售的多种版本的 Phoretix 双向凝胶软件。每种

软件系统在包括计算机运行平台、图像使用界面和文件格式等方面稍有不同。

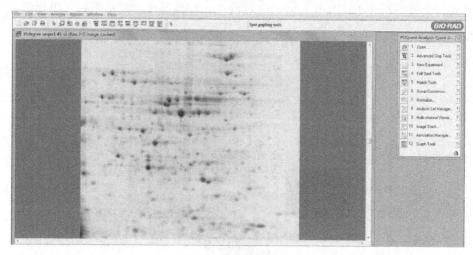

图 2-9　PDQuest 软件

　　另外，毛细管电泳法（capillary electrophoresis，CE）是新型非凝胶分离蛋白质混合物的技术（图 2-10）。CE 应用较为广泛的有毛细管电泳色谱、毛细管等电聚焦和毛细管区带电泳。CE 在分离蛋白时具有全自动化、高灵敏度、成本较低、快速等优势，被视为双向凝胶电泳理想的替代方法之一。

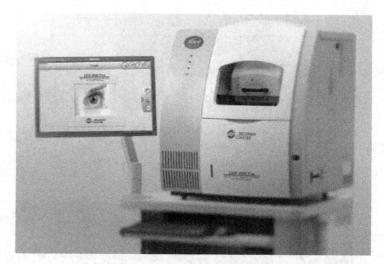

图 2-10　高效毛细管电泳分离系统

（三）样品鉴定

　　蛋白样品经过分离纯化后，需要进行一系列的定量/定性鉴定，获取所需的蛋白信息。目前，质谱技术是最常用的生物大分子鉴定方法，随着各种标记/非标记定量技术和靶向鉴定的研究，蛋白样品鉴定朝着更精准的方向发展。

1. 质谱技术

20 世纪 80 年代，Edman 测序法是鉴定蛋白样品的唯一方法。Edman 测序法人工操作十分烦琐，且效率低、成本高，胶上大部分蛋白质点都不能被检测，无法满足人们在高通量蛋白研究中的应用。质谱（mass spectrometry，MS）是推动蛋白质组学研究的重要技术。质谱是通过电场和磁场将运动的离子按它们的质荷比分离后进行检测的方法。1981 年，Barber 等证明可以利用质谱分析大约 1300Da 的肽段。1988 年，Karas 和 Hillenkamp 利用适当波长的激光照射包埋于大量可吸收紫外射线的晶状基质中的样品，蛋白发生单质子化，这一过程被称为基质辅助激光解吸电离（MALDI）。由于 MALDI 需要用到脉冲激光，可以用质谱和飞行时间（TOF）分析相结合，理论上可以分析无限的质量范围（图 2-11）。Fenn 等在 20 世纪 80年代在高压电场中喷射稀释的蛋白质溶液，产生多质子化的完整蛋白质样品，这一过程被称为电喷雾电离（ESI）。随着 20 世纪 80 年代 MALDI 和 ESI 的发现，质谱变得更适用于分析蛋白质、糖类和核酸等生物大分子。

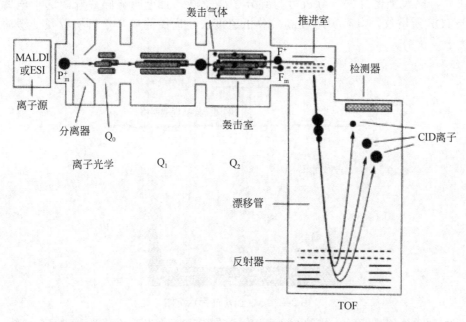

图 2-11　四级飞行时间（qTOF）与 MALDI 或 ESI 偶联示意图（请参见本章文献［12］）

质谱仪由三部分组成：离子源、质量分析器和检测器。

蛋白样品通过质谱序列数据库分析可得到一些限制参数，从而对蛋白进行鉴定，这些参数包括氨基酸的序列及组成、肽段的质量以及碎片的质量。利用这些参数，便可在质谱数据库中特异地识别相关序列。质谱在多肽、蛋白质以及其他一些生物大分子的分析中具有灵敏度高的优势。下面介绍三种典型的生物质谱（图 2-12）。

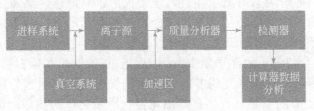

图 2-12　质谱仪分析流程

基质辅助激光解吸电离质谱（MALDI-MS）主要用于电离和气化简单的多肽样品，使其可以用于快速的质谱分析。在准备 MALDI 样品时，需要在一个金属托盘上使分析物与物质的量 1000～10000 倍的基质材料共沉淀。待干燥后，将固态的分析物与基质混合物置于高度真空的环境中，用波长 337nm 和纳秒级脉冲宽度的氮气激光射线照射。适合作为 MALDI 基质的有机分子应在所用激光波长下高吸收，并且能形成固态的晶状结构区分隔分析物分子以降低分析物分子间作用力。在 MALDI 过程中，激光照射激发基质晶体并且使其升华。在基质膨胀过程中，完整的分析物分子与基质分子一起变为气态（图 2-13）。MALDI 易产生单电荷的离子，这使得质谱分析变得非常简单，基质分子在电离过程中发挥了非常重要的作用。在 MALDI 实验中，电离的效率取决于基质化合物的种类和样品制备的技术。将肽段均一地融合入单层基质晶体中一般可以改善离子信号强度，而分析物浓度的提高通常会抑制离子信号，另外肽段的一级结构会影响自身的电离效率。MALDI 适用于生物大分子，如肽类、核酸类化合物，分析可得到分子离子峰，且无明显碎片峰。这种电离方式特别适合 TOF 质谱仪，具有灵敏度高，分析速度快，谱图简单易于解析以及受缓冲液、盐分的干扰小等优势。

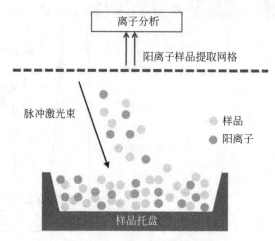

图 2-13　MALDI 过程示意图

MALDI 基质样品置于真空中，经脉冲激光束照射后，基质晶体升华，通过阳离子提取网格后进行离子分析

电喷雾质谱（ESI-MS）是带有电喷雾离子化系统的质谱分析法（图 2-14），离子从液态吸能转变为气态，称为去溶剂化作用。分析物穿过电场后分离正负离子，正电荷在液滴表面积累，当积累的电荷超越表面张力时，就会形成典型的"泰勒锥"并且发生微喷射。在这个临界状态，液滴接近它的稳定极限，这一极限取决于积累的正电荷间的库仑力和溶剂表面张力。当溶剂蒸发所引起的库仑力达到黏着力大小时，会发生一系列的自发分裂而形成纳米级液滴。仍然处于液态的离子在进入质谱仪前，将通过继续蒸发溶剂最终达到完全去溶剂化。如果液滴表面的电场足够强，就会发生裸离子的直接解吸附。整个过程中，只有很少的能量输入离子，因而处于气态的离子非常稳定。与 MALDI 相比，ESI 是一种更柔和的电离技术，它不会使分析物离子发生断裂。通过 ESI，肽段和蛋白被质子化带上正电荷，分子质量越大，所带电荷的数量就越多。如果质谱仪有足够的质量分辨率，那么在质谱上可以通过同位素 m/z 值的差异，直接推导出化合物所带电荷的状态。形成多电荷离子的多肽，由于其测量值与实际分子质量成比例地缩小，所以可以方便地在一定测量范围内进行测量。

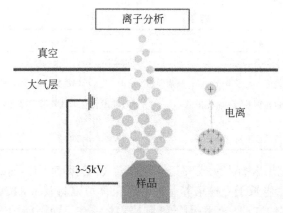

图 2-14　ESI 过程示意图

ESI 样品经过电场后分离正负离子，正电荷在液滴表面积累，形成纳米级液滴，最终转化为气态进行离子分析

串联质谱法（MS/MS）可选择性分析混合物中的某个组分，而不必将各组分开，常用于 TOF 质谱仪（图 2-15）。首先通过第一级质量分析器获得所有样品的母离子，由质量过滤器筛选所需的母离子，经过高流速惰性气体碰撞后，诱导解离产生子离子，子离子再进入第二级质量分析器，从而获得母离子的碎片峰。通过研究母离子和子离子的裂解关系，可以获得多肽和蛋白质的结构信息。MS-MS 具有很高的敏感性，可以分析皮摩尔（pmol）级的复杂蛋白复合体。

生物质谱技术正成为蛋白质鉴定分析的主要支撑技术。20 世纪 90 年代以后，生物质谱的飞速发展使得蛋白质组学成为分子生物学和生物医药研究中的一项重要技术。现阶段基于质谱的蛋白质组学已经能够在很多方面给予研究者帮助。例如，鉴定细胞和亚细胞水平的蛋白质组，通过稳定同位素标记的方法研究蛋白质浓度变化和利用亲和纯化的方式定位蛋白质功

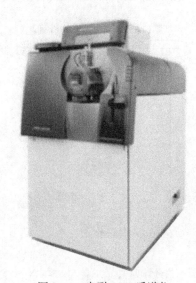

图 2-15　串联 TOF 质谱仪

能等。另外，利用蛋白质组学技术可以从高度复杂的生物样品中鉴定并精确定量某一种蛋白质。如此巨大的潜能预示着它将在更广阔的科学领域发挥作用，特别是对中药分子靶点研究产生巨大的影响。

2. 标记/非标记定量技术

传统双向凝胶电泳存在着许多局限性，如无法检测低丰度蛋白、膜蛋白或极大极小的蛋白，且凝胶电泳的重复性差，准确定量困难。涉及稳定同位素标记的定量技术克服了传统双向电泳的许多难题（表 2-1）。标记定量就是向不同的多肽样品掺入一个能作为内部标准的标签，同时标记标签并不影响多肽的化学性质，通过质谱扫描分析可出现成对的质谱峰信号，两者的离子化效率相同，质谱峰的信号强度即定量的依据。根据内标掺入手段的不同，标记定量技术又可以分为代谢标记定量技术和化学标记定量技术。

表 2-1　各定量技术比较

定量方法	技术优势	局限性	适用范围
SILAC	体内标记，定量误差小	成本高，不适用临床样品	常规培养细胞系样品
iTRAQ/TMT	体外标记，重复性好，定量准确性高，适用性强	同批次上机样品数据不可拆分	近似样品的比较
ICAT	体外标记，可鉴定和测量低丰度蛋白	只能对含有半胱氨酸残基的蛋白质测定	定量膜蛋白和低丰度蛋白
label-free	无须标记，灵活方便，不受样品限制	重复性和准确性较差	差别较大的样品比较

代谢标记法是一种利用含有 ^{15}N 或者其他同位素（^{13}C 或者 ^2H）的氨基酸，进行原位杂交的方法。在一定条件下，生长于受控培养基中的有机体可以将其 mRNA 翻译成为带有同一同位素的蛋白质。因此，这种方法一般限用于细胞培养体系中，而不能用来对从体液或者组织切片中分离的蛋白质进行质谱定量分析。由于内标是在原位产生，因此用不同元素标记的细胞可以在收获后直接混合在一起，统一进行处理，从而确保了蛋白质定量的准确性。此外，代谢标记有利于检测者通过凝胶电泳或者液相色谱在蛋白质水平有效地降低生物样品的复杂度。常见的代谢标记方法有 ^{15}N 体内代谢标记和细胞培养中稳定同位素标记氨基酸（stable isotope labeling with amino acids in cell culture，SILAC）。

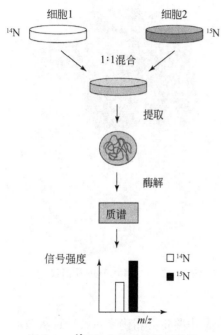

图 2-16　^{15}N 体内代谢标记示意图
分别用 ^{14}N 和 ^{15}N 培养基培养细胞，1:1 混合后提取蛋白，酶解后进行质谱分析

^{15}N 体内代谢标记始于 1999 年 Oda 等在对酵母蛋白质进行相对定量质谱分析时，引入了 $^{14}N/^{15}N$ 培养基（图 2-16）。当在 ^{15}N 培养基中培养细胞时，随着生长周期的增加，内源蛋白质也变得富含 ^{15}N 原子，最终所有的 ^{14}N 原子将被 ^{15}N 原子所取代。蛋白每掺入一个 ^{15}N，所在的肽段就会比正常的 ^{14}N 大一个质量单位。通过质谱上显示的同位素分布，可以很直观地区分 ^{15}N 和 ^{14}N 标记的蛋白。但这种方法只适用于已知氨基酸序列的蛋白质，才可以预测 $^{14}N/^{15}N$ 标记的肽段或蛋白的相应质量位移。^{15}N 体内标记具有较好的稳定性和重复性，但由于标记肽段的质量变化依赖于氮原子数目，因此难以对未知的蛋白进行定量。

SILAC 是 2002 年由丹麦 Mann 实验室中 Ong 等人发明的一种体内标记定量技术，其主要原理是在培养基中加入经稳定同位素标记的必需氨基酸，常用于高等动物中的蛋白定量。由于高等动物必须从外界摄入补充一些必需氨基酸，如赖氨酸（Lys）、苯丙氨酸（Phe）、亮氨酸（Leu）等，分别用天然同位素（轻型）或稳定同位素（重型）标记的必需氨基酸取代细胞培养基中相应氨基酸，细胞经 5~6 代倍增周期后，细胞中的蛋白质被完全标记，收获两种同位素标记的细胞样品，将其混合酶解，分离纯化后，通过质谱鉴定便可在质谱图上得到成对的肽段信号峰，利用相应软件分析就可得到所需的蛋白相对定量和定性信息（图 2-17）。可用于细胞培养条件下的稳定同位素有 ^2H、^{13}C、^{15}N 等。

SILAC 是一种灵活、简单而又准确的相对定量方法，通过它可以更加深入地了解基于细胞培养的生物体系。SILAC 技术的优势主要表现在体内标记，标记效率高达 99%，灵敏度高，样本要求量少，在细胞培养的同时完成标记，且无须化学标记物和亲和纯化。局限性在于同位素培养基的成本高昂，而且无法应用于组织和临床样本。其应用领域有药物应答和基因敲除细胞中蛋白表达谱分析、疾病生物标志物与药物作用靶点高通量筛选、特色功能蛋白筛选等。

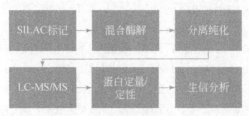

图 2-17 SILAC 流程图

化学标记定量法就是在收集样品后，如组织活检或收获细胞，利用化学反应在蛋白质或肽段的特殊位点引入同位素标签，也可称为体外标记定量。该方法使样品来源不再局限于细胞或个体，更可对疾病状态下的体液或组织样品进行定量分析，具有很大的临床应用潜力。常见的化学标记定量方法有 iTRAQ、TMT 和 ICAT。

iTRAQ 即同位素标记相对和绝对定量技术，是由美国应用生物系统公司 ABI 研发的一种多肽体外标记技术（图 2-18）。该技术采用 4 种或 8 种同位素标签特异标记多肽的氨基基团，通过串联质谱分析，达到同时比较 4 种或 8 种不同样品中蛋白质的相对含量的目的。iTRAQ 试剂通常由三部分组成：报告基团、质量平衡基团和肽反应标记基团（图 2-19），形成 4 种或 8 种相对分子质量相等的异位标签，用于标记酶解后的肽段。在 iTRAQ 方法中，用于比较分析的蛋白质样品分别被蛋白酶酶解，标以不同标签，混合后统一进行色谱分离，然后再进行串联质谱分析。基于不同的质量设计，报告基团分别用 ^{13}C、^{15}N 和 ^{18}O 标记，再加上平衡基团。iTRAQ 试剂的质量不同，它们所标记的肽段在质谱扫描中显示为单一峰值。当含有 iTRAQ 标签的肽段进行 MS/MS 分析时，标签片段的酰胺键类似于肽键，会发生断裂。标记过的肽段离子片段都是同质异位的，离子信号强度和序列范围通常都有所提高。肽段的相对浓度可以从 MS/MS 中得到的报告基团离子强度比率推算出来。

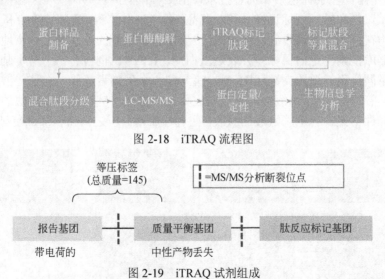

图 2-18 iTRAQ 流程图

图 2-19 iTRAQ 试剂组成

iTRAQ 试剂通常由带电荷的报告基团、中性丢失的质量平衡基团和肽反应标记基团三部分组成，中间由可断裂的酰胺键连接，其中报告基团与质量平衡基团之间带有总质量为 145 的恒定标签

iTRAQ 技术可同时对 2~8 种不同样品进行蛋白差异分析，适用于多种蛋白样品，如胞外蛋白、膜蛋白、胞浆蛋白或核蛋白，低丰度蛋白、强酸碱性蛋白或极大极小蛋白等。iTRAQ 的应用领域十分广泛，包括特殊功能蛋白筛选、疾病标志物筛选、药物作用靶点研究等。iTRAQ 方法的应用已经被扩展到了蛋白质谱多重定量研究。这种方法的缺点是其定量信息只能从易于进行 MS/MS 分析的肽段获得。由于报告基团离子 m/z 比值低，肽段片段谱中不含这个范围片段的信息（去除低质量），所以在定量 iTRAQ 实验中不能使用离子阱设备。

串联质谱标签（tandem mass tag，TMT）技术是由美国 Thermo Scientific 公司研发的多肽标记技术（图 2-20）。该技术通过 2 种、6 种或 10 种同位素的标签特异标记多肽的氨基基团，进行串联质谱分析，可同时比较 2 组、6 组或 10 组不同样品中蛋白的相对含量。TMT 试剂通常由三部分组成：质量报告基团、质量标准化基团和氨基反应基团。在一级质谱中，TMT 标记的不同样品在同一肽段的质荷比相同；二级质谱中，切割键断裂释放出 TMT 报告离子，在质谱低质量区产生了 TMT 报告离子峰，其强度反映了相对表达量信息。这些原始的质谱数据经过数据库检索分析，就能得到蛋白的定性和相对定量信息。

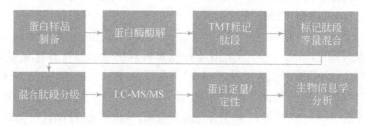

图 2-20　TMT 流程图

TMT 技术优势在于高灵敏度、高通量、高效率。这种方法适用范围广，能检测出低丰度蛋白，能同时对 10 组样品进行鉴定分析，自动化操作，分析速度快，利用液相色谱与串联质谱联用分离效果更好。TMT 技术是常用的差异蛋白质组学技术，广泛应用于药物作用靶点、疾病标记物筛选、动植物抗病机制研究等方向。

ICAT 技术是指同位素标记亲和标签技术，由 Gygi 等于 1999 年发明（图 2-21）。其基本原理是分别用重试剂和轻试剂标记样品和对照品，两者混合酶解，通过链霉亲和素柱，使 ICAT 标记的肽段吸附在柱上。经洗脱后，液相色谱-质谱分析得到的差别峰进一步地进行串联质谱分析，通过数据库检索鉴定出目标差异表达蛋白质。ICAT 试剂含有一个与半胱氨酸反应的碘乙酰基团，一条同位素标记的支链（$^1H_8$ 或 $^2H_8$）和一个生物素标签。在这一方法中，两个样品分别用不同标签标记并 1∶1 混合，蛋白质被分离后再经酶解消化。该方法的创新点是亲和性标签能够选择性富集含有半胱氨酸的肽段，在进行质谱分析之前将样品的复杂度降低。由于

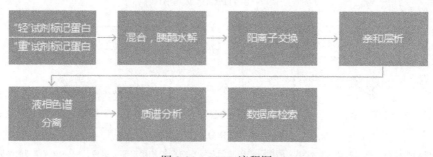

图 2-21　ICAT 流程图

ICAT 标记的特点，它适用于质谱分析中的低分辨率设备，如离子阱。

在目前的实际应用中，ICAT 的优势在于可对膜蛋白和低丰度蛋白进行鉴定和定量，且可使用任何促进蛋白溶解的试剂。但 ICAT 方法中也存在许多弊端，例如：①ICAT 试剂的分子质量相对较大（约 500Da），它们附着到蛋白质上之后可能会造成分子的空间位阻；②通常需要延长反应时间使 ICAT 标签充分与蛋白质结合，可能导致酪氨酸、赖氨酸、组氨酸、甲硫酰胺发生局部衍生化；③与氧原子结合的硫醚键化学稳定性差，可能会自发发生β-消除反应；④不能用于标记不含半胱氨酸或半胱氨酸含量低的蛋白质，导致无法在质谱分析中对该类蛋白质精确定量；⑤肽段的质量会因 ICAT 标签明显增加，相关的 MS/MS 质谱分析（尤其是少于10 个氨基酸的小肽）会因亲和标签基团的增加而变得复杂。

非标记定量法（label-free）是一种非标记的差异蛋白质组学技术（图 2-22）。该技术无须使用昂贵的稳定同位素标签作内部标准，而是直接根据质谱峰的强度来对肽段或蛋白进行相对定量。不同样本提取的蛋白质经酶解后产生的肽段通过液质联用技术分析，比较不同样品中相应肽段的信号强度，利用 MaxQuant 软件分析进而获得蛋白在不同样本中的定性和定量信息。

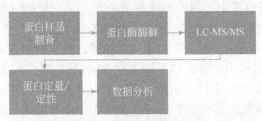

图 2-22　label-free 流程图

该技术具有以下优势：实验周期短，样本处理简单，无须复杂的标记步骤；适用范围广泛，可对大部分物种的各类蛋白质进行分离鉴定；高通量，对样本组别无限制，可以一次性获得大量蛋白的相对定量信息；费用低，无须昂贵的同位素标记。label-free 可在疾病标志物的筛选、用药及预后标志物筛选、疾病的分子分型等领域广泛应用。

3. 新型靶向技术

平行反应监测（parallel reaction monitoring，PRM）是目前靶向蛋白质组学数据采集的主流方法（图 2-23）。通过对特异性肽段或目标肽段（如发生翻译后修饰的肽段）进行选择性鉴定，从而实现对目标蛋白/修饰肽段的靶向相对或绝对定量。只要目标蛋白能够产生被质谱鉴定的特异肽段，就可以用 PRM 对该蛋白进行定量分析。PRM 可检测低至 1amol（$1amol=10^{-18}mol$）级的蛋白信号，一次实验可同时对数十种目标蛋白进行定量分析，且无须抗体，标准化仪器操作，重复性好。

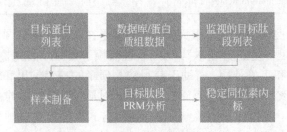

图 2-23　PRM 流程图

另外，药物亲和反应的靶点稳定性（drug affinity responsive target stability，DARTS）技术

也是一项用于作用靶点发现及小分子药物筛选的新兴技术。如何综合运用多种研究方法发现和确证中药作用新靶标是目前研究者面临的重要挑战。DARTS 的概念最初于 2009 年提出，是根据小分子药物与其靶标蛋白结合后对蛋白酶敏感性下降而发展起来的一项新技术。由于无须药物保护性修饰且无药物活性依赖性，因此可广泛应用于靶点寻找和药物筛选。药物靶点是组织细胞内与药物相互作用并引起相关效应的特异分子，超过 98% 的药物靶点为蛋白质。中药发挥药效的基础同样也依赖于与细胞内靶标的相互作用。在实际操作中，DARTS 常需借助一些其他蛋白质组学技术，如 SDS-PAGE、2DE-PAGE、亲和色谱等。

（四）数据分析

生物信息学（bioinformatics）是生物学与计算机应用等学科相互融合形成的一门新兴学科。通过对生物实验数据的获取、加工、存储、检索与分析，寻找其中未知的生物学意义。大规模的数据处理和精确自动化的分析是蛋白质组学研究的关键，这必然需要生物信息学的辅助。数据库是生物信息学的主要内容，蛋白质组数据库则是蛋白质组研究的标志和基础。目前已开发出多种工具软件用于蛋白鉴定、蛋白理化性质分析、蛋白结构预测等（表 2-2）。目前在蛋白质组学领域使用最广泛的数据库当属 SWISS-PROT，这是由瑞士、瑞典和欧洲生物信息学研究所（EBI）建立的蛋白注释性数据库，是现今世界上最大，种类最多的蛋白质组数据库，现在已整合进 UniProt 数据库中（图 2-24）。其特点是高度注释，如蛋白功能描述、结构域结构、转录后修饰、变异等信息，而且冗余程度低。该数据库同 Medline、Genebank（图 2-25）、PIR（图 2-26）等结构数据库及其他图谱、代谢或生物体特异的专业性数据库均有相互链接。dbEST 数据库由美国国家生物技术信息中心（NCBI）与欧洲生物信息学研究所管理，适用于查找各种生物的表达序列标签和肽序列标签。近年来随着蛋白质组数据库的建立和发展，各种辅助分析蛋白质的软件系统应运而生，如 2-DE 胶成像分析系统、蛋白鉴定分析系统、蛋白特征化系统等。

表 2-2　常见蛋白质组数据库

资源	网址	特点
SWISS-PROT	http://www.expasy.ch/	种类繁多,高度注释
SWISS-2DE-PAGE	http://www.expasy.org/ch2d	拥有 2-DE 胶上鉴定大量蛋白点信息
Genebank	https://cipotato.org/genebankcip/	世界多种植物基因库
PDB	http://www.rcsb.org/pdb/	包括蛋白质等大分子三维结构
UniProt	https://www.uniprot.org/	信息最丰富,资源最广
NCBI	https://www.ncbi.nlm.nih.gov/search/?term	整合多种类别的数据库
PIR	https://proteininformationresource.org	最广泛的、非冗余的蛋白质序列数据库

最近几年数据库的搜索引擎有了很大改进，特别是在肽质量指纹图谱搜索的评分框架、更快速的算法方面（尤其是多值逻辑版本）。这些改进依赖于数据库的完整性以及好的评分机制。对搜索引擎的深入理解和正确使用，有助于获得较高质量的搜索结果和较少的假阳性鉴定。随着自动化程度的增加及结果评价间相互干扰的减少，对质量控制的要求提高了，尤其是评价蛋白质鉴定可信度的方法。应用标记实验，肽段的裂解方式能够被更好地控制或引导，并能对所研究的蛋白质进行定量测定，预期未来的发展方向是满足高通量的要求。

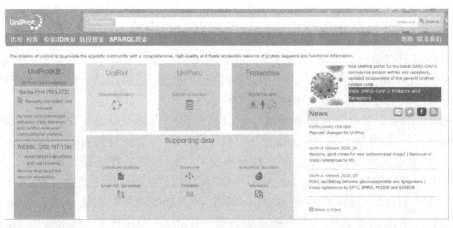

图 2-24 UniProt 数据库

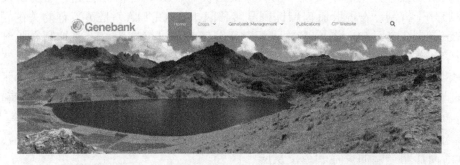

图 2-25 Genebank 数据库

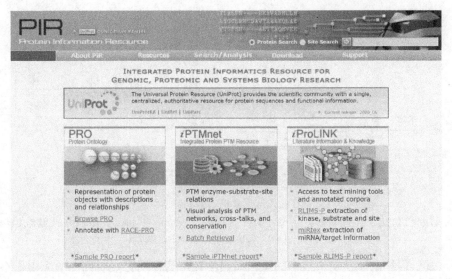

图 2-26 PIR 数据库

三、定量/定性蛋白质组学在中药分子靶点中的应用

由于中药具有多组分、多靶点的特点，且中药作用靶点大多是在酶、受体及信号转导等，因此开展蛋白质组学研究有利于中药作用机制的阐释和靶点蛋白的确定。目前，定量/定性蛋白质组学已在中药分子靶点研究中得到广泛应用。

利用标记/非标记定量技术结合质谱鉴定分析中药作用靶点是近年来中医药领域的研究热点。Wang 等[13]利用基于 iTRAQ 的蛋白质组学鉴定了与上皮性卵巢癌紫杉醇抵抗相关的蛋白质。首先通过同量异位标签比较紫杉醇抵抗的组织和紫杉醇敏感组织间的差异表达蛋白，然后利用 LC-MS/MS 进行鉴定，发现了与紫杉醇抵抗相关的两种蛋白质 Plxdc2 和 CK7；Yao 等[14]通过 iTRAQ 技术和系统生物信息学分析，获得鹿茸提取物干预后的血清蛋白质谱，鉴定出鹿茸提取物调节骨形成和重塑的潜在治疗靶点；Dai 等[15]利用基于 SILAC 定量化学蛋白质组学技术，揭示了传统中药黄芩的活性分子黄芩苷治疗肥胖、脂肪肝及其相关代谢疾病的分子机制，发现肝脏肉碱棕榈酰转移酶 1A（CPT1A）是黄芩苷的关键靶点（图 2-27）；Wan 等[16]应用 SILAC 定量技术探究原儿茶醛通过靶向胶原蛋白抑制心肌纤维化的构象动力学。首先表面等离子体共振技术证实原儿茶醛与胶原蛋白特异性结合，然后利用 LC-MS/MS 分析鉴定出结合位点；Wang 等[17]利用 TMT 蛋白质组学定量技术揭示了人参皂苷抑制肺癌的作用机制。通过定量蛋白质组学和磷酸化修饰组学分析，结合亲和质谱技术筛选出 20（s）-PPD、20（s）-Rh2 和 20（s）-Rg3 三个 Ras 结合配体；Xing 等[18]利用 label-free 定量技术及液相色谱-串联质谱法发现固本防哮饮可能通过调节胆固醇转运和补体因子激活而影响哮喘的炎症和免疫反应。

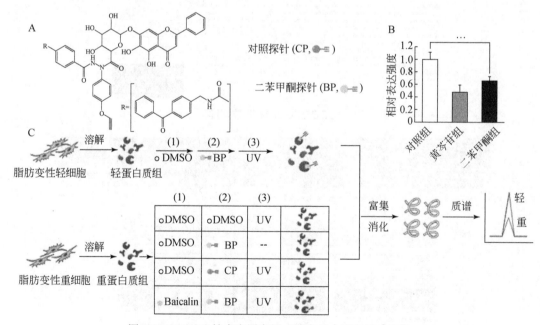

图 2-27　SILAC 技术应用实例（请参见本章文献［15］）

SILAC 技术分析确定 CPT1A 是黄芩苷的靶标：A. 黄芩苷探针的结构；B. 评价黄芩苷 BP 探针减少 HeLa 细胞脂质蓄积的能力；C. 通过 SILAC 实验确定黄芩苷靶点的总体方案

另外，基于传统电泳及质谱技术的蛋白质组学在中药作用靶点研究中的应用也不在少数。Wang 等[19]运用聚丙烯酰胺凝胶电泳等技术发现鞣花酸通过 VEGFR-2 信号通路抗乳腺肿瘤的

血管生成（图 2-28）；Zhu 等[20]研究南蛇藤抗胃癌的作用，利用二维凝胶电泳（2-DE）和 MALDI-TOF-TOF 等蛋白质组学技术，他们发现 TGF-β1 介导的 HSP27 信号通路可能参与其抗癌作用（图 2-29）；Wang 等[21]利用蛋白质组学等多种分析手段，阐明了复方茵陈蒿汤的作用机制。通过 MALDI-TOF-MS/MS、固相 pH 梯度 2-DE 技术和图像分析，他们发现复方茵陈蒿汤的主要活性成分 6，7-二甲基角蛋白、栀子苷和大黄酸，具有协同效应；Liu 等[22]利用 ESI-MS 和 MS/MS 等基于生物质谱技术的蛋白质组学方法，阐明了从中药腺花香茶菜中提取的腺花素诱导急性早幼粒细胞白血病细胞分化的作用靶点和作用机制，证实腺苷素直接靶向 PrxⅠ和 PrxⅡ的保守半胱氨酸，并抑制其过氧化物酶活性；Wang 等[23]从藤黄中分离出 S 型藤黄酸，研究发现其抑制人肝癌细胞株 HepG2 增殖的分子靶点为微管解聚磷蛋白 stathmin 1；Pan 等[24]探究丹参酮ⅡA 对宫颈癌细胞的抑制作用，发现了 C/EBP 同源蛋白及细胞凋亡信号调节激酶 1 为作用靶标；Nquyen-Khuong 等[25]运用电泳技术探究由大豆、五味子和栝楼提取物组成的混合物对人膀胱癌细胞的作用，并通过蛋白表达谱分析得到多种与蛋白降解及肿瘤抑制相关的蛋白靶点。

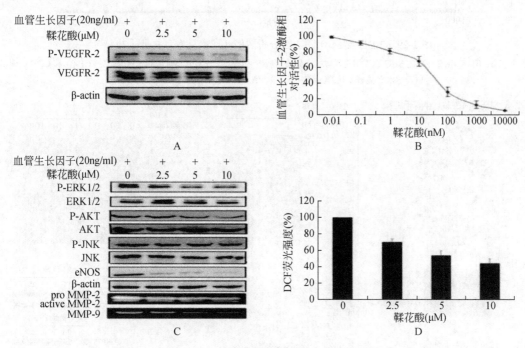

图 2-28　SDS-PAGE 技术应用分析（请参见本章文献［19］）

WB 分析表明鞣花酸抑制人脐静脉内皮细胞 VEGFR-2 酪氨酸激酶活性和 VEGFR-2 信号通路。A.WB 检测显示 VEGFR-2 的磷酸化受到抑制；B.激酶活性检测显示 VEGFR-2 激酶活性受到抑制；C.WB 检测显示鞣花酸呈剂量依赖性抑制 VEGFR-2 下游信号分子的表达；D.DCFH-DA 染色检测显示鞣花酸处理后 HUVECs 内活性氧水平明显降低

利用新型靶向技术是研究中药作用靶点机制的一大突破口，使定量/定性蛋白质组学向着更精准的方向发展。Wang 等[26]运用 DARTS 法揭示了 GRP78 是异甘草素对乳腺癌干细胞化学增敏作用的靶点（图 2-30）；Cai 等[27]也利用 DARTS 法揭示了 GRP78 是桦木酸对乳腺癌化学增敏作用的靶点；Wang 等[28]利用 DARTS 及免疫共沉淀等技术发现鞣花酸直接抑制 ACTN4 调节癌症干细胞中 β 连环蛋白的稳定性来抑制乳腺癌转移；Geng 等[29]通过 DARTS、蛋白印迹、免疫共沉淀和 SPR 法等技术发现穿心莲内酯可以通过靶向 DRP1 抑制线粒体裂变，在体外和体内保护神经元免受鱼藤酮或 MPTP 诱导的损伤。

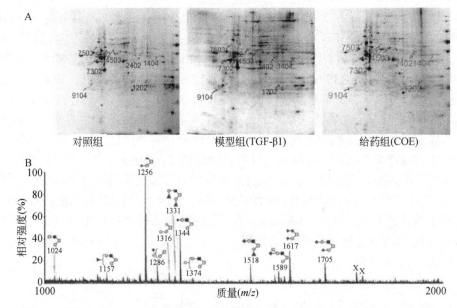

图 2-29　2-DE 及 MALDI-MS 分析图例（请参见本章文献［20］）

对照组、TGF-β1 和 COE 处理的 SGC7901 细胞样本的差异蛋白质表达谱。A. 箭头分别对应的是对照组、TGF-β1 和 COE 处理组蛋白表达水平显著差异的区域；B.通过 MALDI-MS 分析鉴定和验证候选蛋白

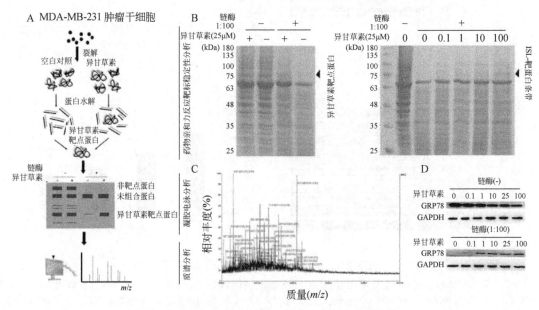

图 2-30　DARTS 技术路线（请参见本章文献［26］）

通过 DARTS 技术鉴定出 GRP78 是 ISL 的直接靶标。A. 鉴定 ISL 蛋白靶标的 DARTS 技术流程图；B. 蛋白印迹分析。箭头表示 ISL 处理乳腺癌细胞后的靶点蛋白在 75kDa 左右；C. MALDI-MS 分析表明 ISL 直接靶向 GRP78；D. WB 验证 ISL 最可能的靶蛋白是 GRP78

　　上述实例表明,基于电泳技术及生物质谱的定量蛋白质组分析是研究中药靶标及作用机制的有效工具,为寻找细胞内靶蛋白质提供有效信息。

　　生物质谱代表了蛋白质组研究中的核心技术,其仪器设计和分离技术仍旧处于快速发展阶段,包括 MS、生化以及分子生物学等技术的结合将开发出新的中药蛋白质组方法。对定量蛋白质组学来说,为了从蛋白质定量中得到更有意义的结果,研究者不能忽视中药多样性的问题。

可以通过进行独立的重复实验和高级数据统计分析解决该问题。当然，分析大量的定量数据是一项艰苦的工作，必须运用生物信息学方法，大批量绘制和鉴定蛋白质功能单元图谱，这预示了定量蛋白质组学方法在中药靶点研究中的广阔前景。

第三节　修饰蛋白质组学与中药分子靶点鉴定

一、修饰蛋白质组学概述

修饰蛋白质组学是研究翻译后修饰的蛋白质组学。翻译后修饰（postranslational modification）是指由于共价键作用或者某些酶的催化，蛋白质在侧链或者某些位点发生的基团修饰，这些修饰可以发生在 mRNA 的翻译过程中，而且可以使蛋白质具备相应的功能。真核生物中的绝大多数蛋白都会进行翻译后修饰。化学修饰的类型有很多，包括磷酸化、乙酰化、泛素化、甲基化、N-糖基化等，它们共同使蛋白质的结构更为复杂，功能更为完善，调节更为精细，作用更为专一。

早期蛋白质组学研究的关注点大多放在细胞中蛋白表达水平的变化上，然而，许多起重要作用的细胞活动不仅取决于蛋白质的表达，更是与可逆复杂的翻译后修饰息息相关，因此揭示翻译后修饰的变化是阐明蛋白质复杂多变的生物学功能的一个关键环节。研究修饰蛋白质组学对揭示生命活动的规律、筛选疾病的临床标志物和鉴定药物靶点等方面具有重要意义。由于蛋白的翻译后修饰在样品中含量较低，且可修饰的范围广，导致相关研究存在较大困难，亲和富集、多维分离等技术与生物质谱的结合为翻译后修饰蛋白质组学的发展提供了契机。虽然修饰蛋白质组学的技术仍需发展，但随着定量/定性蛋白质组表达谱研究的日益成熟，翻译后修饰蛋白质组学研究将得到充分的发展。

二、修饰蛋白质组学研究内容

目前，大规模翻译后修饰主要有磷酸化、糖基化、泛素化及乙酰化四大类。本节针对大规模翻译后的修饰蛋白质的分析策略和技术路线，因此主要对磷酸化修饰的研究进行详细描述，并对糖基化、泛素化、乙酰化、甲基化等进行叙述（表 2-3）。

表 2-3　修饰蛋白质组学研究类型

生理学功能	修饰类型	修饰位点	富集方法
磷酸化	Ser, Thr, Tyr	一氧化钛，酪氨酸磷酸化基序抗体	信号转导、细胞周期、发育分化、癌症机制
糖基化	Asn	凝集素	细胞免疫、信号转导、细胞间通信、代谢疾病
泛素化	Lys	赖氨酸泛素化基序抗体	细胞周期、细胞凋亡、神经退行性疾病、信号转导
乙酰化	Lys	赖氨酸乙酰化基序抗体	表观遗传、代谢调控、神经退行性疾病、癌症机制
甲基化	Lys,Arg	赖氨酸/精氨酸甲基化基序抗体	表观遗传、癌症机制、衰老、神经退行性疾病

（一）磷酸化修饰

磷酸化是指通过蛋白激酶将 ATP 的磷酸基团转移到蛋白的特定位点上的过程（图 2-31），是调节和控制蛋白质活力和功能最基本、最普遍机制。蛋白质的磷酸化研究最为广泛，主要分析蛋白激酶和蛋白磷酸酶对磷酸化和去磷酸化的作用，以及被修饰后蛋白的功能变化

（图 2-32）。蛋白质磷酸化作为一种可逆的翻译后修饰作用，一般发生在苏氨酸、丝氨酸及酪氨酸残基上，已知发生的磷酸化还有谷氨酸和天冬氨酸的酰化，以及赖氨酸、组氨酸和精氨酸的亚酰胺化。磷酸化在细胞调控中发挥核心作用，通过直接改变蛋白的活性或诱导特异的蛋白质相互作用，从而影响蛋白质的结合特异性、定位和活性。多种病理现象及肿瘤发生都与激酶或磷酸酶功能异常有关。对蛋白质磷酸化的研究包括磷酸化蛋白的检测和分离、磷酸化多肽的获取、磷酸化蛋白的分析及磷酸化多肽的测序。

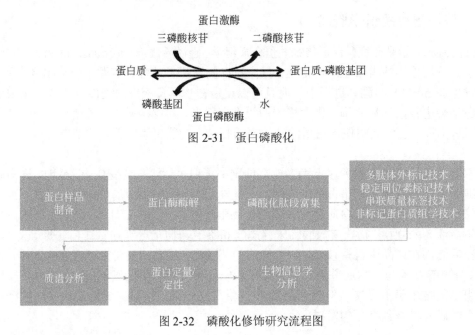

图 2-31　蛋白磷酸化

图 2-32　磷酸化修饰研究流程图

1. 磷酸化蛋白的分离和检测

本质上，任何分析蛋白质磷酸化位点的方法都要对磷酸化蛋白进行纯化，用酶或化学方法水解磷蛋白，分离磷酸肽。前面部分所述的凝胶电泳分离蛋白质的方法，同样适用于磷酸化蛋白的分析。因此，分离磷酸肽样品的方法是：利用凝胶电泳对蛋白样品进行分离，提取磷酸肽混合物，做进一步分析。虽然磷酸化蛋白在 SDS-PAGE 上的迁移通常比其非磷酸化的蛋白慢，但是，在一维胶上看到两条迁移非常接近的条带，或在 2-DE 上观察到一系列有相同分子质量但不同等电点的斑点，这样的现象并不足以确定某一个蛋白是磷酸化蛋白，需要进一步用抗特异性磷酸化氨基酸的抗体进行蛋白质印迹检测。这是一种最灵敏、应用最广的检测特异性磷酸化位点的方法。

检测磷酸化位点最常见的方法是用同位素（如 ^{32}P 或 ^{33}P）来标记蛋白，但是内源 ATP 和 GTP 的存在会导致低效标记，而且放射性标记本身不能精确显示磷酸化位点，所以需要一种替代的方法。MS 正在逐步成为一种非放射性分析磷酸化的选择（图 2-33），MS 对于分析可溶性的、完整的磷酸化蛋白的确切分子量有很大的帮助，用这种分析方法可以知道一个蛋白质分子是否被修饰及其修饰的程度，同时也可以进行样品的同源性比较。

2. 磷酸化多肽的获取

多肽通常是由特异性的蛋白酶裂解蛋白质而产生,但是其他化学试剂也可以用来裂解蛋白质产生多肽。由于胰蛋白酶的活性高、特异性好，并且产生的多肽大小（500～4000Da）很适合用于质谱分析，所以大多数实验室都用胰蛋白酶。内源性的蛋白酶 Lys-C、Asp-N 和 Glu-C 也是产生磷酸化多肽的重要蛋白酶。许多用酶裂解可溶性蛋白的方法，以及凝胶电泳分离得到的蛋白质的方法都已建立。在现有的技术中，2-DE-PP，RP-HPIC，凝胶电泳和固相化金属亲和色谱（immobilized metal affinity chromatography，IMAC）被优先选择用于分离磷酸肽。

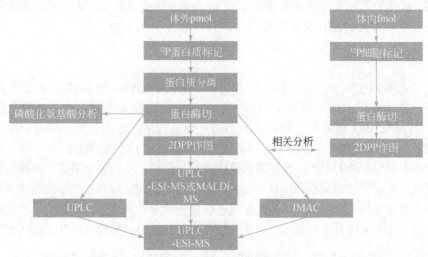

图 2-33　磷酸化位点分析策略

3. 磷酸化多肽的分析

分析磷酸化多肽的基本步骤包括：①从混合物中检测和确定磷酸化多肽；②通过对多肽进行序列测定，确定磷酸化位点。只做步骤①还是①、②都做，取决于所要信息的详尽程度。对于一定的生物学问题，此技术足以检测和确定磷酸化多肽。然而对于复杂的磷酸化分析，需要对磷酸化位点进行检测和准确定位时，就必须用 MS/MS 分析。磷酸化样品在 MS 分析时，MALDI-TOF-MS 是非常有用的技术。因为 TOF-MS 是检测磷酸化多肽最灵敏的方法之一（适当地对蛋白质样品浓缩后），它具有快速、相对容易操作等优点。然而 MALDI-TOF-MS 分析很难提供序列的信息，它完全依赖于有关的预测和所观察到的离子信号的 m/z 值，如果有其他修饰或非特异性酶解存在时，两者都会导致无法预料的多肽分子量的出现，因此这种方法具有很大的局限性。

4. 磷酸化多肽的测序

蛋白质测序，主要指的是蛋白质的一级结构的测定。低能量 CID 过程中，多肽的酰胺键断裂，y、b 型的离子随即产生，b 型包含氨基端的起始点，而 y 型包含羧基端的起始点。由于相同肽段的两个连续离子间的质量差和一个氨基酸残基的分子量一致，这样就能快速地确定所需母离子肽的序列。磷酸化多肽可以采取同样的方式进行测序，即计算磷酸化产生的丝氨酸、苏氨酸、酪氨酸残基的质量变化（+80Da）。然而在低能量 CID 条件下，由于来自不稳定的烷基磷酸盐气态β-消除，酸化的丝氨酸、苏氨酸一般表现出明显的磷酸丢失（H_3PO_4，98Da），而且不饱和的氨基酸残基也必须考虑进去。所以，如果发生β-消除反应，基于 167Da（磷酸化丝氨酸）或 69Da（脱氢丙氨酸）两个不同分子量的连续丢失（具有相同的片段离子序列），磷酸化丝氨酸残基的位置就可以被确定。磷酸化苏氨酸残基能够以相同的方式被确定，如在β-

消除后出现 181Da（磷酸化苏氨酸）或 83Da（2-氨基脱氢丁酸）的质量差别。因为磷酸化酪氨酸残基不能进行 β-消除反应，所以在低能量的 CID 条件下，磷酸化酪氨酸多肽是稳定的，如果两个连续的多肽片段出现 243Da 的分子质量差别，磷酸化酪氨酸残基就可以被定位。

大部分以质谱为基础的分析方法都可以用于对磷酸化蛋白的研究。但是，目前没有最佳的方法来进行磷酸化蛋白的分析，最大的挑战是在质谱分析磷酸化多肽时，样品制备的方法需要完善和发展，最佳的策略是把分析磷酸化蛋白的一些方法结合起来。蛋白质质谱研究领域的目标是在将来开发更好的方法，使磷酸化蛋白的特征分析更加完善。

（二）糖基化修饰

糖基化是在酶的控制下，蛋白质或脂质附加上糖类的过程（图 2-34）。根据氨基酸与糖链的结合，蛋白质糖基化大致可分为 4 大类型：N-糖基化、O-糖基化、C-甘露糖化和聚糖磷脂酰肌醇锚（GPI-anchor）糖基化。糖基化的不均一性是其最突出的特性，即同一位点可以连接不同的糖链，且不同的位点可存在于同一蛋白上。因此，目前主要的分析方法是分离富集糖蛋白和糖肽，消除不均一性的干扰，再对糖基化位点进行标记，从而鉴定糖蛋白及糖基化位点。制备糖基化蛋白的主要方法为层析和电泳。层析法具有快速稳定、分辨率高、准确率高等优势，是分析糖蛋白的理想途径，而电泳法则首先通过电泳得到糖蛋白条带或蛋白斑点，再经过洗脱或透析得到糖蛋白，此方法较为费时费力，且操作过程中蛋白质容易变性，因此无法大规模开展。

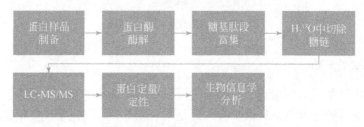

图 2-34　糖基化修饰研究流程图

糖蛋白的主要分析过程如图 2-35 所示。目前，应用最广泛的糖蛋白分离富集方法主要有肼化学富集法、凝集素亲和法、β-消除麦克尔加成反应法和亲水色谱法。肼化学富集法即用酰肼试剂处理被氧化的糖蛋白，主要步骤有氧化、连接、酶解、同位素标记、释放、分析和数据库检索。这种方法可一次性收集分析不同类型的糖蛋白，具有快速方便的优点。凝集素亲和法的基本原理是先让样品通过凝集素亲和层析，接着进行醇解，再将样品通过第二次凝集素亲和

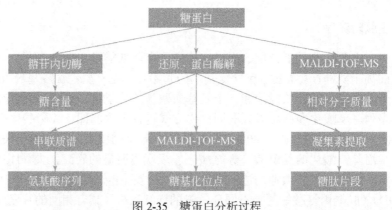

图 2-35　糖蛋白分析过程

层析，利用高效液相色谱进行分离，最后使用质谱测序。这是由于凝集素能特异识别并结合一个或多个糖基，进而达到分离纯化糖蛋白的目的。β-消除麦克尔加成反应利用糖基化位点连接对应的强反应活性基团，从而特异地富集目标多肽和蛋白。亲水色谱法采用极性固定相和非极性流动相，可与凝集素亲和法结合，通过凝胶电泳分离富集糖肽。

鉴定糖蛋白和糖基化位点的常用方法有：PNGase F 酶法、Endo H 酶法和三氟甲基磺酸法等。PNGase F 酶法的应用十分广泛，这是由于 N-糖苷酶 F（N-glycosidase F）可以作用于绝大多数的 N-糖链，同时令天冬酰胺转化成天冬氨酸，增加的相对分子质量起到质量标记 N-糖基化位点的作用。而 Endo H 酶法中的内切-β-N-乙酰葡糖胺酶 H（endo-β-N-acetylglucosaminidase H，Endo H）在去糖基化时消除了与天冬酰胺相连的 N-乙酰葡糖胺（GlcNAc）之外部分，残留的 GlcNAc 起到标记糖基化位点的作用。三氟甲基磺酸法通过消除与肽链连接的单糖之外的所有糖基，残留的糖基起到标记糖基化位点的作用。此方法反应时高效温和，且适用于所有类型的糖链，但该过程必须严格在无水的条件下进行，且需要注意糖链末端唾液酸的干扰。

（三）泛素化修饰

泛素是由 76 个氨基酸构成的多肽，其中异肽键可共价连接靶蛋白的赖氨酸残基上的ε氨基。泛素化修饰指泛素多肽在特定酶的作用下，从细胞内的蛋白中筛选出靶蛋白并对其进行特异修饰的过程（图 2-36）。起特定作用的酶包括泛素激活酶、连结酶和结合酶等。蛋白泛素化修饰后可得到被蛋白酶分解成较小的多肽、氨基酸及可重复利用的泛素。泛素化在蛋白的代谢、功能、定位、调节和降解中均扮演重要角色，同时参与调控细胞增殖、周期、分化、凋亡、转移、基因表达、炎症免疫、信号传递、转录调节等几乎所有生命活动。

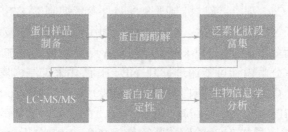

图 2-36　泛素化修饰研究流程图

泛素化蛋白的富集主要使用标记法，即用亲和标签进行标记，再利用镍螯合亲和色谱提取泛素化蛋白。泛素的 C 末端是 Arg-Gly-Gly 结构，经过胰蛋白酶水解，Gly-Gly 残留在肽链上，起到质量标记泛素化位点的作用，最后通过串联质谱实现对泛素化位点的鉴定。利用可以纯化泛素化底物的抗体富集并利用高通量质谱进行检测，该方案具有高灵敏度及高特异性，但在有些生物样本中面临较大困难，如动物组织及临床样本。因为泛素化发生在个体分子中不同位点不同水平上，往往会导致富集出的蛋白在酶解后产生大量非修饰肽段从而影响结果鉴定。另外，利用亲和纯化与质谱相结合，还能鉴定出多种去泛素化蛋白，但泛素化蛋白规模化研究方法仍很单一，想要深入研究泛素化底物、泛素化位点及泛素修饰位点，还需要进行大量技术上的创新。

（四）其他修饰

乙酰化修饰指蛋白在乙酰基转移酶的作用下，在赖氨酸残基上插入乙酰基的过程，是细胞调控蛋白活性、基因表达、转录调节的一种重要机制。蛋白质赖氨酸残基上的乙酰化普遍存在于人体的各种代谢酶中，起调节代谢通路及酶活性的作用。乙酰化是一种重要的蛋白质翻译后修饰，主要影响细胞染色体结构及激活核内的转录调控因子，还影响参与细胞周期和新陈代谢、肌动蛋白聚合调控，蛋白的乙酰化状态还可以调节受损的癌症和多聚谷氨酰胺疾病。目前已发现生物体内存在着大量非细胞核蛋白被乙酰化修饰，因此开展大规模乙酰化修饰研究具有广泛的生物学意义。

甲基化是指带有活性甲基的化合物经过酶的催化，将甲基转移至其他化合物上形成甲基化产物的过程。蛋白甲基化普遍表现为精氨酸或赖氨酸的甲基化。在生物体内，甲基化影响蛋白功能的调节、基因表达的调控以及核酸的加工过程。精氨酸可被甲基化一次或两次，而赖氨酸在赖氨酸转移酶的催化下可被甲基化一次、两次或三次。S-腺苷甲硫氨酸在组蛋白转移酶的催化下，将甲基转移至组蛋白，导致某些组蛋白残基通过甲基化可激活或抑制基因表达。

三、修饰蛋白质组学在中药分子靶点中的应用

在现代修饰蛋白质组学研究中，中药靶点的研究也正在蓬勃发展，其中关于磷酸化的研究最为广泛。Li 等[30]运用 SDS-PAGE 技术发现石斛碱通过上调肝脏中 AMPK-GLUT4-PPARα 体现抗糖尿病作用，对 AMP 激活 p-AMPK 具有激动作用；Zheng 等[31]利用蛋白质组学方法发现黄芪甲苷Ⅳ通过 caveolin-1 靶向氧化剂损伤增强紫杉醇对乳腺癌的化疗敏感性，丝裂原活化蛋白激酶信号传导的细胞外信号调节激酶和 c-Jun N 末端激酶的磷酸化被 AS-Ⅳ和紫杉醇之间的协同相互作用所消除；Zhao 等[32]运用 SDS-PAGE 等方法发现鞣花单宁通过抑制 IκBα 磷酸化和阻断 p65 从细胞质向细胞核移位来抑制 NF-κB 活性，表明其可能被开发为缓解类风湿关节炎的先导化合物；Cao 等[33]通过机制研究表明丹参素抑制 JAK2-STAT3 信号传导发挥抗肝纤维化作用，并降低 STAT3 磷酸化；Song 等[34]利用蛋白质组学技术研究表明雷公藤内酯呈剂量依赖性地抑制脂多糖诱导的 NF-κBp65 的 DNA 结合活性的增加，其与减弱 IκBα 磷酸化及其降解相关，并且雷公藤内酯可能通过抑制 NF-κB 活化来抑制内皮细胞的炎症反应；Zhu 等[35]发现小檗碱促进了 AMP 活化蛋白激酶（AMPK）和 SREBP-1c 的磷酸化，表明小檗碱通过激活 AMPK-SREBP-1c-SCD1 通路减少肝脏甘油三酯合成，从而减轻肝脏脂肪变性；Zou 等[36]采用基于 TMT 的定量与 TiO_2 的磷酸肽富集相结合，定量分析用人参皂苷 Rg3 处理后的乳腺癌 MDA-MB-231 细胞中磷蛋白质组的变化，发现由 Rg3 调节的磷蛋白参与蛋白质合成、细胞分裂和 NF-κB 信号传导抑制（图 2-37）。

另外，与泛素化相关的中药靶点研究也是修饰蛋白质组学关注的热点。Chen 等[37]运用蛋白质组学方法探究中药靶向泛素蛋白酶体途径治疗脊髓小脑共济失调 3 型，其中 8 种测试提取物显示能增加蛋白酶体活性，并通过 20S 蛋白酶体活性测定和 GFP 细胞中泛素化和融合 GFP 蛋白的分析进行证实；Li 等[38]利用 SDS-PAGE 和免疫共沉淀等方法发现雷公藤有效成分雷公藤红素在乳腺癌细胞中通过抑制 mTOR 磷酸化并诱导 mTOR 泛素化，导致其蛋白酶体降解；Lee 等[39]对连翘水提取物进行 HPLC 指纹图谱分析，并进行蛋白印迹实验确定其激活 Nrf 2 并表达泛素调节蛋白 A20（图 2-38）；Geng 等[40]进行蛋白印迹方法证实黄芪多糖可通过靶向 atrogin-1 和泛素-蛋白酶体途径延迟慢性肾功能衰竭中与恶病质相关的肌细胞萎缩；Chen 等[41]探究中草药厚朴提取物厚朴酚通过破坏多聚泛素化和 IκBα 降解来抑制 TNF-α 诱导的脑内皮细胞中性粒细胞黏附。

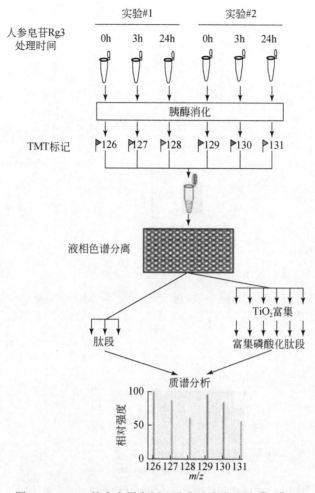

图2-37 TMT技术应用实例（请参见本章文献［36］）
用人参皂苷 Rg3 处理不同时间的细胞进行制样，通过 TMT 标记和 bRP-HPLC，将收集的组分混合，
对这些馏分中的一部分进行 TiO₂富集，并用质谱仪分析浓缩的磷酸肽和未加工的肽

　　虽然规模化翻译后修饰蛋白的研究在各个领域已有不少成果，根据现有的鉴定技术也可分析部分的修饰蛋白，但纵观整个翻译后修饰蛋白质组学，已有的技术已不满足这一需求，翻译后修饰蛋白质组学需要更高灵敏度和更广范围的质谱分析技术。另外，由于现有分析技术的局限性，大部分翻译后修饰研究仅集中于鉴定修饰类型上。然而，蛋白的结构和功能变化与修饰程度的不同息息相关，因此翻译后修饰的定量研究显得更为重要，因此基于定量技术的修饰蛋白质组学必然是一大研究热点。

　　目前，翻译后修饰蛋白质组学研究仍面临许多困难，比如检测修饰肽的灵敏度、修饰蛋白的定量分析、处理工作量大等。修饰蛋白的鉴定主要用数据库检索与人工解谱相结合，耗费大量的人力和时间，难以满足大规模翻译后修饰蛋白质组学的研究要求。另外，修饰蛋白质组学在中药作用靶点研究中仍然处于起步阶段，往往止步于蛋白表达谱层面的研究，欠缺更深入的机制探讨。随着生命科学的日益发展，翻译后修饰蛋白质组学的研究将越来越深入，未来必将开拓修饰蛋白质组学在中药作用机制及靶标发现的新维度。

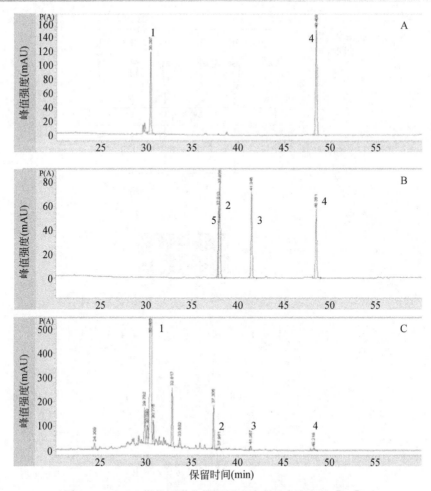

图 2-38　HPLC 指纹图谱分析图例（请参见本章文献 [39]）

连翘水提物的 HPLC 色谱分析。用 HPLC-MWD 对标准化学成分（A、B）和连翘水提物（C）进行分析。峰号表示相应化合物

第四节　蛋白质相互作用与中药靶点分析

一、蛋白质相互作用概述

蛋白质相互作用是一切生命活动的基本过程,蛋白质相互作用反映的是多种多样的生物学功能。在研究蛋白质相互作用的过程中,困难之一就是细胞内某种蛋白的分子很可能同时处于一种或几种不同的状态,这取决于细胞所处的环境,这个问题的探讨对于蛋白质组学的研究是一个推动力。这项挑战性的工作就是利用现有及新发展的技术对某特定蛋白质的状态给予定义。

细胞生命活动的基础是不同功能的蛋白在时间上和空间上有规律地协同工作,如细胞信号转导、新陈代谢、免疫反应和病原体感染等,都是蛋白质相互作用的研究内容。在中药研究中,新型候选药物的发现和验证变得越来越重要。目前针对现有靶点潜在药物的高通量筛选（high-throughput screening, HTS）已经成为标准化程序,HTS 的缺陷是假阳性结果较多,这大大增加了新药验证的难度和周期。因此,必须采取一些适当的方法对高通量筛选进行补充,

并用独立的实验方法验证 HTS 中推论出的分子间相互作用。此外，为了使中药使用合理化，必须对整个蛋白质相互作用网络进行精细的研究。生物分子的相互作用分析（biomolecular interaction analysis，BIA）为研究蛋白相互作用提供了一种有效的手段，尤其是多肽、蛋白质和其他小分子间的结合。

二、蛋白质相互作用研究内容

生物分子相互作用的鉴定是中药发现过程的重要组成部分。为了让待验证的中药分子对其结合靶点具有更高的亲和力，需要对相关组分结合特性进行深入了解，BIA 已成为一种鉴定结合亲和力的有力工具。本节阐述并比较了几种基于不同生理学理论的 BIA 方法。

（一）酵母双杂交系统

在大多数情况下，传统的研究蛋白质相互作用的遗传学和生物化学方法，每次仅重点研究一个靶基因或蛋白质。目前最常用的是酵母双杂交系统（yeast two-hybrid system），已经确定了上千种新的蛋白质相互作用关系。酵母双杂交系统的建立是基于对真核生物调控转录起始过程的认识。20 世纪 80 年代，Field 和 Song 等人首次利用酵母细胞发明了分析蛋白质相互作用的方法，标志着以真核细胞转录激活因子的结构和活性为基础的双杂交系统正式建立（图 2-39）。在酵母双杂交系统中，报告基因 LacZ 和 HIS3 受转录因子 GAL4 的调控，将其整合进酵母细胞的基因组中，当 GAL4 与报告基因调控序列的相应位点结合时，就会激活启动报告基因。在实际应用中常把 GAL4 分为 DNA 结合功能域（GAL4 binding domain，GBD）和转录激活结构域（GAL4 activation domain，GAD），将 GBD 和 GAD 构建在两个不同载体上，分别表达相应的融合蛋白 GBD-X 和 GAD-Y，再将这两个载体共转染至带有报告基因的酵母细胞中。当 GBD-X 中的 X 蛋白与 GAD-Y 中的 Y 蛋白发生相互作用时，原本分开的 GBD 和 GAD 蛋白相互靠近，并表现出完全的 GAL4 蛋白活性，从而激活启动报告基因（图 2-40）。

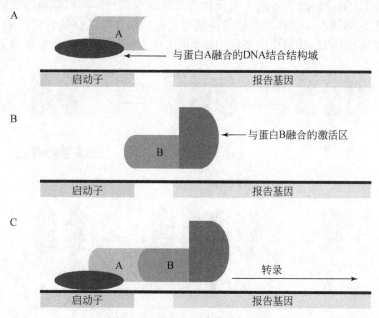

图 2-39 酵母双杂交系统示意图

A. DNA 结合域融合到蛋白 A 中；B. 激活域融合到蛋白 B 中；C. 蛋白 A 与蛋白 B 发生相互作用，共同进行转录

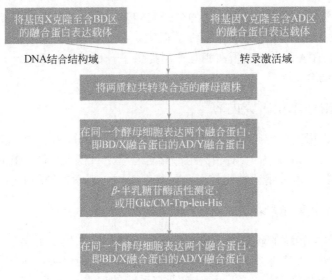

图 2-40　酵母双杂交流程图

　　酵母双杂交系统的优势在于只需要筛选 cDNA 文库，操作简单，不需分离靶蛋白，能使蛋白质表现型和基因型相联系，且敏感性高。尽管酵母双杂交分析在检测很多潜在的蛋白质相互作用方面十分成功，但依然存在一定的局限性：①不适宜使用能自发激活报告基因的诱饵蛋白；②经过翻译后修饰才具备蛋白结合活性；③无法检测非肽类分子参与的蛋白相互作用。此方法检测到蛋白质间的相互作用，可能并不存在于细胞内，因为蛋白质定位在不同的细胞部位。该方法最大的缺点是假阳性出现率高，需要进一步的鉴定和数据分析。

（二）噬菌体展示技术

　　噬菌体展示技术（phage display）是一种将外源肽或蛋白基因与噬菌体特定蛋白基因在其表面进行融合表达的技术，抗体的功能结构域可以被展示在噬菌体的表面（图 2-41）。噬菌体是一种仅感染细菌的病毒，其体内的基因Ⅲ能利用细菌的翻译系统生产噬菌体蛋白外壳一端的

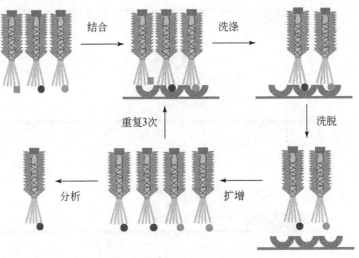

图 2-41　噬菌体展示示意图

结合→洗涤→洗脱→扩增→重复 3 次→分析

组分。通过在基因Ⅲ位点插入新的核酸序列，能在噬菌体的表面展示新的蛋白或肽段。这些噬菌体群体组成的噬菌体文库与固定在固定相上的目标蛋白结合，在噬菌体的表面表达外源多肽或蛋白，可根据噬菌体的单链 DNA 推导其编码基因。大的噬菌体抗体库包含能结合任何给定抗原的高亲和力抗体，编码抗体的基因被包裹在噬菌体颗粒中，这样就将抗体的特异性与其基因序列联系起来。通过目标抗原的亲和作用从噬菌体抗体库中筛选出所需要的特异性抗体，因此噬菌体库相当于一个体外免疫系统。而传统的免疫方法则需要整体动物（每种抗原至少一只动物），用数周的时间，通过多次免疫才能使免疫系统产生出有用的抗体。与传统的免疫方法相比，噬菌体展示系统是一种体外系统，产生抗体只需要几天的时间。因此，噬菌体展示技术是最有效的制备抗体的方法之一。

用抗体、受体、核酸以及某些碳水化合物可以从噬菌体随机肽库中筛选出与之结合的肽段，因此噬菌体表面显示技术在构建蛋白文库、新型多肽疫苗、改造蛋白免疫特性及新药开发方面有广泛的应用前景。该技术在细菌体外完成，其优势在于高效的亲和纯化反应及高度选择性。缺点是对肽段大小有一定的限制性，不适用于外源蛋白的折叠修饰，且蛋白质自身的活性可能会受到融合蛋白的影响。

（三）免疫共沉淀

当两种不同的蛋白在细胞内发生相互作用，就会形成免疫复合物。先用一种蛋白的抗体沉淀免疫复合物，再用另一种蛋白的抗体进行蛋白印迹检测，从而验证蛋白在细胞内是否有相互作用，这就是免疫共沉淀（co-immunoprecipitation）（图 2-42）。免疫共沉淀的主要实验流程如下：首先，用编码诱饵蛋白及其相应配体——靶蛋白的质粒转染细胞，再用去污剂裂解细胞，得到了含有诱饵——靶蛋白复合物以及一些不相关蛋白的细胞裂解产物。向细胞裂解产物内加入特异性识别诱饵蛋白的捕获抗体，从而形成——种抗体诱饵蛋白-靶蛋白复合物。惰性琼脂

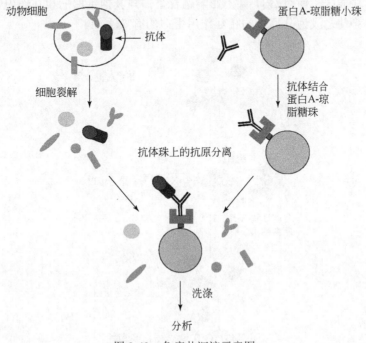

图 2-42　免疫共沉淀示意图

转染细胞；琼脂糖小珠与蛋白 A 结合→细胞裂解；抗体与蛋白 A 结合→抗体珠上的抗原分离→洗涤→分析

糖小珠可与蛋白 A 共价偶联结合，而蛋白 A 又可稳定地结合到许多抗体的稳定区上。因此，利用这种抗体便可使蛋白复合物固定在惰性琼脂糖小珠上，而那些没有与小珠结合的蛋白则被不断地洗脱掉。最后，将诱饵——蛋白复合物从小珠上洗脱下来，接着可在 SDS 中煮沸使它们发生解离，再采用 Western blot 来检测有无靶蛋白。

　　免疫共沉淀具有许多应用优势，比如抗原与相互作用的蛋白在细胞内的浓度相似，能避免人为造成的过量表达，且蛋白的相互作用在天然状态下进行，可分离得到天然状态下的蛋白复合体。但是，免疫共沉淀也有一些局限性，大规模筛选未知蛋白需要的多克隆抗体或 mAb 存在数量上的限制，且不能确定蛋白复合物为直接相互作用的两种蛋白，容易出现假阳性反应，影响结果判断。另外，免疫共沉淀的灵敏度不比亲和色谱，可能检测不到低亲和力和瞬间的蛋白相互作用，且受免疫球蛋白的干扰较大。

（四）GST 融合蛋白沉降

　　GST pull-down 法用于筛选与已知蛋白相互作用的未知蛋白，或验证两个已知蛋白的相互作用。其基本原理是利用重组技术融合探针蛋白与谷胱甘肽巯基转移酶（glutathione S transferase，GST），探针蛋白通过 GST 与固定在载体上的谷胱甘肽（glutathione，GSH）亲和结合（图 2-43）。当有蛋白与融合蛋白相互作用时，就会通过层析柱而被吸附分离。将 GST 嵌合在目的蛋白上，也就是 GST 融合蛋白，这些融合蛋白常在大肠埃希菌中表达，然后在非变性条件下快速亲和纯化。GST 与某特定蛋白质融合产生的嵌合蛋白常比原来的蛋白质溶解性更大。由于 GST 没有细胞毒性，故嵌合蛋白能在细胞内大量表达。目前，已有许多使用方便的表达载体在细菌和哺乳动物细胞中产生 GST 融合蛋白的报道。GST 与 GSH 均有高度亲和力，因此 GST 融合蛋白能与固定在基质上的 GSH 结合，且 GST 与 GSH 的结合能力非常强，不易被常规的缓冲液洗脱。另外，GST 与嵌合蛋白之间会形成连接段，GST 与目的蛋白分别构成两个独立的功能区，使得 GST 并不影响融合蛋白与其他蛋白的相互作用。GST 融合蛋白沉降法的种种优势使之成为分离新的相互作用蛋白的有效途径。

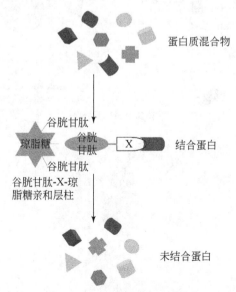

图 2-43　GST 融合蛋白亲和柱

蛋白质混合物→结合蛋白，形成 GST 融合蛋白亲和柱→未结合蛋白此方法简单易行,操作方便,灵敏度高,可利用含高浓度靶蛋白的融合蛋白获得与之相互作用蛋白,且候选蛋白质与靶蛋白的结合机会相等,并能检测多亚基蛋白质之间的相互作用。缺点是 GST 标签有可能影响融合蛋白的空间结构。

(五)表面等离子共振

表面等离子共振(surface plasmon resonance,SPR)是当偏振光在不同折射率的介质界面上撞击金属膜(通常是金)时发生的一种物理的光学现象(图 2-44)。先将目的蛋白固定在包被金属薄膜的传感器芯片表面,再将待测分子溶液通过芯片的表面。检测器能感应出待测分子与芯片表面蛋白结合、解离等整个过程的动态变化,从而鉴别发生相互作用的蛋白。

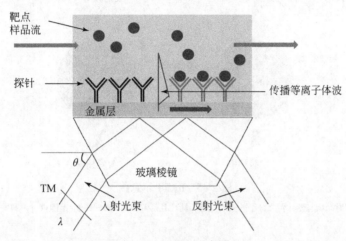

图 2-44 SPR 示意图

待测样品通过金属表层,入射光束与反射光束的改变传播等离子体波,目标蛋白与探针结合,
通过检测器感应出发生相互作用的蛋白

在过去的十多年里,基于 SPR 的生物传感器已成为蛋白相互作用实时分析的有力工具。SPR 的优势在于重复性好、灵敏度高,且样品消耗量少,能分别监测结合和解离的特征。能同时检测多种流体细胞,而且可以实时减少对照表面。SPR 提供了结合和解离速率常数的实时直接检测方法,但是它需要固定一方相互作用分子。SPR 生物传感器产生的精确数据使对生物分子间相互作用的研究成为可能,如蛋白质-蛋白质、蛋白质-DNA、DNA-DNA、蛋白质-脂类、蛋白质-多糖以及小分子药物与受体的反应。因此,SPR 生物感应器在现代药物研发过程中的应用十分普遍。

(六)荧光能量共振转移

荧光能量共振转移(fluorescence resonance energy transfer,FRET)是相近的两个荧光分子间发生的一种能量转移现象(图 2-45)。当供体荧光分子的发射光谱与受体荧光分子的吸收光谱相同,且两者距离在 2~10nm 范围内时,就会发生这种非放射性的能量转移,使供体发生荧光淬灭,即荧光强度大幅下降,而受体发生荧光敏化,即荧光强度显著增强。

FRET 是研究体内细胞中蛋白质相互作用的可靠的方法,主要因为:①可以在生理条件下,研究细胞内正在发挥正常功能的靶蛋白。FRET 与其他的体内研究系统不同,例如酵母双杂交体系,它是通过融合蛋白过表达,定位到细胞核中从而检测到基因表达的系统;②检测到的FRET 信号,与从酵母双杂交或免疫共沉淀实验中得到的类似结果相比,更能代表直接的蛋白质相互作用；FRET 对荧光基团间距离的严格依赖性表明，产生 FRET 信号的两个靶蛋白在空间上非常接近；③可对体内细胞周期进程、药物处理或其他环境刺激下蛋白质的相互作用进行监测；④可对某些大分子蛋白质复合体（可能包括很多蛋白质相互作用或者在体外很难研究的结构）进行分析。但同时也要认识到这种方法的局限性，体外的 FRET 实验允许仔细校准浓度和其他参数，并可使用小的荧光基团；但体内的 FRET 测量会遇到细胞间的自然波动，通常要用非常大的荧光基团（28kDa GFP）。因此，体内 FRET 测量一般达不到体外 FRET 测量的精度。另外，FRET 对于 CFP 和 YFP 间的距离及它们的相对方位要求严格，因此阴性结果并不一定是最终的结果。

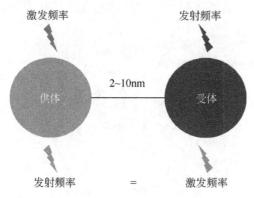

图 2-45　FRET 示意图

当供体荧光分子的发射光谱与受体荧光分子的吸收光谱相同，且两者距离在 2～10nm 范围内时，即发生非放射性的能量转移

（七）串联亲和纯化

串联亲和纯化（tandem affinity purification，TAP）也是一种分离复合蛋白的技术，由于同时兼备亲和纯化和免疫共沉淀的特点，成为了分离鉴定蛋白复合体的新工具（图 2-46）。首先通过基因工程技术在复合蛋白的一端添加 TAP 标签，该标签由 IgG 结合结构域（ProtA）和钙调蛋白结合多肽（CBP）构成，ProtA 与 CBP 之间有一个 TEV 蛋白酶切位点。利用基因重组技术将目标蛋白基因置换为带有 TAP 标签的基因，然后裂解获得细胞提取物。将提取物加入至 IgG 亲和柱，TAP 标签的 ProtA 端与 IgG 迅速紧密结合，形成不易被洗脱的结合体。接着用常规洗脱液除去大部分非特异性结合物，再用含有 TEV 蛋白酶的洗脱液洗脱蛋白复合体。带有 CBP 的蛋白复合体与钙调蛋白迅速结合，反复洗脱，进一步除去非特异的蛋白杂质，最终分离纯化得到高纯度目的蛋白复合体。对目的蛋白复合体进行质谱分析，可以鉴定出复合体中的新组分。

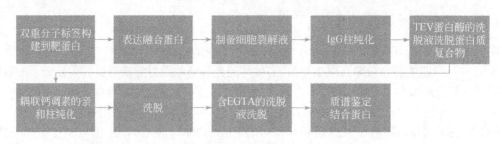

图 2-46　串联亲和纯化流程

TAP 的优势在于诱饵蛋白可以是经过加工和修饰的蛋白，且单次实验可以分析多组分的蛋

白复合物。但 TAP 仍然具有一些局限性，如难以检测瞬时的、低亲和力的和特殊细胞环境的蛋白相互作用。

（八）蛋白质芯片

蛋白质芯片（protein chips）又称蛋白质微阵列，指固定于支持介质上的蛋白质构成的微阵列，是一种基于蛋白质表面化学及质谱检测的高通量蛋白功能分析技术，实质是酶联免疫吸附测定。其基本原理是将诱饵蛋白整齐排列在特异的芯片上，接着与待测样品反应，与诱饵蛋白相互结合的蛋白将被保留在芯片上。

蛋白质芯片技术可应用于靶标鉴定和分析、靶标应用、诊断性标记物的鉴定和应用、临床研究监测和患者分型等方面。以蛋白质为对象的研究主导着药物研究和开发，其中以配体受体相互作用和酶为目标物的研究占据了主要地位，分别占靶点研究的 45% 和 28%。蛋白质芯片的多效平行性特点能对个体进行更好地选择和分类，有利于实现临床前、毒理学和临床研究的优化，也能促进诊断技术在药物开发中的应用。

近几年迅速发展的一种表面增强激光解吸离子化（surface enhanced laser desorption ionization，SELDI）蛋白质芯片技术，可以快速寻找差异表达的蛋白质。其原理是将不同生理状态的样品（培养的细胞或组织或体液）和同一蛋白质芯片结合，然后洗脱未结合的蛋白，再利用脉冲氮激光能量电离出靶蛋白，根据靶蛋白的飞行时间即可测量分子量。

三、蛋白质相互作用数据库及靶点作用网络

随着蛋白质相互作用应用的不断发展，大量蛋白质相互作用数据已被收录在各个数据库中，如 DIP 数据库（http://dip.doe-mbi.ucla.edu/）、BIND 数据库（https://www.bindingdb.org/bind/index.jsp）和 STRING 数据库（https://www.string-db.org/）（图 2-47）。它们将来自大规模筛选的相互作用和来自文献中的相互作用整合于一体。这些数据库都提供了用于识别已知的与目标蛋白互作对象的实用工具。酵母蛋白质的互作对象通常可以在下面列出的相互作用数据库中找到，同样也能找到少数细菌和人类蛋白质的相互作用。对于其他生物体的蛋白质，可以识别到它们的互作直源体，即分别与另一个基因组中已知互作的两个蛋白质互为直源关系的两个蛋白质。另外，伴随着大规模转录因子结合特异性检验技术的发展，蛋白质 DNA 相互作用的数据也在不断地积累中。许多蛋白质-DNA 相互作用和结合特异性已被收录到 TRANSFAC（http:/bioinfo.life.hust.edu.cn/AnimalTFDB/）和 RegulonDB 数据库（http://regulondb. ccg.unam.mx/）（图 2-48）。

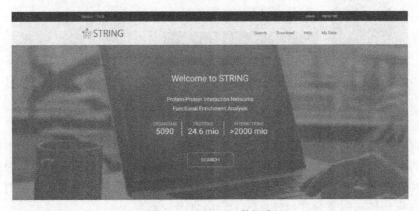

图 2-47　STRING 数据库

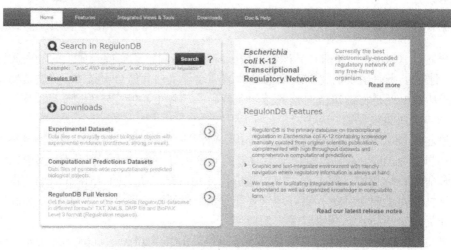

图 2-48　RegulonDB 数据库

通过生物信息学预测可获得直接蛋白靶点信息,通过比较蛋白质组学对照和蛋白质表达谱的变化可获得蛋白靶点信息, 再利用蛋白质-蛋白质相互作用数据库, 就能绘制出化合物的靶点作用网络。根据蛋白互作数据库和中药可能的作用靶点绘制出作用网络, 再用生物学方法进行验证, 大大节省了寻找新靶点的时间。蛋白质空间结构数据库的建立及完善方便了用生物信息学方法预测目标蛋白质靶点。常见的蛋白质空间结构数据库有 PDB、ISSD、CATH、MMDB 等。PDB (protein data bank, http://www.rcsb.org/pdb/home/home.do) (图 2-49) 数据库是目前收录最详细的蛋白质结构数据库, 集中了由核磁共振和 X 射线晶体衍射得到的三维蛋白结构数据。

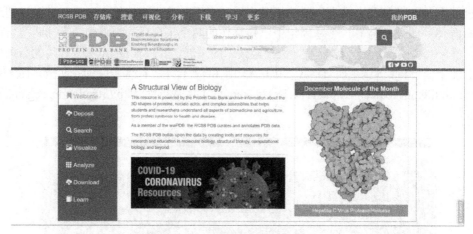

图 2-49　PDB 数据库

利用绘制靶点作用网络的方法研究中药的药效是一个突破点,因为中药起作用往往是多靶点、多方位的, 难以独立进行分析研究。因此, 从整体网络的角度去了解中药作用机制靶点才能获得较为全面的信息。虽然中药靶点蛋白质相互作用网络的研究举足轻重, 但由于蛋白结构的多样性以及中药体系的复杂性, 使这一工作面临不少困难。

四、蛋白质相互作用在中药靶点中的应用

蛋白质相互作用的检测在中药研究中仍具有很大的发展空间,在现有的研究成果中可以肯定的是,其未来必将展示更大的研究价值。Silveira CRF 等[42]探究苦马豆素对宫颈癌的进展影响,利用噬菌体展示技术鉴定宫颈癌相关肿瘤中的潜在分子靶标(图 2-50);Sun 等[43]通

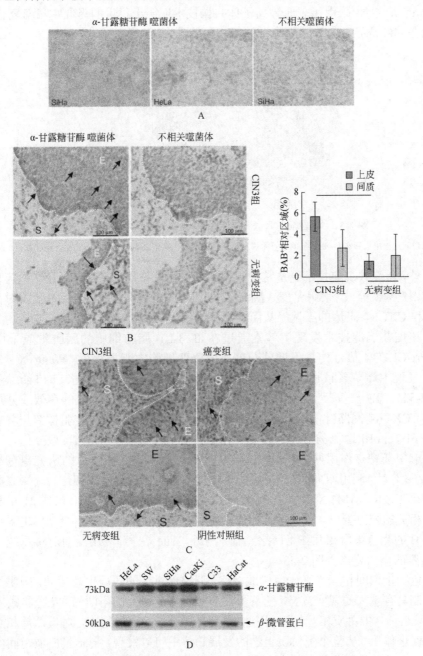

图 2-50 噬菌体展示技术应用实例(请参见本章文献[42])

显示α-甘露糖苷酶肽的噬菌体优先结合于 HPV 阳性的肿瘤组织。A 和 B 分别为异种移植和人类肿瘤样本的免疫组化检测结合噬菌体。箭头表示间质(S)和上皮(E)室中 DAB 染色细胞;C.免疫组化染色结果,箭头表示 S 和 E 中 DAB 染色细胞;D.WB 检测α-甘露糖苷酶在宫颈癌细胞系和 HaCat 细胞中的表达

过噬菌体展示、亲和测定、分子对接和 SPR 技术研究氧化苦参碱与其候选结合蛋白的相互作用，表明 UQCRB 是氧化苦参碱治疗慢性乙型肝炎的潜在靶标；Fan 等[44] 应用蛋白质芯片和蛋白质印迹等蛋白质组学技术，发现黄檀提取物通过激活 PI3K/MAPK 细胞增殖/迁移途径促进血管生成（图 2-51）；Zhang 等[45] 运用表面等离子体共振等技术鉴定了参与基质金属蛋白酶-9 中与苦参碱结合的残基，发现苦参碱通过直接靶向基质金属蛋白酶-9 抑制人肝细胞癌的肺转移；Jiang 等[46] 也采用了表面等离子体共振技术证明土贝母的提取物三萜皂苷通过 AKT 介导的途径在体外诱导人乳腺癌细胞中的细胞保护性自噬。

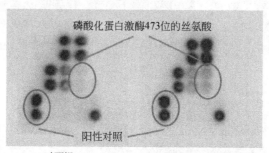

图 2-51　蛋白质芯片技术应用实例（请参见本章文献 [44]）

蛋白质芯片被用来筛选 DOE 诱导的血管生成可能涉及的途径，结果表明 DOE 在 Ser473 点显著激活 p-AKT

除此以外，免疫共沉淀技术更是常被应用在蛋白相互作用的研究中，且在中药靶点中已有不少成功应用。Wu 等[47] 采用免疫共沉淀等实验证实了川芎提取物四甲基吡嗪对神经母细胞瘤中 Nrf-1 和 CXCR4 表达的下调，从而鉴定用于治疗神经母细胞瘤的新潜在靶标；Nakao Y 等[48] 运用免疫共沉淀技术发现黄芩素通过在 3T3-L1 脂肪细胞的脂肪生成早期阶段抑制 AKT-C/EBPα-GLUT4 信号传导下调葡萄糖摄取降低细胞内脂质积累；Wang 等[49] 运用免疫共沉淀方法发现木犀草素致使人白血病细胞活力的显著降低，并诱导 Fas/FasL 介导的细胞凋亡（图 2-52）；Tang 等[50] 运用免疫共沉淀等实验证实川芎中提取的有效成分川芎嗪通过 NFκB/NRF-1/CXCR4 回路抑制血管形成；Yan 等[51] 运用免疫共沉淀实验探究川芎嗪通过激活 PI3K/AKT/Sp1/TopoIIβ 途径诱导 SH-SY5Y 神经母细胞瘤细胞向神经元表型分化。

通过绘制中药靶点作用网络和蛋白相互作用预测发现潜在靶蛋白的研究也有不少实际应用。例如，Yue 等[10] 利用双向凝胶电泳与 MALDI-MS/MS 鉴定方法相结合，探究灵芝提取物灵芝酸 d，B，F，K，AM1 对于人宫颈癌 HeLa 细胞毒性的作用机制，找到 21 个与灵芝酸类化合物作用相关的靶点蛋白，绘制了灵芝酸 D 的靶点作用网络；Feng 等[52] 也采用该方法绘制了丹酚酸 B 的靶点蛋白相互作用网络结构。另外，Yue 等[53] 利用反向对接系统寻找与灵芝酸 D 直接结合的蛋白靶点（图 2-53）。

形形色色的蛋白间相互交叉作用构成网络，调控着机体的各项生理活动，阐明蛋白质间的相互作用机制具有重大的现实意义。随着蛋白质相互作用研究的不断深入，分析技术的要求也在不断提高。目前，蛋白质相互作用研究技术具有高通量筛选的特点，对蛋白质相互作用网络的构建起到促进作用。从整个蛋白质组学的发展趋势中可以发现，揭示蛋白质之间的相互作用关系并建立相应的作用网络图，已成为蛋白质组学研究中的热点。蛋白质相互作用的研究对于阐明中药靶点及揭示中药分子的机制具有重大意义，相信在不远的未来，中药蛋白质组学在中药研究中的地位必定会越来越稳固。

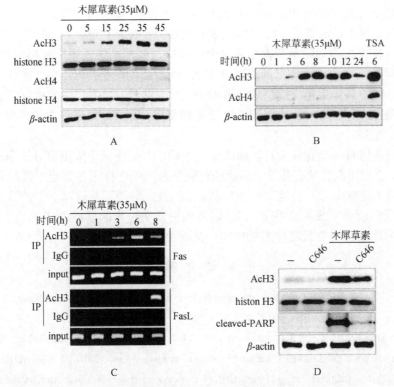

图 2-52　免疫共沉淀技术应用实例（请参见本章文献［49］）

检测组蛋白 H3 乙酰化在木犀草素诱导 HL-60 细胞 Fas 及其配体 FasL 表达中的作用。A 和 B 分别为 WB 检测剂量和时间依赖下抗乙酰组蛋白 H3 和 H4 的表达；C.用 AcH3 抗体免疫共沉淀后，PCR 检测 Fas 和 FasL 启动子片段；D.WB 检测组蛋白 H3 乙酰化和聚腺苷二磷酸核糖聚合酶（PARP）的裂解情况

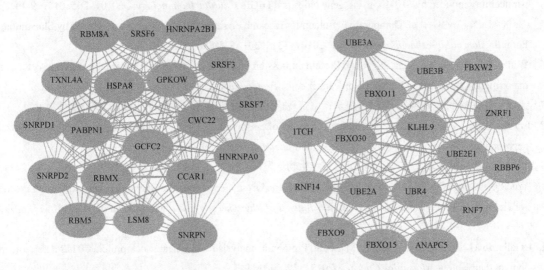

图 2-53　灵芝酸 D 蛋白质-蛋白质互相作用网络应用实例（请参见本章文献［53］）

总　　结

中药是典型的复杂体系，其复杂性是一把双刃剑。因为中药成分的多样性使其作用范围广

泛，也因为其复杂性使中药作用机制的研究变得十分困难。蛋白质组学已经发展了二十多年，随着各种高精度、高通量定量蛋白质组学技术的出现，为探究中药分子作用靶点提供了多种有效的途径。深入挖掘蛋白质组学数据中各个靶点蛋白之间的网络联系，利用定量蛋白质组学、修饰蛋白质组学与蛋白质相互作用网络联合生物信息学，来阐述中药各成分在分子水平的协同作用，能够为寻找中药作用靶点提供切实有效的工具。此外，对中药作用机制的蛋白质组学研究也必然需要继续发展，为中药作用靶点的发现和鉴定，特别是中药复方的多靶点机制，提供更加精准的科学依据。

另外，蛋白质组技术尚存在不足，如操作较烦琐、对某些低丰度蛋白分辨率不高、存在干扰离子等问题，需要不断优化和提高。尽管现有的蛋白质组学技术在鉴定中药靶标分子方面已得到验证，但仍不能完全应对更复杂的蛋白样品。因此，必须开发适用于中药复杂体系作用机制研究的靶向蛋白质组学技术及手段。相信随着蛋白质组技术的日益成熟，它在中药分子作用靶点机制研究方面的应用前景将越来越广阔，从而更好地为中药的现代化服务。

参 考 文 献

[1] Anderson NL，Anderson NG. Proteome and proteomics: new technologies, new concepts, and new words. *Electrophoresis*，1998，19（11）：1853-1861.

[2] Cui YJ，Guan SH，Feng LX，et al. Cytotoxicity of 9, 11-dehydroergosterol peroxide isolated from *Ganoderma lucidum* and its target-related proteins. *Natural Product Communications*，2010，5（8）：1183-1186.

[3] Yue QX，Xie FB，Guan SH，et al. Interaction of *Ganoderma triterpenes* with doxorubicin and proteomic characterization of the possible molecular targets of *Ganoderma triterpenes*. *Cancer Science*，2008，99（7）：1461-1470.

[4] Yi P，Guo Y，Wang X，et al. Key genes and proteins involved in CTCM-reducing microvascular endothelial cell permeability induced by SLT-IIv using gene chips and DIGE. *Cellular Immunology*，2010，265（1）：9-14.

[5] Fan X，Li X，Lv S，et al. Comparative proteomics research on rat MSCs differentiation induced by Shuanglong Formula. *Journal of Ethnopharmacology*，2010，131（3）：575-580.

[6] Wenzel U，Herzog A，Kuntz S，et al. Protein expression profiling identifies molecular targets of quercetin as a major dietary flavonoid in human colon cancer cells. *Proteomics*，2004，4（7）：2160-2174.

[7] 王志平，乔建军，元英进. 蛋白质组学在中药现代化研究中的应用. 中草药，2008，35（1）：1-4.

[8] Liu X，Wang Y，Ma C，et al. Proteomic assessment of tanshinone IIA sodium sulfonate on doxorubicin induced nephropathy. *The American Journal of Chinese Medicine*，2011，39（2）：395-409.

[9] 罗国安，梁琼麟，王义明，等. 中医药系统生物学发展及展望. 中国天然医药，2009，7（4）：242-248.

[10] Yue QX，Song XY，Ma C，et al. Effects of triterpenes from *Ganoderma lucidum* on protein expression profile of HeLa cells. *Phytomedicine：International Journal of Phytotherapy and Phytopharmacology*，2010，17(8-9)：606-613.

[11] Gallardo M，Barrio S，Fernandez M，et al. Proteomic analysis reveals heat shock protein 70 has a key role in polycythemia vera. *Molecular Cancer*，2013，12（1）：142.

[12] Hamacher M. 药物研究中的蛋白质组学. 译者：周兴茹，裴段卿. 北京：科学出版社，2008. 51.

[13] Wang Y，Li H. Identification of proteins associated with paclitaxel resistance of epithelial ovarian cancer using iTRAQ-based proteomics. *Oncology Letters*，2018，15（6）：9793.

[14] Yao B，Gao H，Liu J，et al. Identification of potential therapeutic targets of deer antler extract on bone regulation based on serum proteomic analysis. *Molecular Biology Reports*，2019，46（5）：4861-4872.

［15］Dai J，Liang K，Zhao S，et al. Chemoproteomics reveals baicalin activates hepatic CPT1 to ameliorate diet-induced obesity and hepatic steatosis. *Proceedings of the National Academy of Sciences of the United States of America*，2018，115（26）：E5896-5905.

［16］Wan YJ，Guo Q，Liu D，et al. Protocatechualdehyde reduces myocardial fibrosis by directly targeting conformational dynamics of collagen. *European Journal of Pharmacology*，2019，855：183-191.

［17］Wang ZH，Kim U，Jiao YT，et al. Quantitative proteomics combined with affinity MS revealed the molecular mechanism of ginsenoside antitumor effects. *Journal of Proteome Research*，2019，18（5）：2100-2108.

［18］Xing QQ，Liu LW，Zhao X，et al. Serum proteomics analysis based on label-free revealed the protective effect of Chinese *Herbal formula Gu-Ben-Fang-Xiao*. *Biomedicine & Pharmacotherapy*，2019，119：109390.

［19］Wang N，Wang ZY，Mo SL，et al. Ellagic acid，a phenolic compound，exerts anti-angiogenesis effects via VEGFR-2 signaling pathway in breast cancer. *Breast Cancer Research and Treatment*，2012，134（3）：943-955.

［20］Zhu Y，Liu Y，Qian Y，et al. Research on the efficacy of Celastrus Orbiculatus in suppressing TGF-β1-induced epithelial-mesenchymal transition by inhibiting HSP27 and TNF-α-induced NF-κB/Snail signaling pathway in human gastric adenocarcinoma. *BMC Complementary and Alternative Medicine*，2014，14：433.

［21］Wang X，Zhang A，Wang P，et al. Metabolomics coupled with proteomics advancing drug discovery toward more agile development of targeted combination therapies. *Molecular & Cellular Proteomics*，2013，12（5）：1226-1238.

［22］Liu CX，Yin QQ，Zhou HC，et al. Adenanthin targets peroxiredoxin Ⅰ and Ⅱ to induce differentiation of leukemic cells. *Nature Chemical Biology*，2012，8（5）：486-493.

［23］Wang X，Chen Y，Han QB，et al. Proteomic identification of molecular targets of gambogic acid：role of stathmin in hepatocellular carcinoma. *Proteomics*，2009，9（2）：242-253.

［24］Pan TL，Wang PW，Hung YC，et al. Proteomic analysis reveals tanshinone IIA enhances apoptosis of advanced cervix carcinoma CaSki cells through mitochondria intrinsic and endoplasmic reticulum stress pathways. *Proteomics*，2013，13（23-24）：3411-3423.

［25］Nguyen-Khuong T，White MY，Hung TT，et al. Alterations to the protein profile of bladder carcinoma cell lines induced by plant extract MINA-05 in vitro. *Proteomics*，2009，9（7）：1883-1892.

［26］Wang N，Wang Z，Peng C，et al. Dietary compound isoliquiritigenin targets GRP78 to chemosensitize breast cancer stem cells via β-catenin/ABCG2 signaling. *Carcinogenesis*，2014，35（11）：2544-2554.

［27］Cai Y，Zheng Y，Gu J，et al. Betulinic acid chemosensitizes breast cancer by triggering ER stress-mediated apoptosis by directly targeting GRP78. *Cell Death & Disease*，2018，9（6）：636-645.

［28］Wang N，Wang Q，Tang H，et al. Direct inhibition of ACTN4 by ellagic acid limits breast cancer metastasis via regulation of β-catenin stabilization in cancer stem cells. *Journal of Experimental & Clinical Cancer Research*，2017，36（1）：172-190.

［29］Geng J，Liu W，Gao J，et al. Andrographolide alleviates Parkinsonism in MPTP-PD mice via targeting mitochondrial fission mediated by dynamin-related protein 1. *British Journal of Pharmacology*，2019，176（23）：4574-4591.

［30］Li XW，Huang M，Lo K，et al. Anti-diabetic effect of a shihunine-rich extract of on 3T3-L1 cells and db/db mice by up-regulating AMPK-GLUT4-PPARα. *Molecules*，2019，24（14）：2673-2692.

［31］Zheng Y，Dai Y，Liu W，et al. Astragaloside Ⅳ enhances taxol chemosensitivity of breast cancer via caveolin-1-targeting oxidant damage. *Journal of Cellular Physiology*，2019，234（4）：4277-4290.

［32］Zhao M，Yuan X，Pei YH，et al. Anti-inflammatory ellagitannins from for the treatment of rheumatoid arthritis.

Journal of Natural Products，2019，82（9）：2409-2418.

［33］Cao G，Zhu R，Jiang T，et al. Danshensu，a novel indoleamine 2，3-dioxygenase1 inhibitor，exerts anti-hepatic fibrosis effects via inhibition of JAK2-STAT3 signaling. *Phytomedicine*，2019，63：153055.

［34］Song C，Wang Y，Cui L，et al. Triptolide attenuates lipopolysaccharide-induced inflammatory responses in human endothelial cells：involvement of NF-κB pathway. *BMC Complementary and Alternative Medicine*，2019，19（1）：198-206.

［35］Zhu X，Bian H，Wang L，et al. Berberine attenuates nonalcoholic hepatic steatosis through the AMPK-SREBP-1c-SCD1 pathway. *Free Radical Biology & Medicine*，2019，141：192-204.

［36］Zou M，Wang J，Gao J，et al. Phosphoproteomic analysis of the antitumor effects of ginsenoside Rg3 in human breast cancer cells. *Oncology Letters*，2018，15（3）：2889-2898.

［37］Chen IC，Chang CN，Chen WL，et al. Targeting ubiquitin proteasome pathway with traditional chinese medicine for treatment of spinocerebellar ataxia Type 3. *The American Journal of Chinese Medicine*，2019，47（1）：63-95.

［38］Li X，Zhu G，Yao X，et al. Celastrol induces ubiquitin-dependent degradation of mTOR in breast cancer cells. *OncoTargets and Therapy*，2018，11：8977-8985.

［39］Lee JJ，Kim KH，Kim EJ，et al. Anti-inflammatory activity of the decoction of *Forsythia suspensa*（Thunb. ）Vahl is related to Nrf2 and A20. *Journal of Ethnopharmacology*，2018，227：97-104.

［40］Geng Z，Wei L，Zhang C，et al. Astragalus polysaccharide，a component of traditional Chinese medicine，inhibits muscle cell atrophy（cachexia）in an and rat model of chronic renal failure by activating the ubiquitin-proteasome pathway. *Experimental and Therapeutic Medicine*，2017，14（1）：91-96.

［41］Chen PJ，Wang YL，Kuo LM，et al. Honokiol suppresses TNF-α-induced neutrophil adhesion on cerebral endothelial cells by disrupting polyubiquitination and degradation of IκBα. *Scientific Reports*，2016，6（1）：26554.

［42］Silveira CRF，Cipelli M，Manzine C，et al. Swainsonine，an alpha-mannosidase inhibitor，may worsen cervical cancer progression through the increase in myeloid derived suppressor cells population. *PloS One*，2019，14（3）：e0213184.

［43］Sun YH，Zhang XY，Xie WQ，et al. Identification of UQCRB as an oxymatrine recognizing protein using a T7 phage display screen. *Journal of Ethnopharmacology*，2016，193：133-139.

［44］Fan ZM，Wang DY，Yang JM，et al. Dalbergia odorifera extract promotes angiogenesis through upregulation of VEGFRs and PI3K/MAPK signaling pathways. *Journal of Ethnopharmacology*，2017，204：132-141.

［45］Zhang J，Gao Y，Han H，et al. Matrine suppresses lung metastasis of human hepatocellular carcinoma by directly targeting matrix metalloproteinase-9. *Biochemical and Biophysical Research Communications*，2019，515（1）：57-63.

［46］Jiang SL，Guan YD，Chen XS，et al. Tubeimoside-1，a triterpenoid saponin，induces cytoprotective autophagy in human breast cancer cells in vitro via Akt-mediated pathway. *Acta Pharmacologica Sinica*，2019，40（7）：919-928.

［47］Wu N，Yang Y，Yu N，et al. Tetramethylpyrazine downregulates transcription of the CXC receptor 4（CXCR4）via nuclear respiratory factor-1（Nrf-1）in WERI-Rb1 retinoblastoma cells. *Oncology Reports*，2019，42（3）：1214-1224.

［48］Nakao Y，Yoshihara H，and Fujimori K. Suppression of very early stage of adipogenesis by baicalein，a plant-derived flavonoid through reduced Akt-C/EBPα-GLUT4 signaling-mediated glucose uptake in 3T3-L1 adipocytes. *PloS One*，2016，11（9）：e0163640.

［49］Wang SW，Chen YR，Chow JM，et al. Stimulation of Fas/FasL-mediated apoptosis by luteolin through enhancement of histone H3 acetylation and c-Jun activation in HL-60 leukemia cells. *Molecular Carcinogenesis*，2018，57（7）：866-877.

［50］Tang M，Yang Y，Yu J，et al. Tetramethylpyrazine in a murine alkali-burn model blocks NFκB/NRF-1/CXCR4-signaling-induced corneal neovascularization. *Investigative Ophthalmology & Visual Science*，2018，59（5）：2133-2141.

［51］Yan YX，Zhao JX，Han S，et al. Tetramethylpyrazine induces SH-SY5Y cell differentiation toward the neuronal phenotype through activation of the PI3K/Akt/Sp1/TopoIIβ pathway. *European Journal of Cell Biology*，2015，94（12）：626-641.

［52］Feng LX，Jing CJ，Tang KL，et al. Clarifying the signal network of salvianolic acid B using proteomic assay and bioinformatic analysis. *Proteomics*，2011，11（8）：1473-1485.

［53］Yue QX，Cao ZW，Guan SH，et al. Proteomics characterization of the cytotoxicity mechanism of ganoderic acid D and computer-automated estimation of the possible drug target network. *Molecular & Cellular Proteomics*，2008，7（5）：949-961.

第三章 代谢组学

第一节 代谢组学概述

一、代谢组学研究方向

代谢组学是 20 世纪 90 年代末期发展起来的，通过采用各种高通量检测技术，分析正常条件下及接受外界刺激时个体水平、组织水平或细胞水平各种代谢产物的种类及含量的变化情况，进而探讨机体代谢过程变化规律的一门科学。代谢组学的主要研究对象是分子量在 1000Da 以下的内源性小分子。

代谢组学主要研究内容包括：①差异代谢物的定性研究及定量分析；②不同基因型生物体的代谢组学表型研究；③生物体对外界环境刺激及不同理化因素刺激的代谢应答；④生物体关键代谢途径及主要代谢网络解析。根据研究目的及所研究对象的不同，代谢组学可分为以下几个分析层次。其中，全代谢组研究及靶向代谢组研究是代谢组学研究的主要方向。

（一）全代谢组研究

全代谢组研究即对生物体或体内特定组织中所包含的所有代谢物进行定量分析，并研究在生理、病理条件下或外界干预刺激后代谢物的动态变化规律。

（二）靶向代谢组研究

靶向代谢组研究即仅对特定组分进行定性及定量分析，如仅对某一代谢途径的所有中间代谢产物，或仅对化学结构、性质相似的化合物进行分析，不分离鉴定具体单一组分。

（三）代谢轮廓分析

代谢轮廓分析即限定条件下，对生物体特定组织内的数种所预设的代谢产物进行快速定性和定量分析。

（四）代谢指纹图谱分析

通过对多种代谢产物同时进行分析进而实现对样品的快速分类，不去细分或鉴定单一代谢物。

二、代谢组学与基因组学及蛋白质组学相比的优势

系统生物学组学技术研究内容主要包括基因组学、蛋白质组学及代谢组学。代谢组学研究相对于基因组学及蛋白质组学研究而言，不同之处主要包括以下 5 个方面：①代谢组学研究不需建立全基因组测序及大量表达序列数据库；②基因转录表达水平及蛋白翻译表达水平的微小有效变化，会引起生物体代谢反应的改变，使得上述差异在代谢物水平上得到放大，更利于检

测分析；③因为各种生物体系（微生物及动植物）中代谢产物种类基本相似，所以代谢组学研究所采用的技术在各种生物体系中更为通用；④代谢物作为生物体各种生命活动的基础，能够更直观有效地反映生命现象，帮助我们揭示生命的本质。简言之，基因组学及蛋白质组学研究结果告诉你可能会发生什么，而代谢组学研究结果则告诉你已经发生了什么；⑤代谢物的种类及复杂度远小于基因和蛋白质，且代谢物的分子结构相对来说较为简单，分析起来相对更加容易。

三、代谢组学研究主要的技术平台

代谢组学研究中常用的技术平台主要包括核磁共振检测（nuclear magnetic resonance，NMR），气相色谱-质谱检测（gas chromatography-mass spectrometer，GC-MS）以及液相色谱-质谱检测（liquid chromatograph mass spectrometer，LC-MS）等。核磁共振法具有无损伤性、无辐射性、无偏向性、方法灵活、处理简单等优点，但灵敏度较低，动态范围有限；气相色谱-质谱技术具有高分辨率、高灵敏度（可达到 fM 级）、有比较标准的数据库及易于定性等优点，但需衍生化，预处理步骤繁琐；液相色谱-质谱技术具有灵敏度高、动态范围较宽及无须衍生化等优点，但标准谱图库信息不全，不易定性。因代谢产物种类繁多，性质差异较大，尚未有一种分析技术可以精确描述样本内所有可能的代谢产物，单靠一种分离分析手段难以进行无偏向的全面分析，故应根据研究目的及检测样品的性质等来综合选择利用多种技术平台。如图 3-1 所示，气相色谱-质谱技术主要适用于极性较小的代谢物检测，而液相色谱-质谱技术适用的代谢物检测范围更为广泛。此外，中草药代谢物主要分为初生代谢物与次生代谢物两大类，进行初生代谢研究时大多使用气相色谱-质谱，进行次生代谢研究时大多使用液相色谱-质谱。

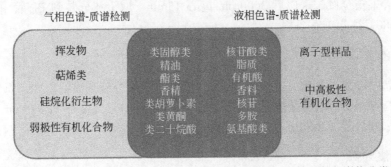

图 3-1 气相色谱-质谱技术及液相色谱-质谱技术适用于检测的代谢物分类

气相色谱-质谱技术能检测有机酸、氨基酸、单糖、糖醇、胺类、脂肪酸、吲哚、单甘油酯、核苷、二糖、生育酚、甾醇和胆汁酸等代谢物。气相色谱-质谱技术用于代谢物样品检测时需对样品进行衍生化，这是因为气相色谱的流动相为气体（通常为高纯氦），适用于该技术分离分析的小分子化合物需满足低沸点且热稳定好等要求，该技术一般不能对高沸点的、低挥发性的、低热稳定性的以及强极性的物质直接进样分析。但生物体各种类型的样本中很多内源性代谢物都含有极性基团，具有沸点高、不易气化特点。将一些不适合色谱分析的物质进行适当的化学处理转化成相应的挥发性衍生物，能够降低这些代谢物的沸点，增加它们的热稳定性，进而提高检测的灵敏度；此外生物样本中待分析物质多具有羟基、氨基、羧基及巯基等各种官能团结构，预先通过适当的衍生化处理可大大改善待测物质的质谱行为，有利于鉴定化合物的结构；此外，衍生化处理可改变同分异构化合物的色谱性能，提高和改善样品的峰形和分离度，克服载体、柱壁对高极性、低挥发样品的吸附，甚至通过特殊的衍生方法，分离手性化合物；

衍生化方法及试剂种类繁多，根据不同的分析目标，需选择合适的衍生化方法，如分析脂肪酸，可以采用甲酯化衍生。在气相色谱-质谱技术代谢平台上，最常用的衍生化方法是硅烷化衍生，因为它具有广谱高效性。在进行硅烷化衍生之前，还需添加甲氧胺吡啶溶液，以封闭羰基（针对 α-酮酸和糖类，保护作用），减少衍生化副产物的生成。衍生化极大地拓展了气相色谱-质谱技术的检测分析范围。

四、代谢组学常见检测样品的分类及处理方法

常见的代谢组学检测分析的样品包括尿液、血浆、血清、细胞和组织的提取液等。不同样品预处理方法及所需量如下。

（一）动物细胞样品

细胞数以不少于 10^7 个为宜，可通过低速离心法得到细胞沉淀于离心管底部，随后将离心管插入液氮中，淬灭细胞后，置-80℃冰箱保存备用。

（二）血清样品

可将收集的全血于室温静置 1h 进行凝固分层，随后 3000rpm 离心 10min，取上清转至干净的离心管中后，12 000rpm 离心 10min，取上清分装到 EP 管中（每管 0.1～0.2ml），置于-80℃冰箱冻存备用。

（三）血浆样品

可用抗凝管采集全血，采血后 3000rpm 离心 15min，取上清分装到 EP 管中（每管 0.1～0.2ml），置于-80℃冰箱冻存备用。

（四）尿液样品

一般取晨起中段尿（临床）或晨间 1h 尿（动物）直接分装到离心管中，每管 1ml，随后添加质量体积为 1/100(w/v)的叠氮化钠，将收集好的尿液于 4℃温度下 12 000rpm 离心 10 min，吸取中层澄清尿液分装（200μL/管），置于-80℃冰箱冻存备用。

（五）粪便样品

可收集新鲜粪便，从粪便的不同部位挑 3 个点，称 5g/例置于离心管中，添加 10uL [质量体积比为 1/100（w/v）] 的叠氮化钠后，分装样本 200mg/管，然后迅速放入液氮中冷冻处理至少 15min，置于-80℃冰箱冻存备用。

（六）组织样品

先用生理盐水漂洗掉血液后，根据具体实验设计取特定的部位，200mg/管分装后迅速放入液氮中冷冻处理至少 15min，随后置于-80℃冰箱冻存备用。

代谢组学是基于多元统计分析方法进行的，样本重复数越多，数据结果越可靠。在样品准备上，相对于转录组和蛋白质组研究而言，需要更多的重复数据。一般模式动物及微生物样品建议最小样本数 8 个/组，对于临床样本建议每组最低 30 个生物学重复。如能从大量样本中遴选排除其他疾病干扰或者是性别、年龄、BMI 指数均一的样本是最理想的。

五、代谢组学常见分析流程及常见结果图解读

代谢组学常见分析流程如下图 3-2 所示，主要包括实验设计、样品的采集及处理、代谢物提取及代谢物的检测分析以获得代谢组数据、样本数据的质控分析与代谢物的鉴定注释、筛选差异代谢物、对样本的代谢物进行相关的功能预测和分析。

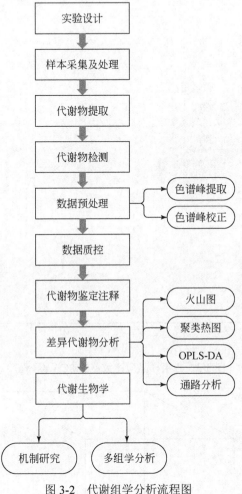

图 3-2　代谢组学分析流程图

数据质控主要包括主成分分析 PCA、聚类分析 Cluster 及样品重复相关性评估。其中 PCA 分析是通过对样品（包括质控样品）进行主成分分析，以检测各组样本之间的总代谢差异以及各分组内样本间的代谢差异情况。PCA 分析结果显示各组之间的代谢组分分离趋势，提示样品间代谢组是否存在差异。代谢组学研究数据处理时通过采用极差法将代谢物含量数据进行归一化，进一步通过 R 语言软件等对代谢物在不同样本间的积累模式进行聚类分析。重复相关性分析是指通过样品之间的相关性分析，可以观察组内样品之间的生物学重复。组内样品相对于组间样品的相关系数越高，则说明获得的差异代谢物越可靠。皮尔森相关系数是代谢组学研究领域常用的表征生物学重复相关性的评估指标，相关系数 R^2 越接近 1，说明重复样品间的相关性越强。虽然 PCA 分析能够有效地提取主要信息，但对于较小相关性的变量不够敏感，而正交偏最小二乘判别分析 OPLS-DA 法可通过去除不相关的差异来筛选差异变量。图 3-3 至

图 3-10 所示为代谢组学分析中常见的结果图解析。

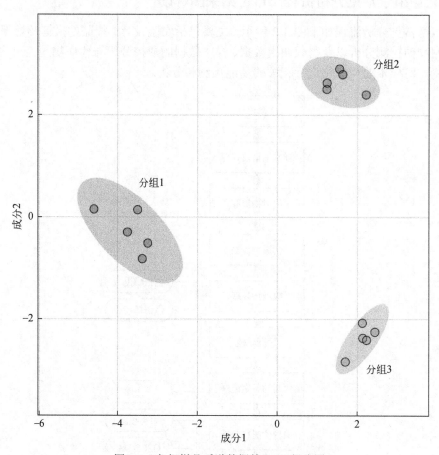

图 3-3 各组样品质谱数据的 PCA 得分图

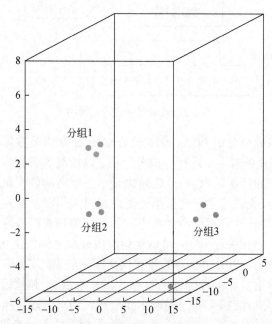

图 3-4 各组样品质谱数据的 PCA 得分 3D 示意图

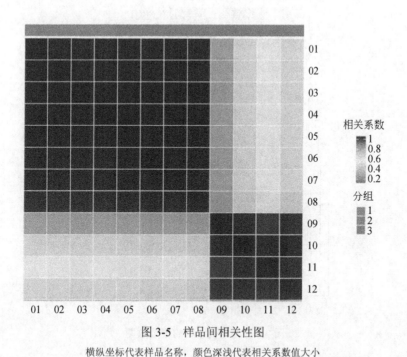

图 3-5 样品间相关性图

横纵坐标代表样品名称，颜色深浅代表相关系数值大小

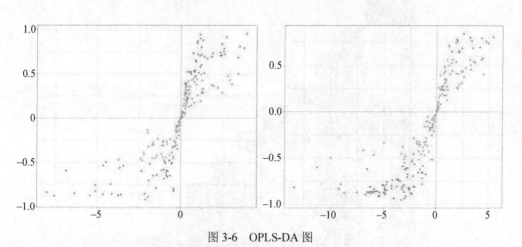

图 3-6 OPLS-DA 图

横坐标表示主成分与代谢物的协相关系数，纵坐标表示主成分与代谢物的相关系数，
越靠近右上角和左下角的代谢物表示其差异越显著

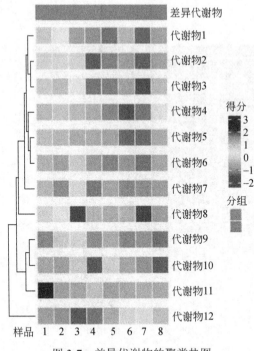

图 3-7 差异代谢物的聚类热图

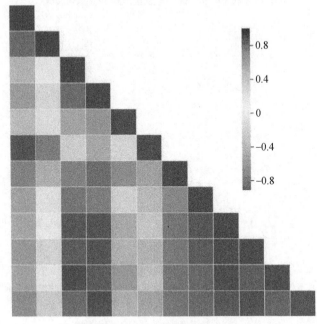

图 3-8 差异代谢物相关性热图

每行及每列代表差异代谢物，颜色深浅代表相关性

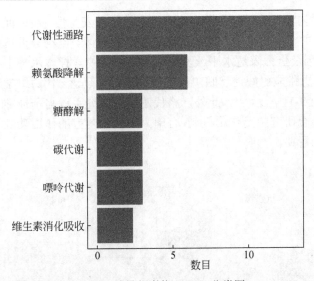

图 3-9　差异代谢物 KEGG 分类图

纵坐标为 KEGG 代谢通路的名称，横坐标为注释到该通路下的代谢物个数

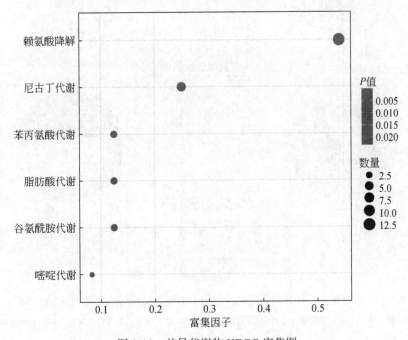

图 3-10　差异代谢物 KEGG 富集图

横坐标表示每个通路对应的富集因子，纵坐标为通路名称，点的颜色为 P 值，越红表示富集越显著。点的大小代表富集得到的差异代谢物的个数多少

第二节　代谢组学在中药作用机制靶点鉴定中的应用

中药是我国独具特色创新药物的重要源泉。相较于单组分、单作用靶点的药物，中药具有多组分及多作用靶点等作用特点，在多种疾病治疗领域尤其是在疑难重症的治疗方面具有明显的优势。阐明中药的作用机制和作用靶点，不仅是中药创新药物研发的关键步骤，也是进一步

阐释中药功效的科学内涵，提高中药临床治疗的有效性及安全性，最终促进中医药事业发展的必经之路。代谢组学主要通过采用各种高灵敏性的分析技术，检测分析机体在受到外界刺激或药物影响条件下，基因及蛋白表达水平改变引起的各种生物学样本水平上小分子代谢产物的差异变化规律，该研究思路能更好地反映中药的整体观治疗理念。代谢组学在中医药作用靶点鉴定中的研究思路如图 3-11 所示[1]。此外，将代谢组学研究手段与药理学、药效学以及分子生物学研究手段等相结合研究中药作用机制，有望为中药及复方的作用功效科学内涵的阐明及作用靶点鉴定提供新的思路。

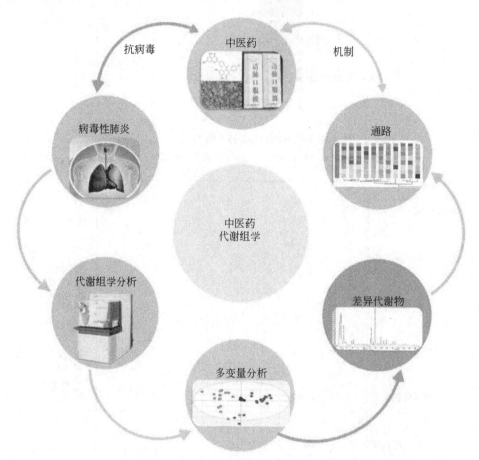

图 3-11　代谢组学在中医药作用靶点鉴定中的研究思路（请参见本章文献 [1]）

以治疗病毒性肺炎为例，通过采用多变量统计分析方法寻找差异代谢物，结合通路富集分析等阐明中药清肺口服液抗病毒作用机制

中药连翘（*Fructus forsythiae*，FF）作为双黄连、银翘散等中药制剂的基本成分，已被广泛用于治疗与炎症有关的各种感染性疾病和代谢综合征，如用于流行性感冒、发热、急性肾炎、尿路感染等疾病的治疗，具有显著的抗感染作用，已有超两千年的药用史。现代药理研究表明连翘具有抗感染、解热、抗菌、抗病毒、止吐、抗氧化、抗肿瘤等多种药理作用。连翘提取物（forsythia extract，FE）和连翘油（forsythia oil，FO）是连翘的不同活性部位。连翘提取物是中药连翘的水提醇沉部位，由连翘苷、连翘脂苷 A、芦丁、异连翘苷、异槲皮素等组成。连翘油是挥发油，主要含有 β-蒎烯、α-蒎烯、柠檬烯、芳樟醇、樟脑和 α-松油醇等。虽然连翘提取物和连翘油的抗感染作用已被传统药理学方法证实，但其综合抗感染机制尚不清楚。如图 3-12 至图 3-13 所示，学者 Yuan 等[2]通过大鼠血清代谢组学的方法研究连翘的抗感染机制，并比

较连翘提取物与连翘油在大鼠体内代谢途径的差异。通过将大鼠分为 4 组，即对照组，模型组，连翘提取物组及连翘油组。四组大鼠分别灌胃 0.5%吐温 80 溶液（10mL/kg）、0.5%吐温 80 溶液、连翘提取物（5g/kg），连翘油（0.48mL/kg）。给药 30 分钟后，模型组、连翘提取物组、连翘油组大鼠右掌皮下注射卡拉胶（carrageenan）诱导大鼠急性炎症反应。采用基于 UPLC-Q-TOF-MS/MS 检测方法的代谢组学研究策略对采集的 4 组大鼠血清样品进行分析，通过多变量统计分析，主成分分析（PCA）和偏最小二乘法判别分析（PLS-DA），在连翘给药组血清中共鉴定出 13 种差异代谢物，包括鞘氨醇、亚油酸、2-羟基棕榈酸、乳酸、L-苏氨酸、L-亮氨酸、马来酸、己二酸等。通过 KEGG 通路富集分析差异代谢通路，最终结果表明连翘提取物影响了亚油酸代谢、缬氨酸、亮氨酸以及异亮氨酸在内的多种氨基酸的生物合成、鞘脂代谢途径以及甘油磷脂代谢途径等，而连翘油可影响鞘脂代谢和甘油磷脂代谢途径。上述结果说明连翘提取物和连翘油通过作用于不同的代谢途径而发挥显著的抗感染作用。因此，连翘的抗感染功效机制与其调控上述代谢途径密切相关的靶点，进而改善体内异常代谢是密切相关的。

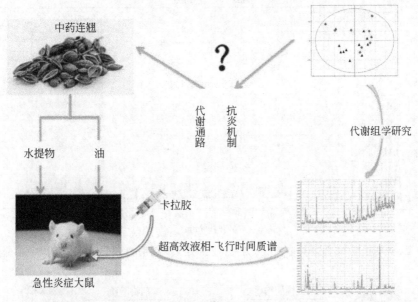

图 3-12 基于代谢组学探究中药连翘提取物及连翘挥发油抗感染功效机制（请参见本章文献［2］）
大鼠右掌皮下注射卡拉胶（carrageenan）诱导大鼠急性炎症反应；采用代谢组学方法阐明中药连翘提取物及连翘挥发油抗感染功效机制

中成药祖师麻片在临床用于治疗类风湿关节炎已有数十年的历史。然而，其治疗关节炎的机制尚不清楚。如图 3-14 所示，学者 Shan 等[3] 在胶原诱导性关节炎大鼠模型上，基于气相色谱–质谱联用的非靶向血清和粪便代谢组学方法评估中成药祖师麻片对类风湿关节炎的治疗作用。通过使用统计学方法将模型组与对照组进行比较，确定了血清中的 31 种差异代谢物和粪便中的 30 种差异代谢物。这些差异代谢物表明类风湿关节炎大鼠的三羧酸循环途径、糖酵解代谢途径、脂肪酸代谢途径以及嘌呤代谢途径受到了影响，而上述异常代谢过程中涉及的差异代谢物水平，包括丙酮酸、胆酸和次黄嘌呤，可被中成药祖师麻片纠正。在此基础上，该学者进一步结合药理学及宏基因组学等方法进一步探究了祖师麻片抗关节炎的作用机制。总之，这项研究表明，代谢组学分析是阐明中成药祖师麻片抗类风湿关节炎作用机制的有效研究策略。

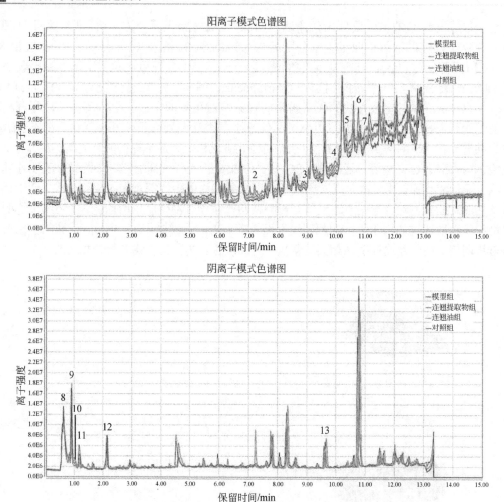

图 3-13　对照组、炎症模型组、连翘提取物组及连翘挥发油组大鼠血清的 UPLC–MS 图谱（请参见本章文献［2］）

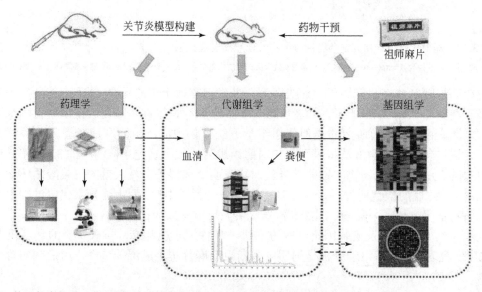

图 3-14　基于代谢组学、药理学和宏基因组学等方法探究中成药祖师麻片抗关节炎机制（请参见本章文献［3］）

血府逐瘀汤（XFZYT）是一种重要的中草药复方，已有研究报道其对大鼠创伤性脑损伤有治疗作用。然而，其脑保护机制尚未在代谢水平上阐明。如图 3-15 所示，学者 Feng 等[4] 基于气相色谱–质谱联用的血浆代谢组学研究方法，结合单变量分析和多变量统计分析，对血府逐瘀汤治疗创伤性脑损伤的机制进行了研究，最终证实血府逐瘀汤可逆转血浆代谢物异常（包括谷氨酸、乳酸、3-羟基丁酸和核糖醇等）。这些差异代谢产物主要涉及 *D*-谷氨酰胺和 *D*-谷氨酸代谢，丙氨酸及天冬氨酸代谢，以及磷酸肌醇代谢。该研究揭示了急性创伤性脑损伤的潜在生物标志物和代谢网络，以及血府逐瘀汤的神经保护作用机制，表明代谢组学是系统研究血府逐瘀汤治疗创伤性脑损伤作用机制的一种可行的方法。

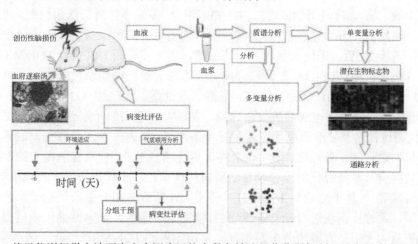

图 3-15 基于代谢组学方法研究血府逐瘀汤抗大鼠急性脑损伤作用机制（请参见本章文献 [4]）

采用气相色谱–质谱联用的血浆代谢组学研究方法，结合单变量分析和多变量统计分析，揭示急性创伤性脑损伤的潜在生物标志物和代谢网络，以及血府逐瘀汤的神经保护作用机制

木犀草素是一种天然黄酮类化合物，在金银花、菊花、荆芥、白毛夏枯草、洋蓟、紫苏属、黄芩属、裸花紫珠等天然中药材中含量丰富，具有抗感染及抗过敏等多种药理学功效。然而，木犀草素对乳腺癌作用效果及相关机制的研究报道较少。学者史栋栋等[5] 通过将木犀草素干预乳腺癌 MCF-7 细胞，随后基于细胞代谢组学分析方法，通过气相色谱–质谱联用技术，分析木犀草素干预前后细胞水平的差异代谢物，并进一步开展细胞周期实验等辅助分析，从代谢组学的角度探究木犀草素抑制乳腺癌的作用机制。具体方法如下：首先木犀草素干预 MCF-7 细胞 6h、12h 和 24h 后，对细胞样品进行 GC-TOF/MS 分析，得到了木犀草素干预前后 MCF-7 细胞中的 10 种差异代谢产物。进一步分析上述 10 种差异代谢物的含量变化情况，结果发现其中的丙氨酸、甘氨酸、苏氨酸及天冬氨酸等 4 种氨基酸的含量降低，而异亮氨酸的含量显著升高，上述结果说明木犀草素影响了乳腺癌 MCF-7 细胞的氨基酸代谢途径。此外，进一步研究发现木犀草素干预后的乳腺癌 MCF-7 细胞内磷酸及核糖的含量显著下调，与此同时，半乳糖的含量显著上调，上述结果表明木犀草素可抑制乳腺癌 MCF-7 细胞的核酸代谢。此外，进一步研究发现木犀草素干预后的乳腺癌 MCF-7 细胞内三甲胺含量降低，上述结果说明木犀草素可调控乳腺癌 MCF-7 细胞的胆碱代谢途径。为进一步阐明木犀草素抑制乳腺癌 MCF-7 细胞的作用机制，该学者进一步检测分析了木犀草素干预前后乳腺癌 MCF-7 细胞周期分布的变化。结果发现木犀草素主要将细胞抑制在细胞周期的 S 期（主要进行 DNA 的复制）。结合代谢组学数据结果，该学者最终证实木犀草素可能通过抑制乳腺癌 MCF-7 细胞核酸代谢过程中的磷酸戊糖途径，进而抑制其增殖。

学者郭艳霞等[6]采用代谢组学技术平台分析了中药淫羊藿水段组分对正常大鼠的尿液中内源性代谢物质的影响,进而分析中药淫羊藿水段组分主要作用的相关代谢途径及潜在作用靶点。方法如下:将大鼠分为空白对照组和淫羊藿水段组分给药组,每组 10 只。给药组大鼠每天给予淫羊藿水段组分,空白对照组大鼠每天给予等量生理盐水,连续灌胃 20 天,于最后 1 次给药后用代谢笼收集大鼠 12h 尿液,经相应处理后供 UPLC-Q-TOF/MS 分析,基于差异分析结果共鉴定出 10 种潜在生物标志物,6 条主要代谢通路。淫羊藿水段组分可通过诱导 N, N'-双(3-氨基丙基)-1, 4-丁二胺及 N-(3-氨基丙基)-1, 4-丁二胺的高表达起到对心脑血管疾病的保护作用。

学者袁岸等[7]基于代谢组学方法探讨连翘多组分-多靶点抗感染作用机制,通过建立大鼠足肿胀模型,造模前 0.5h 给大鼠灌胃给药,共分为阴性对照组、模型组、连翘提取物组及连翘挥发油组,造模 2h 后,采集大鼠血液分离血清,进一步采用 UPLC-Q-TOF/MS 技术平台进行代谢组学分析,采用 PLS-DA 及代谢通路分析方法分析代谢组学数据,鉴定差异代谢物,共鉴定出 13 个差异代谢物,包括鞘氨醇、乳酸、亚油酸、己二酸、L-苏氨酸、L-亮氨酸以及马来酸等。连翘提取物可调控亚油酸代谢途径、缬氨酸、亮氨酸以及异亮氨酸等的生物合成途径、鞘氨醇代谢途径以及甘油磷脂代谢途径等 4 条通路;连翘挥发油可调控鞘氨醇代谢途径以及甘油磷脂代谢途径等 2 条通路。该学者最终证实连翘多组分,包括连翘提取物以及连翘挥发油,可通过共同调节鞘氨醇代谢途径及甘油磷脂代谢途径,多靶点协同发挥抗感染作用。

学者马诗瑜等[8]基于尿液代谢组学技术分析大川芎方多组分中药制剂干预急性偏头痛大鼠模型的机制,通过皮下注射 10mg/kg 硝酸甘油的方法制备大鼠急性偏头痛模型。造模成功后给予不同剂量的大川芎方多组分中药制剂。采用 UPLC-TOF/MS,结合主成分分析 PCA 对不同组别大鼠进行尿液代谢组学分析,并发现潜在的生物标记物。通过 Metabo Analyst 3.0 软件对差异代谢物进行代谢通路分析。结果证实大川芎方多组分中药制剂对急性偏头痛大鼠模型体内的差异代谢物有一定的回调作用,其作用机制主要与氨基酸代谢有关,特别是犬尿氨酸的代谢。

学者仇守蓓等[9]基于代谢组学技术研究中药菊三七致肝毒性机制,通过采用 UPLC/MS 技术获取不同时间点、不同剂量中药菊三七致肝中毒大鼠血浆、尿液及肝组织的代谢物轮廓信息,通过对空白对照组与中药菊三七给药组大鼠的内源性代谢产物进行多元统计学分析,共得到两组间的 16 个差异性代谢产物。通过对差异代谢产物进行代谢通路和代谢网络归属分析,探寻菊三七的肝毒性作用靶点和机制,最终揭示了菊三七可诱导氨基酸代谢、脂肪代谢及能量代谢等代谢通路的紊乱进而导致肝毒性的机制。

学者葛雅南等[10]用 Aβ25-35 干预 PC12 细胞建立阿尔茨海默病(AD 症)体外细胞模型,以具有植物雌激素活性中药活性单体柚皮苷和山奈酚为受试药物,通过采用 GC-MS 细胞代谢组学方法,分析干预前后 AD 细胞模型的内源性代谢产物变化差异,阐明山奈酚和柚皮苷发挥神经保护药理作用的机制。结果共鉴定出 27 种阿尔茨海默病的相关生物标志物,主要包括甘氨酸、磷酸、尿苷等。中药活性单体山奈酸和柚皮苷干预 AD 模型 PC12 细胞后,可部分逆转上述差异代谢物的异常水平,简言之,中药活性单体山奈酸和柚皮苷可下调氨基酸代谢通路中的苯丙氨酸、亮氨酸、酮戊二酸以及脯氨酸等差异代谢物的水平,上调氨基酸代谢通路中 3-羧基丁酸及甘氨酸的水平,下调脂质代谢通路中的苹果酸的水平。上述结果表明中药活性单体山奈酚及柚皮苷的神经保护作用,主要是通过调节氨基酸合成以及脂质代谢途径来实现的。

中药复方银屑 1 号临床上广泛用于银屑病治疗。学者查旭山等[11]采用 NMR 技术平台,结合细胞水平代谢组学研究,探究了银屑 1 号方对人永生化角质形成细胞 HaCaT 的影响,共得到脱氧次黄苷、胆固醇以及 7-去氢胆固醇等 7 个差异代谢物,上述差异代谢物是细胞脱氧脱氨作用、维生素 D 合成作用及维生素 D_3 合成作用的重要中间产物。进一步研究发现,银屑 1 号抑制人永生化角质形成细胞 HaCaT 的增殖活性与调控脂代谢途径、有机酸代谢途径、氨基酸代谢途径等有关。该研究从细胞层面结合代谢组学技术阐明了中药复方银屑 1 号抗银屑病的作用机制。

学者李莹等[12]采用 GC-MS 技术分析平台结合非靶向代谢组学分析技术,研究了中药处方四逆汤中甘草配伍附子发挥解毒增效作用的机制,结果证实四逆汤干预可使细胞内葡萄糖含量显著增加,同时还可改变脯氨酸、缬氨酸以及 3-磷酸甘油等差异代谢物水平。进一步通过非靶向代谢组学分析,最终证实四逆汤中附子与甘草配伍,可通过调控糖酵解途径以及氨基酸代谢途径,进而发挥解毒增效的联用效果。

学者王彦等[13]通过采用 UPLC-MS 技术平台结合细胞水平代谢组学研究,探究了中药活性成分葛根素对小胶质细胞 BV2 代谢的影响。葛根素干预 BV2 细胞后,细胞内共鉴定出烟酰胺、鞘氨醇以及硫胺素等 21 个差异代谢物,且上述差异代谢物的变化特征与 M2 型小胶质细胞代谢特征相符(抗感染选择活化型)。进一步研究发现,葛根素增强小胶质细胞抗感染作用与葛根素调节肌酸、硫胺素以及鞘脂的代谢有关。该学者基于代谢组学分析手段阐明了中药活性成分葛根素增强小胶质细胞抗感染作用的机制。

学者胡永胜等[14]采用 GC-MS 技术平台结合细胞水平代谢组学研究方法,探究了中药活性成分雷公藤红素对宫颈癌 Hela 细胞的抗肿瘤作用机制,发现雷公藤红素可调控 Hela 细胞的苹果酸、果糖、丝氨酸以及肌苷等 14 个代谢物的代谢差异,上述差异代谢物主要参与 Hela 细胞的三羧酸循环途径、糖酵解途径、氨基酸代谢途径以及核酸代谢途径等,上述发现为中药活性单体雷公藤红素的半胱氨酸迈克尔加成反应作用机制假说提供了代谢组学层面的佐证。

学者史栋栋等[15]通过采用 GC-MS 技术平台结合细胞周期实验,探究了中药活性单体羽扇豆醇对乳腺癌 MCF-7 细胞的作用机制。羽扇豆醇干预后,共鉴定出乳腺癌 MCF-7 细胞内的丙氨酸、甘氨酸、琥珀酸以及天冬氨酸等 11 种差异代谢物。琥珀酸是三羧酸循环代谢途径中重要的中间产物之一。因此,中药活性单体羽扇豆醇抗乳腺癌 MCF-7 细胞增殖的作用,可能是通过抑制 MCF-7 细胞三羧酸循环和底物磷酸化反应实现的。

学者 Parvizzadeh 等[16]基于 NMR 技术平台结合细胞代谢组学研究方法,探究了生姜提取物抑制淋巴瘤 Raji 细胞的作用机制,结果发现生姜提取物干预淋巴瘤 Raji 细胞后,共鉴定出包括异亮氨酸、赖氨酸以及葡萄糖等 12 种差异代谢产物,上述结果表明,生姜提取物可调控淋巴瘤 Raji 细胞的蛋白质合成途径、氨基酸和碳水化合物的代谢途径进而发挥抗淋巴瘤作用。

综上可知,代谢组学技术是鉴定中药作用机制及靶点的有效策略。考虑到代谢组学所提供的结果信息仅限于代谢物,并不足以完全解释复杂的生物学过程。因此,对研究对象同时进行多组学层面的研究,并结合药效学、药理学、细胞分子生物学及动物模型方法,在生物学水平上验证分子功能,有望进一步阐明中药的作用功效及分子靶点。

第三节 代谢组学常用数据库资源

代谢组学的飞速发展,尤其是分析技术的进步、样本数量的增加、样本类型的多样化以及多检测平台的联合应用,使代谢组数据在数量和复杂性上急剧增加。代谢组学数据库的开发对于归纳总结这些大数据、提高数据的使用率、进行深层次的交叉分析以及揭示隐藏在大数据背后的生物学机制都有重要的作用。

当前，代谢组学研究中涉及的数据库大致可划分为两个层次：存储代谢物及代谢通路相关信息的代谢物库及存储原始检测数据的原始数据库。产生最早且发展相对成熟的是代谢物库。早期的代谢物库一般主要存储代谢产物的基本信息情况，包括代谢物的名称、化学结构、分子式及分子量、化学分类及性质、所涉及的代谢通路以及质谱图等。用户可以将待鉴定物质的信息与库中代谢物的信息进行一一比对，对目标物质进行定性及代谢通路搜索。其中 human metabolome database（HMDB）、Kyoto Encyclopedia of genes and genomes（KEGG）、Metabolite link（METLIN）、the golm metabolome database（GMD）和 the small molecule pathway database（SMPDB）等代谢物库是该类数据库的代表，发展相对成熟，应用广泛。2010 年以来，随着精准医学和生物信息学的发展，在一些国际组织的倡导和大力推动下，原始数据库开始出现。当前，有代表性的四大库是美国 NIH 的 Metabolomics Workbench、欧洲生物信息研究所的 Metabolights、Metabolic Phenotype Database（MetaPhen，属于 Metabolome Express 的一部分）和 Metabolomic Repository Bordeaux（MeRy-B）。各数据库简要介绍如下。

1. HMDB

HMDB（http://www.hmdb.ca）是当前世界上最完整、最全面的人类代谢物和人类代谢数据库，由加拿大代谢组学创新中心于 2007 年发起，主要收录人体内源性代谢产物，包括化合物名称、化学结构、分子式及分子量、化学分类及性质、所涉及的代谢通路、部分代谢产物的浓度以及部分 MS/MS 图谱等信息，应用领域包括代谢组学、临床化学、生物标志物的发现。目前最新版本 HMDB 4.0 包含 114 011 个代谢物记录以及与这些代谢产物相关的 5702 个蛋白质序列、3840 条 NMR 实验图谱记录、22 198 条 MS/MS 实验质谱图记录和 7418 条 GC-MS 实验质谱图记录，另有几千到数万个代谢物预测的 NMR 或 MS 谱图。相较于以前版本，4.0 版新增了 6777 个代谢物-SNP 互作关系，2497 个代谢物–药物互作关系和 18 192 个代谢反应信息。HMDB 支持多种搜索方式，包括根据代谢物名称搜索、根据代谢物的分子量搜索、根据代谢物的分子结构搜索以及根据代谢物的二级质谱搜索，但不支持批量搜索、代谢通路搜索、代谢化合物浓度搜索等功能。

2. KEGG

KEGG（https://www.kegg.jp）又名东京基因及基因组百科全书，是 1995 年上线的基因组破译方面的数据库。目前 KEGG 已包含 18 个模块，17 268 种代谢物和 460 条通路，整合了基因组、化学、系统功能和健康信息。与代谢组学相关性大的几个模块包括：KEGG Pathway、KEGG Diseasa、KEGG Compound 及 KEGG Reaction。该数据库支持对代谢网络的搜寻及代谢途径的映射，提供了在线代谢途径映射和预测工具如 KEGG Mapper 和 PathPred。KEGG 相较于其他数据库的一个显著特点是其强大的图形功能，它可利用图形而非繁琐的文字来反映各种代谢通路，以及各通路间的相互关系，使使用者能够对其所要研究的代谢通路有一个更加直观，更加全面的了解。

3. METLIN

METLIN 数据库（https://metlin.scripps.edu）于 2005 年由 The Scripps Research Institute 发布，主要侧重于基于液质技术的非靶向代谢组学的代谢物鉴定领域，目前包括超 431 000 个高分辨率 MS/MS 质谱图及超百万种化合物信息，包括脂类、类固醇、植物和细菌代谢产物、小肽、碳水化合物、外源性药物/代谢产物、中心碳代谢产物和毒物。该库的主要特征之一是收录了大量代谢产物的二级质谱图，且提供了每个化合物不同的碰撞能，可用于辅助找寻代谢物的碎片离子。使用者还可以获得代谢物的分子量、化学结构及分子式等代谢物基本信息。该代谢物数据库目前的主要缺陷是未收录代谢产物在生物体中的浓度及所涉及的代谢通路等信息，主要侧重于化学分析，无临床或疾病相关信息。

4. GMD

GMD 数据库是由德国 Max Planck 研究所建立的（http://gmd.mpimp-golm.mpg.de），该数据库收录了 GC-MS 平台代谢物分析信息，其中的条目依据质谱图和保留时间指数分类，共包含 1450 种已被鉴定的代谢物和 10336 个相关质谱图。该库资源侧重于基于气质检测技术的非靶向代谢组学，其最大特点之一是收录有大量的衍生化后植物代谢物的 GC-MS 图谱。使用者可以上传或导入个人的 GC-MS 数据进而进行比对搜索及鉴定。此外，该代谢物数据库还收录有部分代谢物在植物中的浓度，可供使用者根据植物名及部位等进行相应的搜索。

5. SMPDB

SMPDB 数据库（http://smpdb.ca）由加拿大卫生研究院、阿尔伯塔大学和加拿大代谢组学创新中心共同创建，是一个交互的、可视的小分子通路的数据库，包含 910 条手绘小分子代谢通路。SMPDB 数据库收录了十分详细的人类代谢通路、代谢疾病通路、代谢物信号通路以及药物活性通路的超级链接图表。每个小分子和人类代谢组数据库 HMDB 或 DrugBank 中包含的详细描述进行超链接，每个蛋白质或酶复合物和 UniProt 进行超链接。该库方便浏览，并支持全文搜索。使用者能够用一列代谢物名称、药物名称、基因/蛋白质名称或 Agilent 微阵列 ID 来检索 SMPDB。这些检索将产生一系列匹配的通路，并在每个代谢通路图表中高亮显示匹配成功的分子。代谢物浓度数据也可以通过 SMPBD 的映射界面进行可视化，且所有 SMPDB 的图像、图像映射、描述和表都是可下载的。

6. mzCloud

mzCloud（https://www.mzcloud.org）是由赛默飞世尔科技与 HighChem 公司合作开发的高分辨率、高质量精度质谱数据库。mzCloud 上的所有谱图均来自真实标准品经高分辨率质谱仪 Orbitrap 生成的 MS1 和 MS2，且 MS1 和 MS2 匹配信息完全，因此用于代谢物的鉴定更准确可靠。目前 mzCloud 已经包含 8258 种化合物，12457 种谱图，2813125 张二级谱图，17 种大类，为质谱鉴定未知化合物提供了一个全新的工具。

7. MetaCyc

MetaCyc 数据库（https://metacyc.org）包含来自 3009 种不同生物体的 2722 个途径。MetaCyc 包含参与初级和次级代谢的通路，以及相关的代谢产物、反应、酶和基因。MetaCyc 的目标是通过存储代表性样本的每个实验阐明的途径，来对代谢领域进行分类。

8. MssBank

MssBank 数据库（http://www.massbank.jp）旨在公开分享从代谢物的化学标准品得到的质谱图，以方便用户进行代谢物的鉴定。

9. PubChem

PubChem 数据库（https://pubchem.ncbi.nlm.nih.gov）是有机小分子活性数据库。

10. LIPID MAPS

LIPID MAPS 数据库（http://www.lipidmaps.org）包含了生物相关的脂质的结构以及注释。该数据库包含了超过 40000 个脂质的结构，是目前世界上最大的公共脂质数据库。

11. BiGG

BiGG 数据库（http://bigg.ucsd.edu）收集了 7339 个代谢物，是基因组及代谢网络重建的知识库，将 70 多个已发布的基因组级代谢网络集成到一个数据库中。

12. MONA

MONA 数据库（http://mona.fiehnlab.ucdavis.edu）是一个以元数据为中心的自动管理存储库，设计用于高效存储和查询质谱记录，现包含 20 多万张图谱。

13. NuGO

NuGO（http://www.nugowiki.org）营养代谢组学数据库收录了在人类营养代谢组学研究中使用的小分子物质。

14. Lipid Library

Lipid Library（http://lipidlibrary.aocs.org）是当今领先的脂质科学和技术在线信息来源之一。

15. BioSilico

BioSilico（http://mbel.kaist.ac.kr/lab/index_ko.html）是一个网络平台，整合了各类代谢数据库，包括 LIGAND、ENZYME、EcoCyyc 和 MetaCyc。

16. Fiehn

Fiehn 数据库（http://fiehnlab.ucdavis.edu/projects/FiehnLib）是由 Fiehn 团队开发，主要基于安捷伦的 GC-MS 平台构建，现已包含 1000 多种代谢物标准品信息。

17. NIST

NIST 数据库（https://chemdata.nist.gov/dokuwiki/doku.php?id=start）通常被认为是一个 EI-MS 数据库，但是在新版的 NIST 数据库中也包含了 ESI MS/MS 质谱图。数据库包含了几十万种化合物信息，代谢物只是其中的一部分，数据丰富，但需要人工进行衍生化基团回溯。

18. LipidSearch

LipidSearch（www.thermofisher.com/order/catalog/product/iqlaaegabsfapcmbfk）是包含超 150 万种脂质离子及其预测碎片离子的脂质数据库，是从 LC-MS 数据获得细胞脂质自动识别和相对定量的有力工具。用于子离子、母离子和中性丢失扫描的识别算法、基于多个 LC-MS 实验获得的脂质数据对直接进样实验中鉴定脂质的母离子进行相对定量。

当前，各大代谢物库的应用已相对广泛成熟，对代谢组学发展的贡献有目共睹。原始数据库虽然发展势头强劲，但仍处于建设初期，尚未有大量应用的报道。但可喜的是，已有学者将多个原始数据库或某一库中的多项资源进行整合使用，进一步提高了数据资源的利用率。2015

年，荷兰的莱登大学、欧洲生物信息学研究所和德国的莱布尼茨植物化学研究所等多家机构共同建立了一个跨库原始数据检索平台 MetabolomeXchange（http://metabolomexchange.org/site/），为数据库资源的整合和扩展应用提供了又一快捷途径。

参 考 文 献

［1］Lin L，Yan H，Chen J，et al. Application of metabolomics in viral pneumonia treatment with traditional Chinese medicine. *Chinese Medicine*，2019，14（1）：1-11.

［2］Yuan A，Gong L，Luo L，et al. Revealing anti-inflammation mechanism of water-extract and oil of forsythiae fructus on carrageenan-Induced edema rats by serum metabolomics. *Biomedicine & Pharmacotherapy*，2017，95：929-937.

［3］Shan J，Peng L，Qian W，et al. Integrated serum and fecal metabolomics study of collagen-induced arthritis rats and the therapeutic effects of the zushima tablet. *Frontiers in Pharmacology*，2018，9：891.

［4］Feng D，Xia Z，Zhou J，et al. Metabolomics reveals the effect of *Xuefu Zhuyu* decoction on plasma metabolism in rats with acute traumatic brain injury. *Oncotarget*，2017，8（55）：94692-94710.

［5］史栋栋，王桂明，况媛媛，等. 细胞代谢组学用于木犀草素抑制 MCF-7 细胞的机制研究. 分析化学，2014，42（8）：1088-1093.

［6］郭艳霞，杨晓旭，王宇，等. 运用代谢组学方法探讨淫羊藿水段组分对代谢轮廓靶点的干预作用. 中国实验方剂学杂志，2017，23（14）：86-92.

［7］袁岸. 基于代谢组学的连翘多组分——多靶点抗感染作用机制研究. 硕士论文：成都中医药大学，2017.

［8］马诗瑜，沈岚，林晓，等. 基于尿液代谢组学技术分析大川芎方多组分中药制剂干预急性偏头痛大鼠模型的影响. 中国实验方剂学杂志，2019，25（18）：101-107.

［9］仇守蓓. 基于代谢组学的中药菊三七致肝毒性机制研究. 硕士论文：南京中医药大学，2018.

［10］葛雅南. 植物雌激素保护 Aβ_（25-35）诱导 PC12 细胞损伤代谢组学研究. 硕士论文：哈尔滨师范大学，2016.

［11］查旭山，王键旋，齐庆，等. 中药复方银屑 1 号对 HaCaT 细胞影响的代谢组学分析. 湖南中医药大学学报，2013，33（9）：36-40.

［12］李莹，傅超美，彭伟，等. 四逆汤中甘草减附子之毒的代谢组学研究. 中国中药杂志，2016，41（08）：1523-1529.

［13］王彦. 基于代谢组学的中药单体抑制小胶细胞活化研究. 硕士论文：第二军医大学，2015.

［14］胡永胜. 基于生物技术和质谱技术的雷公藤红素及其类似物抗癌机制研究. 博士论文：第二军医大学，2013.

［15］史栋栋，况媛媛，王桂明，等. 细胞代谢组学用于羽扇豆醇干预人乳腺癌细胞 MCF-7 的机制探究. 色谱，2014，32（3）：278-283.

［16］Parvizzadeh N，Sadeghi S，Irani S，et al. A metabonomic study of the effect of methanol extract of ginger on raji cells using（1）hnmr spectroscopy. *Biotechnology Research International*，2014：572534.

第四章　网络药理学

第一节　绪　　论

一、网络药理学简介

中药是在我国中医理论的指导下,用于预防与治疗疾病并且具有保健作用的药物。中药学是研究中药的基本理论与临床应用的学科,有其完整独特的理论体系,是祖国医学的重要组成部分。新兴生物科学技术的飞跃发展,提供了许多较为直观地阐释中药作用机制的方法。目前,中药的现代化研究内容围绕中药化学组成及相关疗效机制与相应靶点、中医药机制的科学内涵等方面。但是由于中药缺乏阐释具体作用机制与药效的科学依据,这个问题成为中药现代化发展的障碍。为了更好地解决中药靶点不清、成分科学依据不明等问题,除了用基因组学、蛋白质组学等实验技术识别中药有效成分的靶点,目前更多的则是依据网络数据库的查询及文献的挖掘[1]。因此诞生了"中药网络药理学"这一新兴学科,其目的是从系统层次和分子水平揭示中药方剂的奥秘,从机体或一种细胞(或组织)等不同层次"整体"的蛋白质活动的角度来揭示药物与疾病、药物分子与细胞靶点的关联性,有助中医药理论的发展[2]。中药网络药理学从多基因−多靶点的整体模式出发,与中医药的整体观相符,为中医药的科学研究、临床应用以及中药的新药研发提供了一个新的探索视角。中药网络药理学的背景网络可能是具体某种细胞(组织)的特异分子网络(蛋白−蛋白相互作用网络),也可能是全基因组的网络(基因调控网络)等。中药网络药理学研究以传统经验、科学假说作为基本的理论依据,结合数据库、文献等相关研究,从实验数据中获取中药具体成分、中药小分子作用靶点、作用基因及其相关作用通路等作为关键要素节点,通过计算机分析节点间的相互关系,构建模拟机体分子关联网络模型,深入探讨中药与人体间的相互联系,相互作用机制以及与人类生命活动的本质[3-6]。其关键技术有:网络构建、数据可视化及网络分析。

1. 网络构建

网络药理学中最基础的研究技术是网络构建,它的数据来自大量文本信息,通过蛋白质组学、高通量筛选、高内涵分析、双高通量基因表达检测和分析相互作用(如免疫共沉淀、酵母双杂交等)等技术,构建中药药物−基因−疾病分子网络,从而进一步分析三者的相互联系,可用于预测药物小分子作用机体靶点,分析中药药物网络药理学机制等方面[7]。分子间相互作用网络构建、中药药物网络构建和疾病相关网络构建是网络构建中常用的三种类型。构建准确度高、实时动态和层次丰富的分子网络,直观且全面地反映药物与生物机体分子间的相互作用联系,为接下来数据信息的收集夯实基础是网络构建的宗旨。Ye H[8]等人建立第一个中药化学成分有效蛋白靶点数据库,是通过深掘文本的技术从 Geenmedical、PubMed、Scihub 等大量文献资料中阅读、查找并收集关于中药有效化学成分及其相关靶点蛋白的数据来构建的。另外,生物分子间相互作用数据库、药物化学成分数据库、化合物和蛋白质互作关系数据库和药物信息数据库等普遍用于药物研究的数据库，为广大研究人员供给了药物化学成分、相关分子机制及功能靶点等海量数据信息。目前，应用较为广泛的中药网络数据库及其相关内容（表 4-1）。

表 4-1　常用的中医药网络药理数据库

数据库	名称简介	内容
TCMSP	Traditional Chinese Medicine Database and Analysis Platform（中药系统药理数据库和分析平台，https://old.tcmsp-e.com/tcmsp.php）	包括 500 味常用中药、30 069 个中药化合物及其药物代谢动力学、药物化学和药物–靶标蛋白网络–疾病网络的基本信息
TCMD	Traditional Chinese Medicines Database（中药化学数据库：非开源数据库）	包括 23 033 个化合物，涉及中药药用植物 6 735 种，参考文献 5507 篇
TCMID	Traditional Chinese Medicines Integrated Database（中药综合数据库）	包含 47 000 个中药方剂、8 159 味中药、25 210 个中药化合物及 3 791 个对应的疾病信息
TCM@TAIWAN	Medicines@TaiWan（台湾中医药数据库，http://tcm.cmu.edu.tw/）	收录了 352 味常用中药以及 37 170 种中药化合物
HerbBioMap	Herb Biological Map Database（中医药生物信息平台，非开源数据库）	收录了 636 味常用中药、10 838 种中药成分、13 974 种药对关系及 1 304 个常用方剂
HIT	Herbal Ingredients Targets Database（中药成分靶标）	收录了 1 300 味中药、586 个中药化合物及 1 301 个靶标
TCMGeneDIT	Traditional Chinese Medicines@gene and disease information using text mining（中药基因与疾病数据挖掘数据库）	通过基因名、疾病名、中药名搜索数据信息，并建立中药–基因–疾病的联系网

2. 数据可视化及网络分析

充分运用计算机图形学和图像处理技术，将药物药理相关数据信息网络及其相关对应联系转变为相互关联的网络节点的过程称之为数据可视化[9]。数据可视化包括：①可视化药物药理数据相关节点信息与机体疾病靶点的对应关系；②扩充相关数据信息特征，扩展关联网络节点；③增添相关描述使呈现的数据愈加丰富多样。Ucinet、Gephi、SNA、Pajek 和 Citespace 等是当下应用较为普遍的数据可视化网络分析技术[10]。网络分析是指通过计算机图像处理技术及计算机图形学相关知识分析构建的药物、疾病、分子间相互联系的网络，从而揭示能够表现所需特殊药理作用的网络节点，进而明确阐释机体疾病发生发展的机制与药物作用靶点机制的技术。近来应用较为普遍的网络分析技术主要包括图论分析、最优化分析、动力学分析[11]。

二、中医药网络药理学研究

中医药注重整体观和辨证论治，临床上使用中药需要在辨证审因后决定治法并且遵循君、臣、佐、使及七情配伍原则，常联合用药，药物作用于机体的机制较为复杂，诸如此类的原因，致使中药相关研究挫折不断。以全部药物网络为具体研究目标的中医药网络药理学，能够从多方面剖析中药的科学基础，为中药现代化研究提供全新的思路[12]（图 4-1）。

1. 中药作用靶点和作用机制研究

为揭示中药的整体药效特征，可以利用网络药理学构建中药靶点网络模型，并将其相互关系有效连接起来，进行系统化的中药有效成分药效机制探讨[13]。根据药物疾病相关网络关系中的口服生物利用度及药物相似性等指标筛选出药物在机体内的具体作用靶标及药物药效作用机制，为临床研究提供关键参照。由此可见，网络药理学对药物的靶点研究具有重要的意义。

2. 中药有效成分发现

中药的研究模式与传统的单靶点药物研究模式不同,单靶点研究的思维模式无法详细论述中药具体有效成分及在机体的相关作用机制与作用靶点。通过构建符合中药特点的网络药理模型,进而根据构建的相关网络模型关系中,筛选出符合口服生物利用度(OB)、药物相似性(DL)、药物半衰期(HL)等相关指标的中药有效、活性成分,为中药有效成分的发现及研究中药在机体中的作用靶点与机制发挥了重要作用,很大程度提高了药物临床试验的效率。

3. 毒理研究与质量控制

中药在国际上认可度较低的重要原因之一是部分药物毒副作用明显。构建全面的中药网络药理研究体系,能够为中药研究提供更加完善且精确的毒理检测[14]。部分中药由于其独特性导致无法对其质量进行系统评价,中药网络药理研究的相关文献提供了关于药物研究及其相关检测控制的不同思路,充分完善既往中药质量监测的不足[15]。

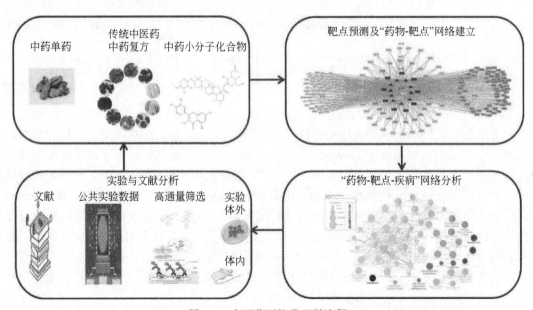

图 4-1　中医药网络药理学流程

三、中药网络药理学的前景

中药网络药理学是一门新兴的研究中药药理作用的学科,其思维模式符合传统中医药特有的集理论、诊断和治疗为一体的整体性优势,但由于学科发展时间较短,面临的挑战较多。目前,中医药相关网络数据库正逐步被完善。中医药网络数据库从揭示中药完整药效思路的角度出发,为中医药研究提供了一个全新的系统化的研究思路。但由于目前相关技术尚不成熟、网络数据涵盖面较为窄,有待进一步完善。构建完善的药物–疾病–分子间相互关系网络、周密的药物网络信号节点和靶点通路是当下中医药网络药理学的紧迫需要[16]。

第二节　药物靶点互作网络

一、网络药理学的提出

传统药物研发主要遵循"一个药物、一个基因、一种疾病"的模式，其基本假设是通过选择性较高的配体设计具有更高安全性、有效性的药物，并排除其潜在的不良反应及毒副作用。然而事实上，针对单一靶点的高选择性药物，其临床应用的有效性和成功率都表现出较低水平[17]。在新药研发中，基于多靶点设计、合成的药物具有多向药理学性质，其成药性更好。并且，一些重大疾病，如肿瘤、心血管疾病、代谢性疾病和免疫性疾病等是由整个代谢网络的变化所产生，多个基因或分子位点共同参与，并不是由单一靶标蛋白的变化引起，且表型是由多个基因或分子位点与环境因素相互作用决定。由于这些疾病十分复杂，"分子–药物"的传统模式无法对复杂疾病进行有效的防治。因此，系统生物学（system biology）、多向药理（polyphar-macology）、网络药理学（network pharmacology）等新兴学科应运而生。其中，网络药理学形成的基础是系统生物学和多向药理学的融合与发展[18]。多向药理学是关于化合物在多个靶标上的活性的药理学，当前的研究集中在两个方面：①非多向药理学研究引起的不良反应；②与多个疾病相关的靶标相互作用的多向药理学可以提高疗效，预防产生耐药或减少与治疗靶标相关的不良反应。如果药物作用的多个靶标具有相似的功能，那么，其"多向药理学"特性就能够增强药效。我们还可以通过多向药理学去了解药物的副作用，并且通过药物的重新定位（drug reoositioning or repurposing）去发现一些现有药物的新用途，即"老药新用"。随着对药物作用机制不断有新的发现，网络药理学逐渐成为研究药物重定位的有效方法。新药研发周期很长，而通过药物重新定位技术，可大大缩短开发周期，节省大量的时间与金钱。

网络药理学基于系统生物学理论来阐释疾病发展的过程，进一步利用网络平衡的整体观来认识药物与机体间的相互作用。不再是单靶点思想，而是"多基因、多靶点"的新模式，并用来指导新药的研发，提高新药的临床疗效，并降低药物的毒副作用。经过许多研究者的努力，网络药理学被用于预测疾病基因、药物靶点，挖掘疾病的分子机制和药物的作用机制，并用于药物组合设计等许多方面。但是，网络药理学的发展目前仍然处于初始阶段，在其研究思路、方法及核心技术方面都需要更进一步地创新与发展。网络药理学在中药组合药及单味药的研究已有了一定进展，这将推动祖国中医药事业的传承、创新与发展。网络药理学的药物研发新模式，会成为未来药物研发的新方向，必将在发现新的治疗靶标、机体产生耐药性的潜在机制研究及对各类复杂疾病的诊疗等方面有重大突破。

中医理论体系的主要特点是整体观及辨证论治，以复杂的生命系统作为观察对象，本质上具有系统科学的思想。而中药是在中医理论指导下，用于机体预防、诊断、治疗疾病并具有康复与保健作用的物质。因其包含的各类成分复杂，作用靶点多，药物作用途径也很复杂。通过中医辨证，根据机体情况，将多种中药按照"君、臣、佐、使"组合在一起，即为方剂。因方剂由两种或两种以上药物组成，其成分及作用靶点更为复杂。网络药理学具有系统性和整体性，这与中药复方的多组分、多功效、协同作用等特点不谋而合，符合中医药对疾病本质的认识[19]。天然药材的分布、生长以及炮制、生产都离不开特定的自然环境，导致各种药材无论品种、产量和质量都有一定的地域性。因此，中药的药理学研究、质量监管、现代化和国际化都面临巨大挑战。而网络药理学等新观念的相继提出，带来了许多新的研究思路、研究技术与方法。目前，网络药理学已经在中药的药理学研究、开发新药、药物重新定位、老药新用、减低不良反应和毒副作用等方面取得了良好成果，并促进了药物新定位、天然小分子化合物开发、新复方研发和经典复方二次开发等工作的开展。因此，应用网络药理学知识更有利于促进祖国中医药现代化事业的发展。

二、系统的吸收、分布、代谢和排泄

（一）中药的吸收、分布、代谢、排泄和毒性（ADME/T）

ADME/T 是药物的吸收（absorption，A）、分布（distribution，D）、代谢（metabolism，M）和外排（excretion，E）以及化合物对机体毒性（toxicity，T）的简称，代表了药物进入机体后机体对药物的处置过程（图 4-2）。药物的这些属性决定了一个药物在体内的浓度、组织分布和代谢途径，对于预测药物的生物利用度和生物活性（即一个药物能否到达它的作用靶点并产生相应的治疗效果）具有非常重要的参考价值。在实践中，研究者们已经逐渐意识到 ADME/T 是新药发现和筛选阶段的主要研究思路之一，对候选物进行 ADME/T 综合评价，预测和完善化合物的最佳结构，有利于提高新药研发的成功率，降低新药开发的成本。因此，了解化合物的 ADME/T 特性对于药物研发过程有着极为重要的意义。有西药研究数据表明，在临床试验中，每年有90%的先导化合物被淘汰，其中约50%的分子是由于药物的 ADME/T 性质不良造成的[20]。

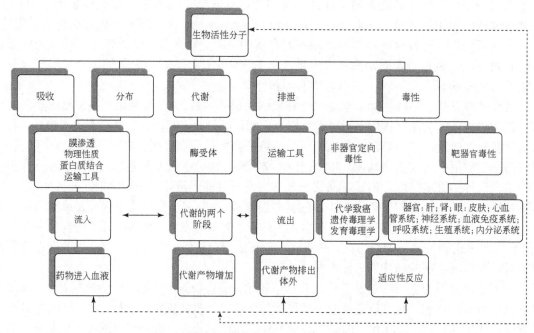

图 4-2 药物分子 ADME/T 过程

在治疗许多慢性疾病和疑难疾病中，中药因其独特的疗效和优势，具有广阔的临床应用前景。但是，中药是一个复杂体系，含有众多的化合物，其给药途径以口服和外敷为主，一次用药可能有成百上千个化合物进入机体，参与 ADME/T 等一系列复杂生理过程，且人体是一个复杂的有机整体，不同个体间的内环境差异非常大，这使中药在体内的代谢过程变得更加复杂。同时，中药的质量监控、毒理作用监控及有效成分的鉴定并没有一个统一的标准，其疗效的好坏也是以临床疗效为标准。因此，大多数中药作用机制尚不清楚，有效成分并不明确。中药产品的质量控制标准与有效成分不一致，这一问题在药物代谢动力学研究中尤为突出，且并无明确的标准来评价药代动力学所监测得到的成分动力学性质，能否真正反映出中药有效成分的动力学性质。因此，我们首先需要阐明中药成分在人体内吸收、分布、代谢、排泄和毒性（ADME/T）性质。

　　中药药代动力学主要是在中医药理论指导下，借助动力学原理研究中药单、复方及中药活性成分、组分在体内的吸收、分布、代谢及排泄等过程的动态变化规律及其在机体内时量-时效关系，并用数学函数和药动学参数加以定量描述的一门学科。中药药代动力学可以阐明中药药效的物质基础和作用机制，从而帮助研发中药新药，改进新的制剂和中药质量控制的方法，并能够设计和优化给药方案，指导临床合理用药。传统药代动力学方法大多利用动物模型进行整体实验，但由于动物与人之间存在种属差异及中药成分复杂等原因，动物实验往往产生不准确的 ADME/T 评价，且整体实验耗时长，耗资巨大，难以进行更深入及更精确的生理药代动力学（physiologically-based pharmacokinetic，PBRK）。如果开展虚拟 ADME/T 筛选，有利于筛选出中药复方中具有良好疗效的活性成分，并对该复方进一步优化，形成具有更强疗效的新配方，这对提高中药新药研发的成功率具有重要意义。

（二）药物 ADME 过程

1. 吸收

　　药物吸收是指药物由给药部位进入血液循环的过程。影响药物吸收的因素有：给药途径、吸收部位、药物的理化性质、吸收环境和药物的制剂类型。给药途径对药物吸收的影响最大，给药途径可直接影响到药物的吸收程度和速度。常见给药途径有：口服给药、注射给药、直肠给药、舌下给药、经皮给药和吸入给药等，中药最常见给药方式为口服给药。与制剂相关因素有：粒子大小、吸收增效剂、分散速度和溶解等；与药代动力学相关因素则有：亲脂性、溶解度、离子化程度、分子大小和形状和氢键等。口服给药是最常见的给药方式，也是应用最广泛，最便捷的给药方式。

　　药物吸收中主要的 3 个理化参数是：药物的溶解度、解离常数和亲脂性。优化先导化合物使之成为药物，需求不仅要有生物活性，而且还需有适宜的理化性质。溶解度是在一定温度（气体在一定压力）下，溶质在一定量溶剂中达到饱和时溶解的最大药量，是反映药物溶解性的重要指标。药物的溶解度是制备药物制剂时首先掌握的必要信息，也直接影响药物在体内的吸收与药物生物利用度。各类药物在发挥疗效前，都经溶解才可透过生物膜而被吸收。许多候选药物仅仅由于水溶性不好而被淘汰。同时，多数药物为有机弱酸、弱碱及其盐类，这些药物的溶解度受 pH 影响，其解离常数可以反映出药物的酸碱性。药物在体内的吸收、分布、代谢和药理作用，以及对皮肤、黏膜、肌肉和内脏的刺激性都与药物的酸、碱性有关。因此，解离常数 pK_a 是表示药物酸、碱性的重要指标，是一个重要的理化常数。药物亲脂性是药物化学中小分子的重要参数，通常用 $\lg P$ 与 $\lg D$ 进行表示。$\lg P$ 值与化合物的水溶性、透膜性、体内 ADME 过程以及化合物与受体的亲和力均存在密切的关系，药物亲脂性越高，越利于穿膜。因此，药物亲脂性常被用于评价药物的吸收、通透性、代谢及毒性。世界药物索引中对化合物主要性质的分析表明，候选药物要有适宜的亲脂性来满足临床研究的要求[21]。大多数药物的理化性质是相互关联的，若药物具有较高的细胞膜渗透性就可以解决药物水溶性差的问题。且高脂溶性药物容易被动透膜，药物亲脂性与其透膜被动渗透性有关，但其溶解度很差。解离常数常与化合物亲脂性和溶解度有关，分子未解离时多数是亲脂性的，而随着分子的解离，药物的亲脂性会迅速下降，而溶解度随着分子的解离而迅速增加。

口服生物利用度（oral bioavailability，OB）是口服药物被吸收进入人体循环的速度与程度，口服药物由胃肠道吸收，及经过肝脏而到达体循环血液中的药量占口服剂量的百分比。口服药物与到达循环系统的实际药物量，口服生物利用度之间的速率和程度差异是确定新药的疗效和不良反应以及寻找最佳给药方案的重要参数，也是客观评价药物吸收的一项重要指标，是决定药物最终临床试验是否成功的重要因素[22]。在药物口服吸收过程中，最主要的屏障是肠壁细胞膜上的外排泵和细胞内的代谢酶，如P-糖蛋白（P-glycoprotein，P-gp），其具有广泛的底物特异性，可以识别带电药物、中性药物、线性药物和芳香族药物等多种药物。1945年Oser就已经提出生物利用度这一概念。Ma等人结合遗传算法和共轭梯度以及支持向量机（support vector machine，SVM）的算法构建了口服生物利用度预测模型，其总体预测精度高达80%，但对于生物利用度较低的分子，预测精度仅为25%左右[23]。与其他药物吸收指标不同，口服生物利用度综合考虑药物分子的溶解度和渗透性。根据药物药剂学分类系统药物可分为高溶解性高透膜性、低溶解性高透膜性、高溶解性低透膜性和低溶解性低透膜性四类[21]。除具有高溶解性高透膜性的药物外，其他三类的药物制剂均存在不同程度的生物利用度问题。

2. 分布

药物分布研究是指进入循环的药物从血液向组织、细胞间液和细胞内转运的过程，是药代动力学研究的重要部分，可用于预测药物疗效与体内蓄积程度，指导临床用药、药物结构修饰及药物剂型设计。其中，血浆蛋白结合（plasma protein binding，PPB）和分布容积（volume of distribution，VD）是药物分布评价应用最广的参数。理想制剂形态及给药方法应该使药物选择性地进入要发挥作用的靶器官，保持一定时间的血液浓度，并保证安全性、有效性。分布与疗效密切相关，同时也与药物在组织中的积累和毒副作用等问题有关。

药物进入血液后都可一部分与血浆蛋白（plasma protein）结合，主要与血浆白蛋白（albumin）结合，某些碱性药物也可与酸性糖蛋白或球蛋白结合，药物与血浆蛋白结合具有差异性、可逆性、暂时失活、暂时储存、饱和性及竞争性的特点。药物与血浆蛋白的结合存在饱和性竞争，即多种药物都可竞争性地与血浆蛋白结合，血浆蛋白结合率高的药物会置换出另一种药物，使药物分布发生变化，导致其中某些药物非结合型成分增加，甚至可能出现毒副作用。药物的疗效大多取决于游离药物浓度，而该浓度会因药物的相互作用或疾病状态而发生变化。一般来说，只有游离药物才会作用于药理学靶点，因此其与血浆蛋白的结合程度将影响药效作用及其分布与排泄情况。除了游离药物浓度，药物靶蛋白上结合位点的数目、蛋白浓度、脂类溶解度、蛋白变异和疾病种类等因素也影响药物结合进程。实际上，高度结合的药物即使出现轻微的变化，也会使临床疗效产生显著的变化，进而导致中毒反应。由于血浆中的游离药物要与药理学部位或者毒效应部分保持平衡，轻微的结合度变化会在反应中观测到显著的变化。在影响因素方面，组织和药物的亲和力可能受几个不同的因素影响，如与组织蛋白或者核酸的结合情况以及药物在脂类物质中的分散情况。

3. 代谢

当药物进入体内，在机体发生一系列药理学反应，同时，机体也对药物作用产生应答。药物代谢（drug metabolism）又称生物转化（biotransformation）指药物进入人体后发生的一系列化学结构变化。药物代谢分类有：灭活、活化、活性降低、形成毒性代谢物和激活（前药）。

药物代谢的类型分为Ⅰ相代谢与Ⅱ相代谢。Ⅰ相代谢是药物的氧化反应、还原反应、水解反应过程，反应产物多丢失活性，同时也是产生活性或者毒性代谢产物的主要途径。Ⅱ相代谢又称结合反应，即在酶的作用下，经过Ⅰ相代谢的产物或者原型药物与内源性小分子发生结合反应，其极性进一步增大，水溶性增加，易于排泄，活性消失。

即使药物吸收极好，但因过度代谢，药物的生物可用度仍会受到限制。因此，代谢是决定体内药物浓度的重要因素，进而影响药物的安全性和有效性。在新药研发中，一些化合物具有很高的活性，但因其体内代谢不佳或代谢产物会产生毒性，因而失去了开发价值。因此，在设计药物时应充分考虑到药物的代谢问题，比如其代谢途径、药物代谢相关酶类。发现先导化合物的代谢弱点，通过改造先导化合物的结构，达到降低毒性，提高药物代谢的稳定性，防止药物在代谢过程中失活，增强药效，以及提高药物安全性的目的。三维晶体结构P-gp[24]、Ⅰ相代谢酶CYP3A4[25]、CYP2C9[26]和Ⅱ相代谢酶UGT2B7C端区域[27]的确定，使分子对接方法逐渐运用到基于受体三维晶体结构[28]或同源蛋白结构模型[29]的药物设计和虚拟筛选中。目前，新药研发过程中，常常通过药物在体内外代谢产物的研究来设计前体药物，发掘一些比母体药物更加安全、有效和高活性的代谢物，或者通过结构再修饰来挖掘新药物。这种方法已经成为发现新药物和设计药物的一种重要方法[30]。在新药开发过程中，通常在临床试验阶段才研究药物的相互作用，这导致许多药物问题不能及早被发现和处理。因此，新药准备进入临床研究前一定要了解药物的代谢特征，只有这样才能确定药物在人体内不会产生未知代谢物，而体外实验可以避免由于暴露于未知代谢物而产生毒性的风险。而新药的临床药物代谢动力学研究来阐明新药在人体内的 ADME 变化规律，能够帮助临床制订用药方案和个体化给药方案。单次给药和多次给药后的药代动力学研究以及饮食对口服药物的药代动力学影响的研究，能够阐明药物在体内的吸收、分布、代谢和排泄的动力学特点，并阐释饮食是否影响口服药物的吸收及代谢，并提供有关药物代谢、实际存在或潜在的药物相互作用以及个体间差异等重要信息。

4. 排泄

排泄是指机体内的原型药物或其代谢物以不同途径排出体外的过程，是药物体内消除的重要组成部分。药物排泄与生物转化统称为药物消除。人体排泄途径主要有肾脏排泄、胆汁排泄以及乳汁、唾液、汗腺和呼吸等途径。药物排泄的主要器官是肾脏，肾脏可以通过调节机体的酸碱平衡、水盐平衡，并排泄机体的大部分新陈代谢产物和外源性物质来维持机体内环境稳态。肾排泄是肾小球滤过、肾小管分泌及肾小管重吸收三者的综合结果[31]。肾小球是毛细血管团，具有滤过面积大、通透性高和血压较高的特性，肾小球滤过是直接对药物及外源性物质的超滤作用，转运体并未参与。除血细胞和大分子蛋白外，血浆中未结合的药物、水和小分子物质全部滤过进入肾小囊腔中。因此，对于只经过肾小球滤过而清除的药物，其排泄是不可饱和的且不受其他药物抑制的。而经肾小管主动分泌及重吸收的药物却与此相反。肾小管主动分泌需要载体和能量，且存在竞争抑制作用、有饱和现象和不受血浆蛋白结合率影响。而溶解于血浆中的药物以及 99%的液体都被肾小管重吸收，药物等外源性物质则属于被动重吸收。药物的排泄与药效、药效维持时间及毒副作用等密切相关。当药物的排泄速度增大时，血中药物被大量排泄，药物含量减少，药效及其维持时间降低；若因药物相互作用或疾病等因素影响，药物排泄速度降低，血中药物堆积，药量增大，而药物剂量依旧不变，则会产生副作用甚至出现中毒现象。

一些药物及其代谢产物是通过肝脏代谢经胆汁排泄。胆汁由肝实质细胞的分泌颗粒产生，胆囊存储，十二指肠分泌。血液中的药物及其代谢物被肝细胞摄取、贮存和生物转化后一部分重新进入体循环，另一部分以原形或通过Ⅰ相和（或）Ⅱ相酶促反应后形成代谢产物向胆汁转运。

（三）计算 ADME

近年来，随着药物开发上游技术的迅猛发展，以及体外实验 ADME/T 检测分析技术的进步，产生了海量的数据，计算 ADME/T 应运而生。应用计算机技术和药物设计方法，在现有的药物体外 ADME 数据的基础上，建立有关药物活性及代谢的理论模型预测药物未知的活性、吸收、分布、代谢、排泄、药物间相互作用和毒性等性质。研究者越来越重视药物研发早期的虚拟 ADME/T 预测，这有利于筛选出具有相关疗效的重要化学成分，优化药物配方，产生更强活性，并预防因药物吸收率、代谢稳定性等因素而引起的研发失败。这无疑可以提高中药新药研发的成功率，获得安全、有效的治疗药物。

1. 体外肝代谢模型

药物代谢研究分为体内和体外两种方式。体外代谢可以直接观察药物与酶的相互作用，减少体内因素的干扰，已经成为药物研发的良好手段。肝脏是药物主要的代谢器官，富含细胞色素 P450（CYP450）酶系，CYP450 酶系主要参与Ⅰ相代谢，它是药物进行代谢的基础。90%药物由 CYP450 酶系参与进行生物转化。采用从肝脏或肠提取的微粒体，加入还原型辅酶Ⅱ（NADPH）再生系统，在体外模拟生理环境下的代谢反应，采用高效液相色谱质-谱联用法等方法对原型药及代谢产物进行测定。其中肝微粒体法最为常见，肝微粒体模型包含了 C-YPs、黄素单加氧酶及羧基酯酶等主要的药物代谢酶，具有制备方法简单、重现性好、酶混合体易保存、易孵育、具有公认的亚酶底物和抑制剂并且灵敏有效等优点。肝微粒体药物体外代谢模型可以用于药物清除、高通量药物筛选及药物相互作用的研究。但是也具有一系列缺点，如体外孵育时容易引起非特异性反应；去除外侧细胞膜时会导致转运蛋白［如 p-糖蛋白（Pgp）］的丢失，影响肠道代谢研究；缺少代谢所需要的完整的酶反应体系；需要辅助因子 NADPH；在制备过程中，一些药物代谢酶会被去除。此外，肝细胞体系也被广泛应用于药物代谢研究中，肝细胞体系在细胞水平上提供了理想而有效的体外分析模型。而离体肝脏灌流是最接近人生理环境的模型，它是将完整的肝脏置于体外，完整地保持了肝脏、组织的构架以及所有的细胞群和转运蛋白，通过注入人工灌流液保持肝脏的生理活性和生化功能。

2. 体外肠吸收人结肠腺癌细胞系细胞模型

人结肠腺癌细胞系（the human colon carcinoma cell line，Caco-2）细胞转运模型是首个被国外制药企业以及实验室应用的模拟肠道吸收的药物筛选模型，也是迄今为止最好的肠道转运模型和上皮转运模型，目前已经广泛应用于评价药物在小肠吸收和转运机制的研究。Caco-2细胞系来自人直肠癌，但其结构与生化作用与人小肠上皮细胞类似，同源性好，含有与小肠刷状边缘上皮相关的酶系，不会产生上皮细胞形态学和生理学性质上的种属差异。Caco-2 细胞模型作为一种快速筛选工具可以同时对大批量药物进行快速筛选，所需药量很少。Caco-2 细胞培养方法简单，较动物实验更加省时、经济，它从细胞水平上提供了药物分子透过小肠黏膜的吸收、分布、代谢、转运以及毒性的综合信息，为药物研究提供依据。口服给药是最常见也是最重要的给药方式之一，药物在胃肠道的吸收速度及程度是影响药物生物利用度的重要因素之一，而胃肠道上皮细胞是口服药物吸收的必经之路。因此，如何改善药物吸收和提高生物利用度则成为药剂工作者潜心研究的课题。

3. 血浆蛋白结合模型

药物进入血液后，药物小分子和血浆蛋白大分子发生具有可逆性的相互作用，结合型药物会失去活性。当药物与血浆蛋白发生结合后，血液中游离的药物浓度下降，有利于继续吸收；高度结合的药物穿过毛细血管壁、各类细胞膜屏障及肾小球滤过的能力极低，进一步转运的能力降低，减慢消除。药物的血浆蛋白结合与游离型药物处于动态平衡中，是一种暂时存储于体内的形式。药物与血浆蛋白的结合并非无限的，在血浆蛋白结合达到饱和后，继续增加药物剂量会导致血液中游离药物堆积，药物浓度升高进而引起中毒。因此，临床用药时要考虑药物血浆蛋白结合的情况。目前用于药物-血浆蛋白结合研究的体外方法主要有两类：一是直接测定药物的浓度；另一类是涉及各种物理化学技术，如各种光谱法和质谱法等。

4. 血脑屏障模型

血脑屏障是血液与脑组织之间的屏障，极性小而脂溶性大的药物较易通过，对极性大而脂溶性小的药物则难以通过。神经药物学的发展需要评估血脑屏障的渗透性和毒性。不同物种间的血脑屏障差异是目前的研究重点，其中包括了P-糖蛋白的表达、多种药物耐药性相关蛋白、转运蛋白和紧密连接密封蛋白（claudin）的重要差异。有研究表明，P-糖蛋白底物在人和在啮齿类动物中的药物代谢动力学是不同的。因此在药物的体内研究之前，应进行人的血脑屏障的模型预测，这将有助于减少药物开发的费用，降低药物临床研究的失败率。

5. 体外肾排泄模型

药物排泄途径主要有肾脏排泄、胆汁排泄，经肾脏系统及肝胆系统。近年来人们常利用各种体外培养模型研究药物的肾脏排泄、毒性及机制，如组织培养、肾细胞原代培养和切片培养。其中各种永生化传代细胞成为研究药物排泄及肾毒性的可靠细胞模型，如肾远曲小管 MDCK 细胞系、LLC-PK1 细胞系、HK-2 细胞系、HKC 细胞系和肾间质成纤维细胞 KFB 等。

三、药物-靶点预测方法

药物靶点是指药物在体内生物大分子的作用结合位点，药物靶点包括基因位点、受体、酶、离子通道和核酸等。在新药研发过程中，首先要解决的问题是药物有效靶点的寻找和确定。目前共发现 500 个治疗药物靶点。其中，受体是最主要和最重要的作用靶点，约占 50%；酶类，尤其是酶抑制剂，约占 20%，酶类在临床应用中具有特殊地位；另还有抗菌、抗病毒、抗寄生虫药等作用靶点。合理化药物设计（rational drug design）可以依据生命科学研究中所揭示的包括酶、受体、离子通道和核酸等潜在的药物作用靶位，或其内源性配体以及天然底物的化学结构特征来设计药物分子，以发现选择性作用于靶点的新药。

传统的药物靶点预测是基于配体（ligand-based）或者基于受体（receptor-based）的性质而开发的。基于配体的预测方法如相似系综法（similarity ensemble approach，SEA），计算靶点的已知配体集与候选药物的相似度，根据相似度判断候选药物与已知靶点之间是否会发生相互作用。但当靶点的已知配体数量很少时，或药物结构与靶点已知配体分子的结构有明显差异时，该预测方法的精准度会大大降低，甚至无法识别。方向对接（reverse docking）则属于基于受体的预测方法，通过计算药物与靶点之间的亲和力大小，预测药物-靶点之间的相互作用。但这种方法需要已知靶点的三维晶体结构，否则这种方法很难再使用。因此，一些以化学基因组学为基本观点的预测方法被开发出来，用以解决上述方法的局限性。化学基因组学不仅考虑了小分子化合物的化学空间结构信息，还结合了对应靶点蛋白的基因组空间信息，用以发现药物的作用靶点。

（一）基于配体的方法

1. 定量构效关系方法

定量构效关系（quantitative structure-activity relationships，QSAR）方法是最为常见的研究药物和靶点（活性：k_1、k_d、IC50 等参数）的方法。其主要目的就是建立分子的结构参数（描述符，descriptor）和其活性或功能（activity）之间关系。可以用一个简单的数学表达式表示

$$A=f(S)$$

其中，S 是分子的结构；A 是分子的活性。QSAR 方法可以用于分子设计、药物设计甚至药物 ADME/T 性质预测和靶点识别建模等多个领域。QSAR 的理论基础和假设是分子的活性可以通过其结构表现出来。因此，QSAR 也要求这组分子具有相同的作用机制。这些原理实际上都基于一个简单的假设，即分子的结构和活性之间存在关系，而且同时要求这些分子的结构性质能够通过理论计算或者实验手段获得。QSAR 关系涉及分子的结构性质和生物活性，因此建模中就需要对分子的化学结构特征进行数字化表示和测定分子的生物学活性。实际上，生物活性可以是各种不同的性质，如毒性、结合力、组织分布、抗癌活性和 IC50 等。

2. 相似度系综分析方法

基于配体的方法被拓展应用到药物靶点预测领域，并产生了许多成功案例。这类方法和模型的核心即为一种基于配体的化学相似度的预测方法。这种方法考虑的不是蛋白靶点自身的生物特性，而是与该靶点相互作用的配体的化学性质。其前提假设是两个相似的化合物可能有相似的性质，并且可以与同一类型的蛋白质结合。此外，化学相似度也是配体设计中的一个基本原则，并且已经有很多方法被开发出来，以衡量配体之间的化学相似度。

基于配体化学相似度的靶点预测方法的主要缺点是当靶点的已知配体数量很少时，或药物结构与靶点已知配体分子的结构有明显差异时，该预测方法的精准度会大大降低，甚至无法识别。而且，这种方法一般无法识别与参考配体集中的配体分子结构有显著差别的具有新构架的分子[32]。此外，很多生理效应并不能仅由药物的化学性质预测，因为在人体内代谢、转运时要经过许多复杂的代谢转换和药代动力学转换过程[33]。

（二）基于受体的方法

1. 蛋白质结构建模方法

蛋白质三维结构很大程度决定了蛋白质的功能，在药物设计中，大多数药物的作用靶点（受体和酶）都是蛋白质，精确的蛋白质结构对于药物分子和靶点之间的相互作用研究以及基于结构的药物设计都很重要。

从理论预测方法做划分，蛋白质结构建模大致上可以分为三类：同源模建（homology modeling）、反相折叠和从头预测。目前，同源建模是最常用、最有效的蛋白质结构建模方法，其基本假设是三维结构同源性是由蛋白质序列的同源性决定的。因此，可以通过已知蛋白结构且序列同源的蛋白质分子去预测未知结构的目标蛋白的结构。一般情况下，如果目标蛋白的序

列与参考蛋白的序列有 50%的同源性，则通过参考蛋白准确搭建出来的蛋白具有很高的准确性；若 30%～50%的同源性，则通过参考蛋白准确搭建出来的蛋白具有较好的准确性；若序列同源性在 30%以下，则通过同源模建的方法很难得到好的结果。因此，同源建模预测蛋白质三维结构的方法比较可靠。目标与模板的序列比对和环区建模是决定模型准确性、可信度的关键。目前已有许多商业化软件用于模型构建及优化，如 Insight Ⅱ、Sybyl 和 MOE 等，也有许多免费软件及网站资源用于蛋白质结构预测，如 SCWRL、ProtBuD、SWISS-MODEL 和 3D-JIGSAW 等。

2. 分子对接方法

分子对接是两个或者多个分子通过几何匹配和能量匹配，进行相互识别，找到最佳匹配模式的方法。分子对接在药物设计与酶类物质研究中起到重要作用。分子对接起源于 Fisher E 的"钥匙和锁模型"，在受体活性位点区域通过空间结构互补，以能量最小化原则来搜寻配体与受体是否能产生相互作用以及它们之间的最佳结合模式。根据不同的简化程度，分子对接方法分刚性对接、半柔性对接和柔性对接三类。计算机技术的迅猛发展、靶酶晶体结构的快速增长以及商用小分子数据库的不断更新，使分子对接成功运用于药物设计中，成为基于结构药物分子设计中最为重要的方法。分子对接方法的主要缺陷是它依赖于蛋白靶点的高分辨率的晶体结构信息。然而，许多重要的药物靶点（如 G 蛋白偶联受体等膜蛋白）到目前还难以获得三维晶体结构[23]，这就导致分子对接难以广泛适用。此外，蛋白质结构解析时产生的误差，以及原子、分子相互作用，也使分子对接的结果假阳性率很高[33]。

3. 分子动力学模拟方法

为了更精确地了解药物与靶点活性位点的动态作用行为和相互作用的稳定性，需要对两者的复合物进行分子动力学模拟研究。分子动力学模拟（molecular dynamics simulation）可以研究多种微观粒子的动力学行为并模拟其运动，从而达到利用微观模拟体系反映宏观实验现象的目的。目前，分子动力学模拟已经成为药物设计领域的重要理论工具之一。从不同分子体系状态构成的系统中抽取样本，使用牛顿力学计算体系的构型积分，从而模拟分子体系运动，获得体系中能量、压力及密度等宏观性质；通过计算得到的构型积分，进一步计算体系的热力学量和其他参数。这种算法的优点是每个时间只对能量进行一次计算，占用内存小，易编程。但其缺点是计算位置无显速度项，容易造成精度损失。目前比较常用的分子动力学软件有 Amber、Gromacs、CHARMM 和 NAMD 等。

（三）基于化学基因组学的方法

化学基因组学（chemical genomics）是一个自 20 世纪 90 年代中期以来的新兴学科。由组合化学、生物信息学、遗传学、蛋白质组学和药物化学等多学科融合，并结合高通量筛选技术的一门新兴交叉学科，选择具有活性的化学小分子作为探针，同靶蛋白进行特异性相互作用，调控细胞的基因转录、加工及翻译水平，研究与人类疾病相关的基因及蛋白质性质，同时为新药的开发提供具有高亲和性的先导化合物。化学基因组学具有可控制性、可检测性以及可定量性等优点，因此可以大规模地快速寻找和发现新基因和功能蛋白质，并研究其功能和调控网络的优势，因此它不仅是研究功能基因组学的一条捷径，而且也是药物发现的有效手段。化学基因组学已经广泛用于药物分子设计、治疗靶点的选择、药物筛选、活性评估以及毒性的预测等药物研发过程[9]。基于化学基因组学的靶点预测方法，结合配体的化学空间信息，靶点的生物空间信息和当前已知的药物–靶点互作网络信息建立一个复杂的预测系统，目的在于不用预先定义一个特定的相似配体集或靶点集，就能够直接为一给定的配体预测出其作用靶点，或者为一给定的靶点预测出与之作用的配体[34]。

相比于传统的靶点预测方法，基于化学基因组学的方法有两方面优势。一方面，单独基于配体的方法（SEA）无法准确预测配体未知或少量已知配体的靶点与药物的相互作用，而化学基因组学的方法则没有这方面缺陷。另一方面，单独基于受体的方法（docking）不仅运算量较大、也不适于研究三维结构未知的靶点。而基于化学基因组学的方法对于靶点的要求是只需要符合靶点的特征描述即可。

（四）基于药物作用后表型数据的方法

服药后药物对机体产生影响的表型（副作用、基因表达变化等）数据来预测药物的靶点也是一种较为常用的靶点预测方法。这类方法相对来说更为直观方便，并且计算量较一些传统方法更小。

药物副作用是一种由一系列人体内分子水平上的调控反应引起的复杂的现象观察结果。这些调控反应包括：药物与主要或附加靶点（off-target effect，脱靶效应）的相互作用、对下游细胞通路的扰动、动力学效应、剂量效应、不同药物之间对彼此的干扰作用和代谢对分子活性的影响，以及药物自身聚合和药物与靶点的不可逆结合。不同药物的相似的副作用可能是因为它们具有共同的附加靶点。通常情况下，在体外试验中有相似蛋白结合谱的药物也趋向于导致相似的副作用，这暗示了蛋白结合与副作用相似度之间是直接相关的，从而为预测药物与附加靶点的结合提供了一种可能。

通过药物副作用来揭示药物与靶点之间的相互作用，可以应用在两个方面：首先，可以为现有药物找出可能的副作用靶点或者其在其他治疗领域的新应用；其次，也可以用于临床前期的药物脱靶效应的预测[35]。这种方法的一个明显缺点是，需要每种药物都具有明确定义的副作用的描述。然而，除了严格的临床前期实验评定之外，要想对一个新批准上市的药物的副作用有一个全面清楚的认识，还需要经历数年的临床应用和跟踪调查。此外，该方法的"一个药物的副作用对应着一个共同的病理学基础的假设"也并不总是成立的。与前面所述的方法相比，通过药物治疗后的基因表达变化来推测药物的作用机制或者预测药物的新靶点需要的先验信息量少，可以快速地应用于一些新化合物靶点的预测。目前，比较有前景的方法是基于"基因标签"的一类方法。基于基因表达谱来预测药物的靶点或者其作用机制的主要缺点是药物对基因转录水平的影响是在体外的、独立的几种细胞系中测定的，这样可能就无法精确地反映出药物在一个完整的生理系统中所表现出来的生物学活性。此外，许多复杂疾病在病理学上牵连到许多组织和器官，并且在病理组织中，基因表达情况较之于正常组织已经发生了改变。因此，单独通过药物在体外实验得到的基因表达标签可能很难代表药物对处于这些复杂疾病状态下的人体的影响。

四、寻找中药靶点的意义

中医药是我国具有悠久历史、原创特色及独特理论体系的研究领域。与西方医学的理论及思维方式有很大差异，近年来中医药发展备受世界关注。然而由于中药组成的复杂性，中药的作用机制问题一直没有得到很好的解决。目前许多研究者认为，揭示与阐明中药的靶点，会成为推进中药现代化的关键途径。通过对中药作用靶点的研究，可以进一步对中药复杂的药理学机制进行阐释。目前新药研发大多基于已知药物靶点去设计药物分子，但是许多中药的靶点未知或已知靶点数目很少，因此揭示中药作用靶点以及对中药新靶点的发掘，对基于靶点的新药创制提供关键的指导信息，有利于中药新药研发。近年来，随着药物多向药理学特性的发现以及网络药理学和系统药理学等概念的提出，中药的多靶点的治疗机制逐渐变得越来越清晰。一些西方国家也逐渐意识到单靶点的特异选择性药物对一些复杂疾病治疗效果往往很差，而且副作用也较大，因而多靶药物开发和药物组合使用等正成为一个越来越热门的研究领域。从分子水平上来说，一味中药就是成百上千个天然小分子的集合，这些小分子中，哪些发挥着主要的治疗效果，哪些起着协助增强其他分子疗效的作用，是我们需要解答的问题。通过靶点预测方法，可以预测中药中这些小分子的作用靶点，了解它们之间的协同作用以及作用机制。然后可以将这些靶点对应到已知疾病上，通过对比这些疾病与中药的适应证，来阐明中药治疗疾病的机制。

近年来，中药研究者越来越关注中药靶点的研究，并不断揭示中药及其活性成分的作用靶点，通过现代化科学手段研究其分子药理机制和临床功效。同时，基于理论计算预测药物靶点的方法正在不断地被开发出来，但如何进行有效的靶点识别尚无完善手段。目前大多数药物靶点研究都是在细胞水平开展，并不能反映出人体真实生理环境下的细胞生物学特性。因此，进入临床阶段的药物靶点显示出极高的淘汰率。且药物进入人体后会有一系列复杂的 ADME 过程，体外培养细胞并不能模拟这一状态，通过离体细胞寻找的靶点并不一定是药物在体内发挥作用的靶点。中药的临床使用常以复方的形式出现，与单味中药相比，中药复方具有更加复杂的成分。如果可以通过现代化科学手段研究中药分子靶点和作用机制，开展药物构效关系和代谢稳定性等研究，可以将中药化合物变成创新药物，促进祖国中医药发展。随着各种药物-靶点数据库的建立，越来越充足的数据信息可以被研究人员利用，从而开发出一些更为精确、可靠的计算靶点预测方法。

第三节　疾病互作网络

一、疾病互作网络的提出及研究现状

近年来，传统分子生物学已经开始向网络生物学转化，而人类疾病网络研究也渐渐进入人们的视野。人类疾病一直以经验表型特征（疾病的临床症状、解剖及生理特点）进行分类，而不是基于分子病因。这种方法的最大缺点是缺乏对临床前疾病分析的灵敏性和明确的疾病定义的特异性分析[36]。越来越多的证据表明疾病彼此之间并非孤立，而是存在着相似的表达谱表达模式、临床治疗中使用类似的临床用药或者共享类似的差异表达的 miRNA。基于系统生物学网络方法能够类似疾病与疾病的关系，为研究者提供新的角度，揭示疾病的病理机制，指导通路相关药物研发[37]。当前，分子生物学和基因组学的发展使得通过分子和基因组特点来描述疾病成为可能。人类基因网络已被证明在疾病研究的许多方面都很有用，已经开发了许多基于网络的策略来产生关于基因-疾病-药物关联的假设。预测和鉴定与特定疾病最相关的基因的能力已被证明是特别重要的。基因测序技术和全基因组的研究结果，产生了对疾病相关的基因组研究的"爆炸性"数据，为从整体水平分析基因型表型关系，促进疾病的治疗提供了新思路。生物信息学、基因测序和高通量全基因组学等方面的研究获取了大量有机体内的成分化合物或基因组数据[38]，然而这些数据都集中在单个组分的功能上，忽视了它们在整个疾病演化中的规律和内在联系。这就促使研究者开发新方法和新技术，开展大规模数据整合和集成，从系统角度研究这些数据在整个机体中的作用，促进对疾病的发生和演变的认识，从而指导开发

新的疾病治疗方法。

在遗传基础上，人类疾病可以分为两大类，单基因突变导致的疾病和多基因突变导致的疾病。单基因突变疾病在该基因中表型效应通常很明显。与此相反，多基因疾病起源于多个基因突变，如癌症、糖尿病和心脏病等都是多基因疾病。另一方面，单个基因突变可能导致疾病的多个表型。目前疾病研究往往倾向于忽略许多疾病之间的相互关系。人体是一个复杂的有机整体，单个分子的研究并不能使科学研究得到良好的结果[39]。人体内，大到各组织器官，小至各细胞，在功能上都是相互作用、相互联系的。许多细胞内复合物功能上的相互作用以及细胞之间的相互作用，贯穿了整个机体的生理、病理活动。当特异的基因产生异常时，不仅其产物活性会受到影响，而且这种不良影响会通过关系网进一步影响其他基因产物的功能。疾病的产生和发展可以认为是一个网络作用的结果，正是由于这种复杂网络的存在，靠调节单个蛋白往往导致疾病治疗的失败[40]。事实上，生物体内存在的复杂网络和途径使得只控制单个靶点很难达到预期治疗目的。与此同时，人们对调节多靶点的认识也在不断加强。虽然一些单靶点药物已经在临床上取得成功，但是仍有多种疾病缺乏有效药物。因此，研究者提出了关于多靶药物的新理论。相比于单靶点药物，多靶点药物表现出更好的疗效以及安全性。目前，多靶点治疗有多种药物组合疗法、固定剂量药物组合疗法以及多靶点药物疗法这三种不同的治疗方法。但因目前实验技术及理论水平有限，生物体对多靶药物的反应很难呈现。许多多靶药物的复杂机制是偶然发现的，缺乏提前的设计和系统的预测分析。

Goh[18]基于OMIM数据库建立人类疾病网络，疾病与疾病之间通过疾病基因建立联系，将与相同基因相关的疾病相连。Dickerson从OMIM数据库找到1865个人类疾病基因，结合人类同源的小鼠基因，Dickerson提出人类直系同源的小鼠表型基因与人类疾病息息相关。Lee[41]等通过突变酶催化相邻的代谢反应将疾病相连，建立了疾病网络。Rual和Stelzl等则利用蛋白相互关系建立疾病网络，用于研究遗传性共济失调（inherited ataxias）和亨廷顿病（Huntington disease）。目前，从基因表达层面建立网络分析方法已经广泛用于各类炎症、乳腺癌和脑部疾病等疾病的治疗[42]。Lim[43]等通过蛋白质-蛋白质网络，确定了疾病修饰蛋白普遍存在于由遗传性共济失调引起的神经退行性疾病中这一事实，发现遗传性共济失调与许多貌似不相关的基因的功能获得和丧失有关。上述研究成果表示，疾病网络研究法是研究疾病过程的重要手段，使在整体层面及分子水平上研究疾病过程成为可能，从而开发出新的疾病治疗手段。

二、人类疾病网络的构建

随着科技的迅猛发展，多种分子生物学技术的应用，科研工作者积累了大量的实验数据，并将其储存于不同的数据库中。但目前的研究大多是对某个分子作用的单独研究，并没有从机体或者细胞的整体水平上研究这些分子间的相互作用。对于复杂机体来说，虽然研究技术十分成熟，研究工作也十分深入，到达了单个分子、原子水平，但是要达到解释疾病的生物学本质的目的，这些工作也仅仅是一小部分。系统生物学的研究将我们带到了一个新的领域，运用这种方法，能够促进人们对人体这个复杂的有机体的认识。

复杂性疾病是由多个基因突变引起的，相同基因的不同突变也会导致不同表型的出现。由于这种关系的存在，寻找基因和疾病之间的内在联系，建立疾病-基因网络，从而从整体水平，可视化研究疾病和基因之间的关系。从基因水平来看，若两种不同疾病包含着相同的基因突变，则这两种疾病存在着一定的相关性。从蛋白质组水平来看，疾病相关的蛋白在不同疾病中起着相同的作用，因而它们之间也存在相关性。在一个典型的网络中，通常由节点和连接两个节点的边组成。在疾病网络中，节点代表疾病、基因、蛋白等，边则表示这些节点之间的联系。若两个基因在同一疾病中共同起作用，则这两个基因代表的节点被连接起来；若一个基因在两种疾病中都起作用，则这两种疾病也被一条边连接；同样地，若疾病和蛋白、蛋白和基因之间存在关系，它们也将被连接。

计算机技术的发展为基因-疾病网络的构建提供了很多便利，在许多绘图工具中，Cytoscap-e 软件是最常使用的一款，它是由多家机构及实验中心合作开发的，用来构建和分析生物分子相互作用网络。目前也有许多其他插件用来辅助网络分析。

三、人类疾病网络相关数据库

1. 中药系统药理数据库和分析平台

中药系统药理数据库和分析平台（traditional Chinese medicines systems pharmacology platform，TCMSP）（https://tcmsp-e.com/）是一个以系统药理学为基础的中药研究平台及数据库，包含了《中药药典》收录的全部中药的活性组分、关键 ADME 性质、类药性、作用的靶点、参与的通路以及相关的疾病。该数据库采用的是 HIT 数据库预测算法 SysDT 来获得药物靶点之间的关系。该数据库中的疾病信息来自 TTD 数据库和 PharmGKB 数据库。用户可以选择具有良好类似药物和 ADME 特征的化合物用于进一步研究。无论在化学、生物学和药理学方面，TCMSP 都是一个强大的数据库和分析平台。其主界面如图 4-3 所示。

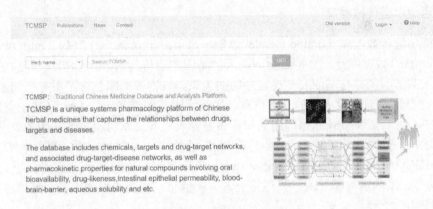

图 4-3　TCMSP 主界面

2. 基因表达综合数据库

NCBI 汇编基因表达综合数据库（gene expression omnibus，GEO）支持公共使用和公布基因表达数据。GEO 属公共数据库，建立了基因表达数据仓库和在线资源，用于检索任何物种或人造来源的基因表达数据。用户可以存档和自由分发由科研工作者提交的全套微阵列，新一代测序和其他形式的高通量功能基因组数据。除数据存储外，还提供一系列基于 Web 的界面和应用程序，以帮助用户查询和下载存储在 GEO 中的研究和基因表达模式。

GEO（http://www.ncbi.nlm.nih.gov/projects/geo/）存放 GSE、GDS、GSM 和 GPL 四类数据。其中，GSE 号对应整个研究项目的系列的数据，可能涉及不同平台；GDS 号对应的同一平台的数据集，这些数据大多来自微阵列和高通量序列技术；GSM 号对应单一样品的数据信息，它只能是单一平台的数据，通常 GSE 和 GDS 中会包含多个 GSM 数据；GPL 号对应一个平台的信息，一般接触较少。迄今为止，GEO 数据库包含的数据涵盖 10 000 个杂交实验和来自 30

种不同生物体的 SAGE 库，其主界面如图 4-4 所示。

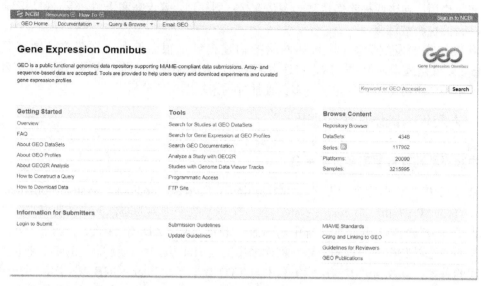

图 4-4　GEO 主界面

3. 人类孟德尔遗传数据库

人类孟德尔遗传数据库（online mendelian inheritance in man，OMIM）（http://www. ncbi. nlm.nih.gov/omim/）数据库是一个持续更新的人类基因和遗传疾病，并且对公众开放的数据库，主要关注于人类基因变异与基因表型性状之间的关系。目前，数据库包含了所有已知遗传疾病，超过 15000 个基因信息以及大量的文本信息、序列纪录、图谱等。OMIM 现在由美国国立生物信息技术中心发布。OMIM 数据库中的每个条目都有相关文章对决定该基因的表型和（或）基因进行描述，并提供许多其他基因数据库的链接，例如 DNA 和蛋白质序列数据库、PubMed 参考文献、HUGO 命名和图谱查看（map viewer）等许多相关的数据库。检索方式多样，可以通过 MIM 编号、基因名称和（或）描述符检索所需信息，甚至可以使用简明英语进行检索。其主界面如图 4-5 所示。

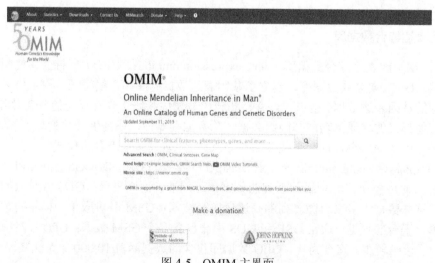

图 4-5　OMIM 主界面

4. 中药分子机制的生物信息学分析工具

中药分子机制的生物信息学分析工具（a bioinformatics analysis tool for molecular mechanism of traditional Chinese medicine，BATMAN-TCM）（http://bionet.ncpsb.org.cn/batman-tcm/）是第一个专门为研究中药分子机制而设计的在线生物信息学分析工具。该数据库的主要功能为：①预测中药成分目标；②目标的功能分析，包括生物途径、基因本体功能术语和疾病富集分析；③成分−靶标−途径/疾病关联网络和 KEGG 生物途径的可视化与突出的目标；④多种中药的比较分析。对于用户提交的 TCM，BATMAN-TCM 先对中药成分的潜在目标进行预测，然后再分析这些中药目标的功能，分析方法有基因本体论关系（gene ontology terms），京都基因与基因组百科全书通路（KEGG pathway）和人类孟德尔遗传数据库疾病富集分析。同时数据库也显示了中药成分−靶向途径/疾病关联网络，生物途径及突出的中药靶标。利用这些功能，有助于研究者理解中医药"多组分、多靶点、多途径"的联合治疗机制，并提供有效线索为后续研究做保障。此外，BATMAN-TCM 还支持使用者同时输入多个中药，为中药复方的研究提供便利，有助于从分子和系统水平理解该配方的组合原理。其主界面如图 4-6 所示。

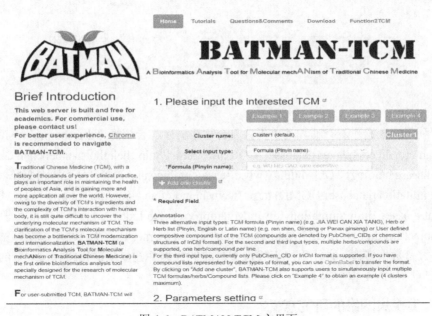

图 4-6　BATMAN-TCM 主界面

5. 人类蛋白质参考数据库

人类蛋白质参考数据库（human protein reference database，HPRD）（http://www.hprd.org/）是开放的数据库，它整合了大量和健康人及病人有关的蛋白质信息。和其他同类数据库相比，该数据库中存储的蛋白质互作信息都是经过实验验证的，而且数量上有明显优势。HPRD 涉及了许多蛋白质的重要功能信息，其中包括多种蛋白质在体内相互关联的信息，多种已经过实验验证的蛋白质翻译后修饰位点；同时提供酶和底物的关系信息，使用者可以通过数据库了解和研究细胞内分子间相互关系。HPRD 将许多数据库进行整合，并支持多种数据库间相互操作[44]。

HPRD 数据库中的多种数据均来源于已经发表文章，如蛋白质之间的相互作用、转录后修饰、酶与底物间的关系、疾病与疾病间的相关性和亚细胞定位等有关蛋白质的信息。HPRD 数据库提供的检索方式也多种多样，如使用名称、蛋白的类型、蛋白结构域、转录后修饰、蛋白质功能和疾病的关系、分子类型和可视化网络等方式。目前，数据库已有大于 20 000 条的蛋白质记录，超过 30 000 条的蛋白质相互关系信息以及 8000 条转录后修饰位点信息，是最大的通过发表文献得到信息的数据库。其主界面如图 4-7 所示。

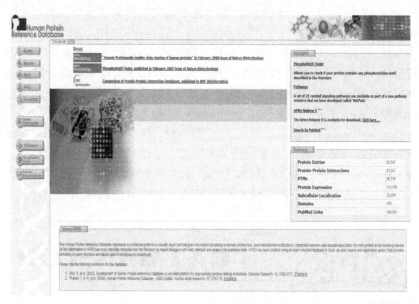

图 4-7　HPRD 主界面

其他可利用的数据库还有哺乳动物蛋白复合物数据库综合资源（the comprehensive resource of mammalian protein complexes database，CORUM；https://mips.helmholtz-muenchen.de/ corum/）、疾病本体（disease ontology，DO；http://www.disease-ontology.org/）[45]、人类基因变异数据库（the human gene mutation database，HGMD；http://www.hgmd.cf.ac.uk/ac/index.php）[46]、KMD-B（Keio mutation data base；http://mutationview.jp/MutationView/jsp/index.jsp）[47, 48] 和医学主题词表（medical subject headings，MeSH；http://www.nlm.nih.gov/mesh/）等。每个数据库都有自己的特色，含有大量数据资源，方便用户查找检索需要的数据并建立疾病网络模型，节约了大量查找文献的时间，提高工作效率。

四、人类疾病网络的研究意义

人类疾病网络，已经成为发现疾病与疾病、疾病与基因间联系的一个有力工具。我们可以从全局出发，可视化研究基因、疾病之间的关系；从分子间的相互作用的角度出发来研究疾病。网络分析方法可以从整体水平层面，综合性了解疾病的发生发展过程，可以减少假设空间（hypothesis space），很好地研究问题。此外，通过分析网络中各分子间的关系，可以发现特异性调控路径，进一步发现疾病发生发展的机制，阐释西药和中药的作用机制，方便筛选药物，指导复杂疾病的临床治疗。

疾病之间是复杂相关的，并非由单一基因或单个因素的改变所导致。"一个药物、一个基因、一种疾病"的传统模式很难取得良好疗效。在疾病的发生发展过程中，基因突变、蛋白相互作用和各类代谢途径均参与其中，仅靠单一药物很难治疗一种疾病[49]。因此，近年来多靶点治疗疾病的方法受到了极大的关注。多靶点给药方式更依赖于疾病的复杂性和系统性，疾病网络从整体水平上研究疾病发生、发展过程中各个分子间的作用，系统性揭示疾病的本质。从复杂疾病的各个环节入手，多靶点、多环节、多角度地治疗疾病，对疾病的"中枢"位点进行控制，从而达到治疗各类复杂疾病的目的[42]。传统的单靶点、高亲和力药物能够很好地治疗一些疾病。然而，药物可能不仅仅只有靶点，且因此药物之间可能存在相互作用。在整个网络中，单靶点药物会影响邻近分子的活性，在不同条件下可能产生较大的副作用，而采用基于网络手段的多靶点、多角度和低亲和力的疾病治疗方法将能很好地解决这一矛盾。运用不同药物的组合，有选择性治疗疾病，通过组合药物之间的相互协调、选择性地攻击疾病网络中的中枢节点，改变整个网络的性质。这一方法可以作为诸如癌症、心血管等复杂疾病的理论指导。因此，基于网络方法的药物治疗已经成为治疗复杂疾病的新方法[50]。

中药成分复杂，各个成分产生的效力不同。但是将这些药物组合在一起，会产生不同效果、不同靶点，进而系统性地作用于疾病的各个环节，彼此协调却能达到治疗疾病的目的[39, 51, 52]。综上所述，在系统地研究疾病的基础上，通过研究中药中各成分的作用，联合疾病网络分析，将有助于揭示中药的作用机制，弥补目前现有手段在揭示中药作用机制上的不足。总之，疾病网络的研究将为系统地研究复杂疾病的发生、发展和治疗，筛选多靶药物以及揭示中药作用机制产生极大的促进作用。

第四节　网络药理学在中医药探索中的应用

一、研究框架

中药药效学评价的关键是如何建立和确定中药的活性分子、活性分子最佳组合、靶点的合理匹配，以及证候与药物疗效之间的相关性等。系统药理学为从整体水平研究中药复方提供了可行性的理论和思路。具体研究策略如图 4-8 所示。

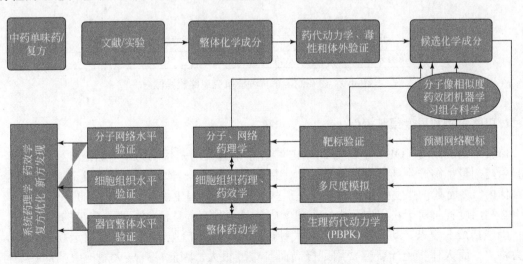

图 4-8　中药复方/单味药研究策略

二、中药饮片：白花蛇舌草

白花蛇舌草（*Hedyotis diffusa*）属茜草科，是一年生无毛纤细披散草本。在临床使用中，全草均能入药，其成药味辛微苦，性甘、寒，具有清热解毒、清利湿热的作用。现代药理学研究表明，白花蛇舌草具有抗肿瘤、抗菌消炎和提高免疫力等作用。白花蛇舌草中富含多种具有生物活性的物质[53, 54]，如三萜类、环烯醚萜类、黄酮类和蒽醌类等。无论临床还是实验研究，均发现白花蛇舌草具有良好的预防和治疗肿瘤的作用。白花蛇舌草可以通过调节基因表达和酶的生物活性，调节控制代谢途径预防肿瘤，诱导肿瘤细胞的凋亡，抑制肿瘤的增殖、转移，目前已经作为临床肿瘤治疗的辅助性药物[52, 55]。

（一）研究思路与研究方法

因中药及中药复方中成分复杂多样，靶点众多，协同作用复杂，因此在研究时，应首先确定其有效成分，进而分析药物有效成分的靶点，并寻找该靶点与疾病之间的关系。以往的中药研究多采取单靶点药物设计方法，具有严重的局限性，如果从"多成分，多靶点，多疾病"的角度出发，阐述中药的物质基础及作用机制则会改变这一困难局面。白花蛇舌草抗肿瘤具体流程如图4-9所示。

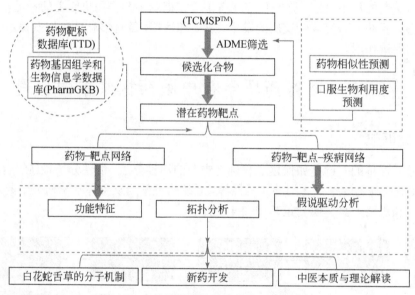

图4-9　白花蛇舌草抗肿瘤研究思路流程图

1. 口服生物利用度预测模型

口服生物利用度（OB）是药物 ADME 特性中最重要的药代动力学参数之一，它表示一个口服用药剂量能够产生药效的百分数。针对中药汤剂来说，一次口服可能使成千上万的化合物进入体内，然而真正能发挥药效的应该是那些具有较好口服生物利用度特性的分子，因此，口服生物利用度评价对于决定中药中一个化学成分是否具有药理活性是必不可少的。

因中药成分复杂，动物模型具有较大种属差异，因此口服生物利用度测定需要耗费大量人力物力，而人体实验的研究费用则极高而且难度很大。因此，开展大规模中药潜在活性物质的口服生物利用度检测几乎是不现实的。那么，开发一套准确预测口服生物利用度的技术显得十分迫切。为此，王永华教授团队建立了一套可预测口服生物利用度的数学模型（Obioavail 1.1 和一个升级版的口服生物利用度整合预测系统（IntegOB）。该模型具有较完整 ADME 的信息来预测口服生物利用度，提高了预测精度，克服了过去口服生物利用度预测非常不准确的不足。

2. 类药性评估模型

为了提高药物候选化合物的命中率，筛选出优秀化合物，需要在药物开发早期阶段对化合物的类药性进行准确评价。因此，使用 Tanimoto 参数对地榆进行类药性评估

$$T(X,Y) = \frac{xy}{|x|^2 + |y|^2 - xy}$$

式中，利用 Dragon 软件（http://www.talete.mi/it/products/dragon description.htm）计算出地榆分子描述符 x；DrugBank 数据（http://www.drugbank.ca/）中所有药物的平均描述符为 y。由于 DrugBank 中平均类药性为 0.18，因此将 0.18 定为阈值，即具有高类药性的化合物其类药性应大于 0.18。

3. 血脑屏障渗透性预测模型

血脑屏障渗透性（BBB）也是药物开发过程中极为重要的动力学特性之一。血液与脑组织之间的屏障，极性小而脂溶性大的药物较易通过，对极性大而脂溶性小的药物则难以通过。化合物能否穿透血脑屏障，会影响药物在血液和大脑之间的分布。一个能够作用于大脑，并产生良好药效的药物必须具有较强的血脑屏障穿透力。但是，作用于外周且会产生中枢神经不良反应的药物则必须限制其血脑屏障渗透能力。研究认为，血浆蛋白结合、血管活性物质、P-糖蛋白以及细胞因子会影响血脑屏障渗透性。当化合物 BBB<-0.3 时，即认为该分子不能穿透血脑屏障（即 BBB-）；而 BBB 处于 [-0.3，+0.3] 区间，即认为该分子具有一定的渗透性（BBB±）；BBB>0.3 时，认为该分子具有较强的渗透性（BBB+）。

（二）研究结果

1. 白花蛇舌草口服生物利用度和类药性分析

通过口服生物利用度和类药性分析发现：在白花蛇舌草中，有 12 种化合物表现出良好的口服生物利用度与类药性。分别是：去乙酰车叶草酸甲酯（苷元）[deacetyl-asperuloside-acid-qt（62.46%，0.11）]、槲皮素 [quercetin（46.43%，0.28）]、何首乌醇 [poriferasterol（43.83%，0.76）]、豆甾醇 [stigmasterol（43.83%，0.76）]、2-甲氧基-3-甲基-9,10-蒽醌 [2-methoxy-3-methyl-9，10-anthraquinone（37.83%，0.21）]、β-谷甾醇 [beta-sitosterol（36.91%，0.75）]、去乙酰基车叶草苷酸（苷元）[deacetylasperulosidic-acid-qt（30.29%，0.10）]、鸡屎藤次苷（苷元）[scandoside-qt（30.02%，0.10）]、京尼泊苷酸 [geniposidic acid（19.59%，0.41）]、芦丁 [rutin（3.2%，0.68）]、熊果酸 [ursolic acid（16.77%，0.65）]和对香豆酸 [p-coumaric acid（43.29%，0.04）]。12 种候选化合物 ADME 相关化学参数（表 4-2）。

2. 血脑屏障渗透性预测分析

在白花蛇舌草化合物中，共有 7 个化合物具有较高的血脑屏障渗透性。豆甾醇 [stigmasterol（1.0）]、β-谷甾醇 [β-sitosterol（0.99）]、3-羟基茴香醚 [3′-Hydroxyanethole（0.66）]、多孔甾醇 [poriferasterol（1.03）]、4-甲氧基肉桂酸酯 [p-MCA（0.47）]、（4aS，6aR，6aS，6bR，8aR，10R，12aR，14bS）-10-羟基-2，2，6a，6b，9，9，12a-七甲基-1，3，4，5，6，6a，7，8，8a，10，11，12，13，14b-十四氢苊-4a-羧酸（0.39）、东莨菪醇 [scopoletol（0.30）]。

表 4-2　白花蛇舌草 12 种候选化合物 ADME 相关参数及化学结构式

化合物编号	化合物名称	OB (%)	Caco-2	BBB	DL	化合物结构式	化合物编号	化合物名称	OB (%)	Caco-2	BBB	Dl	化合物结构式
MOL001667	deacetyl asperuloside acid_qt	62.46	−0.78	−1.62	0.11		MOL001665	deacetyl asperuloside acid_qt	30.29	−1.16	−1.92	0.10	
MOL000098	quercatin	46.43	0.05	−0.77	0.28		MOL001657	scandoside_qt	30.02	−1.50	−2.53	0.10	
MOL001659	poriferasterol	43.83	1.44	1.03	0.76		MOL001668	geniposidic acid	19.59	−2.15	−2.7	0.41	
MOL000449	stigmasterol	43.83	1.44	1	0.76		MOL000415	rutin	3.2	−1.93	−2.75	0.68	
MOL001670	2-methoxy-3-methy1-9, 10-anthraquinone	37.83	0.73	−0.13	0.21		MOL000511	ursolic acid	16.77	0.67	0.07	0.75	
MOL000358	beta-sitosterol	36.91	1.32	0.99	0.75		MOL000771	p-coumaric acid	43.29	0.46	0.13	0.04	

3. 药物–靶点相互作用网络药理学分析

通过网络拓扑结构性质的分析，可以阐释药物–靶点相互作用机制。白花蛇舌草中共有 12 个候选化合物及 297 个潜在靶点，白花蛇舌草的药物–靶点相互作用网络，其中包含 237 个节点[56]。网络图中的方形节点代表化合物，椭圆形节点代表靶点，边代表相互作用关系，由图可以看出，网络中某些节点比其他节点更为集中，即药物–靶点相互作用网络偏向某些化合物和蛋白质（图 4-10）。

观察候选化合物的网络度值（degree）和介度（betweenness）可以发现，参与高度连接的分子或蛋白质在白花蛇舌草作用机制中起到关键作用。Ursolic acid（11 号分子）的作用靶点最多；接下来依次是第 10 号（rutin）。此外，在网络中处于枢纽位置的蛋白质靶点为 Caveolin-1（CAV-1）。

白花蛇舌草这 12 个候选化合物中已有化合物显示出有效的抗癌生物活性。例如，槲皮素（MOL000098）可下调 p-AKT，MMP-2 和 MMP-9 的表达，从而抑制人肝癌 HCCLM3 细胞的转移潜能。豆甾醇（MOL000449）可诱导人肝癌 HepG2 细胞凋亡，并对二甲基苯蒽（DMBA）诱导的白化病小鼠皮肤癌具有化学预防作用。对香豆酸（MOL000771）通过抑制应激降低结肠癌中相关蛋白 GRP78 的表达和激活未折叠蛋白反应（UPR）发挥抗癌作用。这些发现表明白花蛇舌草具有抗癌作用，特别是转移癌的抑制潜力。

（三）结论与展望

白花蛇舌草具有清热消癌解毒的功效，常被应用于肿瘤的临床治疗。中草药多组分、成分复杂，能够与多个靶点和通路相关联。因此，需要系统性的药理学方法和研究手段，如综合口服生物利用度筛选、类药性评估、血脑屏障渗透性预测、药物靶点识别和网络药理学分析等。接下来，从数据库及文献中查找白花蛇舌草所有化合物共 37 个。再对这些化合物进行口服生物利用度筛选和类药性分析，得到 12 个候选化合物，其中有一些已经显示出良好的抗肿瘤活

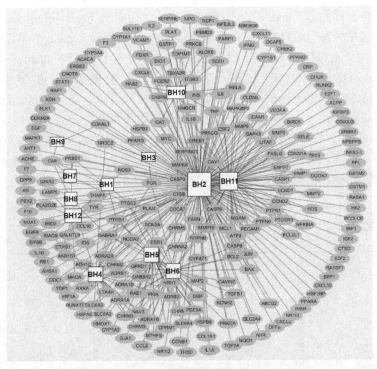

图 4-10 白花蛇舌草药物−靶点相互作用网络

性，尤其是抑制肿瘤转移。进一步对这 12 个候选化合物进行研究，通过血脑屏障渗透性预测，筛选出 7 个具有较高渗透血脑屏障能力的化合物。进一步构建白花蛇舌草的药物−靶点互作网络。寻找高 degree 位点和高 betweenness 位点的化合物，确定处于枢纽位置的蛋白质靶点，这些化合物与蛋白质极有可能在白花蛇舌草的药理功能中发挥主要作用。接下来研究候选靶点与疾病间的联系，确定这些靶点与乳腺癌之间的关系，建立白花蛇舌草的药物−靶点−疾病网络，进一步分析并明确白花蛇舌草中哪些分子作用于哪些蛋白，从而发挥了抗乳腺癌的作用。

三、中药饮片−地榆

地榆（*Sanguisorba officinalis L.*）属于蔷薇科，是多年生草本植物，常用地榆根部入药，味苦、酸，性微寒。具有凉血止血、解毒敛疮、收敛止泻等作用。现代医学研究显示，地榆含有皂苷、鞣质、多糖以及黄酮类等多种成分，具有消炎抗菌、抗肿瘤和止血等作用，可治疗血痢、烧灼伤、湿疹、上消化道出血、崩漏、结核性脓疡、慢性骨髓炎和乳腺癌等疾病。《本草纲目》：地榆，除下焦热，治大小便血证。止血，取上截切片炒用，其梢则能行血，不可不知。杨士瀛云：诸疮痛者加地榆，痒者加黄芩。

（一）研究思路与研究方法

同白花蛇舌草研究思路与研究方法，详见本章第四节。

（二）研究结果

1. 地榆口服生物利用度和类药性分析

通过口服生物利用度和类药性分析发现：在地榆中，有 11 种化合物表现出良好的口服生物利用度。分别是：白桦脂酸［mairin（55.38%，0.73）］、山奈酚［kaempferol（41.88%，0.26）］、2, 3, 6-O-三没食子酰甲基- β-D-吡喃葡萄糖苷［methyl-2, 3, 6-tri-O- galloyl- β-D-glucopyranoside（44.95%，0.67）］、4, 6-O-双没食子酰甲基- β-D-吡喃葡萄糖苷［methyl 4, 6-di-O-galloyl-beta-D-glucopyranoside（48.07%，0.68）］、6-O-没食子酰甲基-β-D-吡喃葡萄糖苷［methyl-6-O-galloyl-β-D-glucopyrano-side（44.85%，0.29）］、地榆皂苷 E［sanguisorbin E（66.93%，0.15）］、槲皮素［quercetin（46.43%，0.28）］、3, 7, 8'-三-O-甲基并没食子酸［3, 7, 8-Tri-O-methylellagic acid（37.54%，0.57）］、胡萝卜苷（苷元）［alexandrin_qt（36.91%，0.75）］、β-谷甾醇-3-O-β-D-吡喃葡萄糖苷（苷元）［daucostero-qt（36.91%，0.75）］和 beta-sitosterol（36.91%，0.75）。这 11 种候选化合物 ADME 相关参数及化学结构式见表 4-3 所示。

表 4-3　地榆 11 种候选化合物 ADME 相关参数及化学结构式

化合物编号	化合物名称	OB(%)	Caco-2	BBB	DL	化合物结构式	化合物编号	化合物名称	OB(%)	Caco-2	BBB	DL	化合物结构式
MOL000211	mairin	55.38	0.73	0.22	0.78		MOL000098	quercetin	46.43	0.05	−0.77	0.28	
MOL000422	kaempferol	41.88	0.26	−0.55	0.24		MOL005858	3,7,8-Tri-O-methylellagic acid	37.54	0.22	−0.78	0.57	
MOL005853	methyl-2,3,6-tri-O-galloyl-β-D-glucopyranoside	44.95	−0.84	−1.22	0.67		MOL005399	alexandrin-qt	36.91	1.3	0.88	0.75	
MOL005862	methyl-4,3,6-di-O-galloyl-β-D-glucopyranoside	48.07	−1.17	−2.06	0.68		MOL005869	daucostero-qt	36.91	1.32	0.87	0.75	
MOL005864	methyl-6-O-galloyl-β-D-glucopyranoside	44.85	−1.24	−1.81	0.29		MOL000358	beta-sitosterol	36.91	1.32	0.99	0.75	
MOL005875	sanguisorbin E	66.93	−1.35	−2.54	0.15								

2. 地榆血脑屏障渗透性预测分析

在地榆化合物中，共有 4 个化合物具有较高的血脑屏障渗透性 BBB＞0.3。分别是：beta-sitosterol（0.99）、alexandrin-qt（0.88）、1-（2, 4-二羟基-6-甲氧基苯基乙基酮［1-（2,4-dihydroxy-6-methoxyphenyl）etha-none（0.29）］和 daucostero-qt（0.87）。

3. 药物-靶点相互作用网络药理学分析

地榆候选化合物及其 179 个潜在靶点的药物-靶点相互作用网络如图 4-11 所示，其中包含了 187 个节点。网络图中的菱形节点为化合物，方形节点为靶点，边代表相互作用关系，网络中某些节点比其他节点更为集中，表示药物-靶点相互作用网络更偏向某些化合物和蛋白质。

下载 GSE65194 数据集，筛选得到乳腺癌相关基因靶点，Venn 图分析显示地榆与该数据有 43 个共有基因，基于 STRING 数据库进一步构建蛋白质-蛋白质相互作用网络（PPI）。对网络图中的 degree 观察可以发现，转移相关靶点在地榆作用机制中起到关键作用。根据节点大小映射中的"度≥30"，Caveolin-1 是其中最关键的靶点之一。乳腺癌、地榆成分-靶点-疾病网络如图 4-12A 所示。继续进行 GO 功能富集和通路富集分析。GO 分析包括 BP（生物学过程），MF（分子功能）和 CC（细胞成分），如图 4-12 B-E 所示。靶蛋白最主要的 BP（生

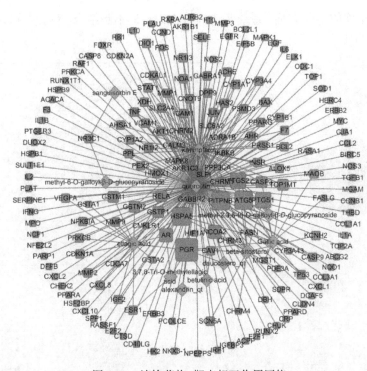

图 4-11　地榆药物-靶点相互作用网络

物学过程）分别为：细胞死亡（如自噬）、细胞生长和转移（如细胞或细胞成分的运动、细胞迁移、细胞定位、细胞增殖和细胞外基质）等；靶蛋白最主要的 CC（细胞成分）分别为：细胞外区域、细胞外基质、囊泡和小窝等；靶蛋白主要的 MF（分子功能）为：酶结合、蛋白质结合和调节分子功能等；上述功能均与地榆抗乳腺癌分子机制密切相关。同时，KEGG 分析表明与地榆的抗乳腺癌机制包括：TNF 信号通路、NF-κB 信号通路、自噬调节、HIF-1α 信号通路、趋化因子信号通路、黏着斑信号通路、Ras 信号通路、PI3K-Akt 信号通路、FoxO 信号通路、p53 信号通路和 VEGF 信号通路。

（三）结论与展望

地榆在临床治疗中常用于血痢、烧灼伤、湿疹、上消化道出血、溃疡病大出血、崩漏、结核性脓疡、慢性骨髓炎以及肿瘤等疾病。近年来，地榆的抗肿瘤作用越来越受到重视。本研究通过多种技术手段构建地榆系统药理学方法，如综合口服生物利用度筛选、类药性评估、血脑屏障渗透性预测、药物靶点识别和网络药理学分析等。通过从数据库及文献中查找地榆所有化合物；再对这些化合物进行口服生物利用度筛选和类药性分析，得到 11 个候选化合物，其中已有部分化合物在抑制肿瘤细胞转移和诱导肿瘤细胞凋亡等方面具有显著作用。进一步构建药物-靶点相互作用网络，寻找高 degree 位点和高 betweenness 位点化合物以及处于网络中枢纽区的蛋白质靶点，那么这些化合物与蛋白质很有可能在地榆的药理功能中发挥主要作用。接下来，通过寻找潜在靶点与疾病之间的关系，确定潜在靶点与乳腺癌疾病的关联，建立药物-靶点-疾病网络，通过分析，寻找地榆中哪些分子作用于哪些蛋白，从而发挥了抗乳腺癌的作用。

中药成分研究已有上百年的历史，中药成分复杂、系统庞大，因此研究中药对机体的作用机制十分困难。本研究运用系统药理学知识，构建单味中药系统药理学框架，揭示地榆药理学功能的分子机制，为进一步的实验测试及临床验证提供了前期基础，降低研究成本及研究时间。

随着中药相关数据库的不断完善，系统药理学与临床验证不断结合，将会获得越来越精准的系统药理学方法及工具。

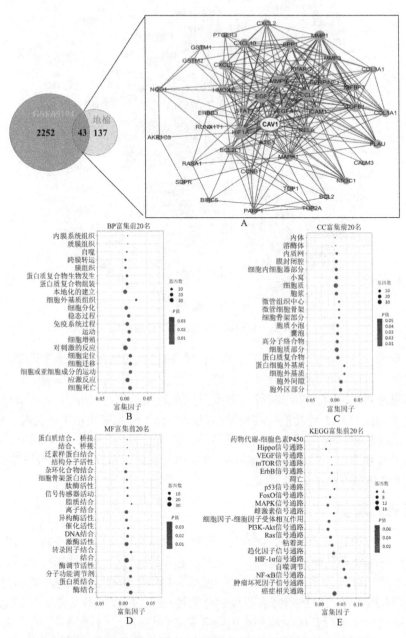

图 4-12　地榆成分–靶标–疾病网络图及功能/通路富集分析

A. 乳腺癌–地榆化合物–靶点网络图；B. GO-BP 气泡图；C. GO-MF 气泡图；D. GO-CC 气泡图；E. KEGG 富集分析

四、中药复方-*Ai Du Qing*（ADQ）

（一）君、臣、佐、使-ADQ

中药方剂是在中医理论的指导下，通过辨证审因、确定治则治法之后，选择适当的中药，按组方原则，酌定用量用法，妥善配伍而成。它是在长期的临床用药实践中形成的中医用药的主要形式，基于整体观念和辨证论治的思想，按照药物的升降沉浮、归经以及君、臣、佐、使的组合原则，选择合适的药物进行定量的配伍。

方剂一般由君药、臣药、佐药、使药四部分组成。《素问·至真要大论》："主病之谓君，佐君之谓臣，应臣之谓使"；"君一臣二，制之小也。君二臣三佐五，制之中也。君一臣三佐九，制之大也"。组成方剂的药物可按其在方剂中所起的作用分为君药、臣药、佐药、使药，称之为君、臣、佐、使。君药：即在处方中对处方的主证或主病起主要治疗作用的药物。它体现了处方的主攻方向，其药力居方中之首，是组方中不可缺少的药物。臣药：是辅助君药加强治疗主病和主症的药物。佐药：意义一是为佐助药，用于治疗次要兼证的药物，二是为佐制药，用以消除或减缓君药、臣药的毒性或烈性的药物；三是为反佐药，即根据病情需要，使用与君药药性相反而又能在治疗中起相成作用的药物；使药：意义一是引经药，引方中诸药直达病所的药物，二是调和药，即调和诸药的作用，使其合力祛邪，如牛膝、甘草就经常作为使药入方。

乳腺癌是女性最常见的恶性肿瘤，其发病率高达 24.2%，虽然目前有许多治疗手段，如手术、放疗、化疗、内分泌治疗、生物靶向治疗及中医药治疗等，但其死亡率仍达 15%[57]，而转移是引起乳腺癌患者死亡的主要原因。因此，探索乳腺癌转移机制及发展治疗靶标是提高疗效、改善预后及延长生存率的关键环节。广州中医药大学第二附属医院王志宇教授根据多年临床经验及"君、臣、佐、使"配伍原则，创建中药复方-*Ai Du Qing*（ADQ）。ADQ 是由白花蛇舌草（君药）、莪术（臣药）、黄芪（佐药）、甘草（使药）四味中药组成。经试验验证，该方能够有效抑制乳腺癌细胞的转移[57]。然而，关于该方剂治疗乳腺癌疾病的分子层面的具体作用机制还不甚清楚。我们将以该方剂为例，介绍如何采用系统药理学技术来揭示 ADQ 活性组合、分子靶点及其治疗疾病的机制。

（二）研究思路与研究方法

中药复方是将两味或两味以上药物合理搭配而成的一组药物。其所含化学成分复杂、药理作用具有多靶点多层次的特点，而且干扰因素众多，因此中药复方药理的研究难度较大。通过口服生物利用度预测、药物多靶点分析以及网络药理学技术等方法，将中药方剂作为一个整体，通过综合分析化合物、靶点以及作用通路之间的关系，来揭示中药方剂的各草药之间君、臣、佐、使的机制，以及各成分之间的协同、叠加等关系。模型建立如图 4-13 所示：

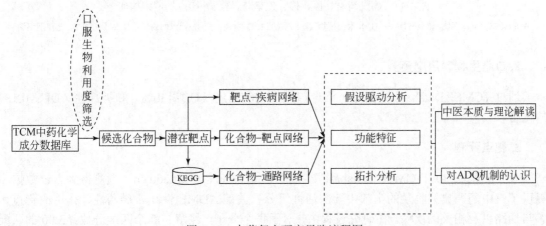

图 4-13　中药复方研究思路流程图

1. ADQ 分子数据库

通过 TCMSP Database、TCMID、BATMAN-TCM 共得到 141 个 ADQ 的化学成分，包括 12 个白花蛇舌草化合物、14 个莪术化合物和 21 个黄芪化合物，其中 9 个化合物为草药共有成分。化合物的结构从 TCMSP Database 数据库下载，用 Cytoscape software 软件绘制。如图 4-14 所示：

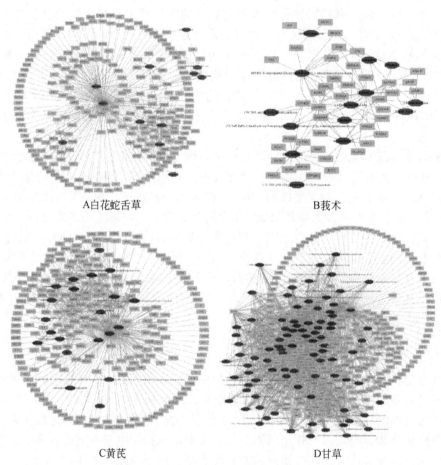

A 白花蛇舌草　　　　　　　　　　B 莪术

C 黄芪　　　　　　　　　　　　D 甘草

图 4-14　癌毒清君、臣、佐、使单药"药物–靶点"网络构建

A. 白花蛇舌草：药物–靶点网络图；B. 莪术：药物–靶点网络图；C. 黄芪：药物–靶点网络图；D. 甘草：药物–靶点网络图

2. 口服生物利用度预测

通过 TCMSP Database 数据库，筛选口服生物利用度（OB≥30%）和类药性（DL≥0.18）的化合物。

3. 靶点预测

分子的靶点通过 TCMSP Database 数据库（http://lsp.nwsuaf.edu.cn）预测得到。该数据库提供了《中药药典》收录的全部中药的活性组分、关键 ADME 性质、类药性、作用的靶点、参与通路以及相关的疾病。在研究过程中，对于每个分子，保留 300 个匹配分数≥3.00 的匹配靶点。在靶点集中，仅保留人类的靶点，所有参数采用默认值。分离出与乳腺癌疾病相关的靶点，并通过 TTD（http://db.idrblab.net/ttd/）、PharmGkb（www.pharmgkb.org）和 DrugBank（http://www.drugbank.ca/）数据库来验证这些靶点与乳腺癌的关系（图 4-15）。

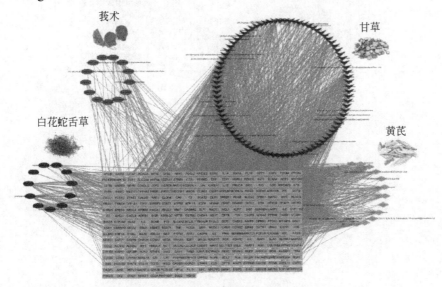

图 4-15　癌毒清复方"药物-靶点"网络构建

通过联合草药，候选化合物及其所有潜在靶标来构建化合物-靶标网络。节点代表草药的成分，矩形节点代表这四种草药的共同目标

4. 网络药理学分析

先选择药物的候选化合物和潜在靶点，以及候选靶点来构建化合物-靶点网络（compound-target network，C-T Network）。化合物-通路网络（compound-pathway network，C-P Network）通过连接候选化合物和其参与的信号通路而建立。潜在靶点对应的疾病从 PharmGkb、TTD、DrugBank 数据库以及文献中收集得到，所得疾病和靶点的相互作用被进一步用来构建靶点-疾病网络（target-disease network，T-D network）。

在这个双边网络中，节点（node）代表化合物、蛋白、信号通路或疾病，边（degree）表示化合物-靶点、化合物-通路或靶点-疾病相互作用。化合物-候选靶点网络（compoun candidate target network，C-cT network）通过连接候选化合物和所有候选靶点得到。而化合物-潜在靶点网络（compound-potential target network，C-PT network）按候选化合物和其验证的潜在靶点所构建。在化合物-通路网络中，如果候选化合物在信号通路中出现，就将该化合物和通路相连。在靶点-疾病网络中，疾病与它们相关的候选靶点相连（图 4-16）。

构建化合物-靶点-疾病网络。从 GSE41112 和 GSE87455 微阵列组中提取化疗前后乳腺癌患者的差异基因，使用 GEO2R 分析工具（$P \leqslant 0.05$，$FC \geqslant 1.5$）发现 GSE41112 中有 3286 个基因和 GSE87455 中有 4877 个基因。分析显示，ADQ 与两个数据集共有 22 个潜在目标（图 4-16A）。这些中枢基因包括 CAV1，HIF1A，CCNB1，BAX，BCL2，PARP1，ERBB3，MCL1，PRKCA，CDCA7，CDKN1A，CDKN2A，TOP1，TOP2A，SELE，ATP5B，RUNX2，BIRC5，ATF2，RUNX1T1，MT2A 和 EIF5B，其中 CAV1 是节点大小映射中的"Degree"具有最大节点的关键目标（图 4-16B）。进一步提取了 22 个重要目标，构建了基于 STRING 数据库的 22 个节点和 71 个边缘的 PPI（图 4-16C）。所有这些发现都表明 CAV1 可能是影响 ADQ 调节网络的最可能机制之一[41]。

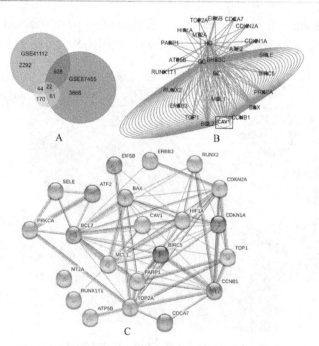

图4-16 癌毒清复方"药物-靶点-肿瘤疾病"网络构建

（三）研究结果

1. ADQ 中口服易吸收分子

高口服生物利用度是有药效作用的生物活性分子具有类药性的一个关键指标。对中药系统来说，很多化学成分由于缺乏药代动力学特征（尤其是口服生物利用度），无法到达人体的分子靶点产生疗效。在 ADQ 方中，239 个化合物被证明具有较高的口服生物利用度（OB≥30%），占总化学成分的 40.85%。下面详细说明每一味草药。

（1）白花蛇舌草：详情参考第四章第二节。

（2）莪术：莪术其味苦辛，性温，无毒，入肺脾二经，具有破血行气、消积止痛等作用；主要治疗癥瘕积聚、瘀血闭经、心腹瘀痛、脘腹胀痛等症。莪术中富含挥发油，且成分比较复杂，主要为倍半萜和倍半萜烯类化合物。经研究发现[58-61]，莪术的提取物——莪术挥发油有较好的抗肿瘤、抗感染、抗病毒作用。莪术挥发油中抗肿瘤活性成分主要为 β-榄香烯、莪术醇、莪术酮、莪术二酮和异莪术醇等。莪术中有 43 个化合物具有较好的口服生物利用度（OB≥30%）。其中姜黄素（OB=103.55%）、双脱甲氧基姜黄素（OB=77.38%）具有很强的抗癌、抗氧化和抗感染的作用。化合物胡萝卜苷（alexandrin）和常春藤皂苷元（hederagenin）的度明显高于其他化合物，说明这两个化合物在莪术发挥功效中具有重要的作用。有研究表明，胡萝卜苷可以对 HepG2 细胞增殖产生抑制作用并且促进其凋亡，也可以对其迁移产生抑制作用[62]；常春藤皂苷元对前列腺癌细胞的增殖、迁移及侵袭能力具有明显的抑制作用。但是，虽然一些化合物口服生物利用度较低（OB<30%），但仍然具有较好的生物活性，比如倍半萜烯类化合物 β-榄香烯（β-elemene）[OB=25.63%，类药性（DL）=0.06]，虽然口服生物利用度与类药性均偏低，但已有研究显示 β-elemene 可以诱导肿瘤细胞凋亡，经 β-elemene 处理的 K562 细胞呈现出细胞凋亡特征性的表现，如核固缩，凋亡小体形成，且凋亡细胞发生率与 β-elemene

处理的浓度、时间呈正相关。

（3）黄芪：作为一种被广泛应用的药物，黄芪含有多种活性成分，包括黄芪多糖、黄芪皂苷、黄芪黄酮、氨基酸等。对筛选得到的化合物进行分析，黄芪的多糖成分主要有葡聚糖和杂多糖，其中葡聚糖又有水溶性葡聚糖和水不溶性葡聚糖，分别是α（1-4）（1-6）葡聚糖和α（1-4）葡聚糖；杂多糖多为水溶性酸性杂多糖，主要由葡萄糖、鼠李糖、阿拉伯糖和半乳糖组成，少量含有糖醛酸，由半乳糖醛酸和葡萄糖醛酸组成。黄芪多糖对腹腔巨噬细胞吞噬功能的促进可能是一种非特异性的刺激结果。黄芪多糖通过阻断 NF-κB 活化抑制 TNF-α 处理的人血管内皮细胞中 ICAM-1 和 VCAM-1 的表达[63]。同时具有增强 NK 细胞的活性，刺激 NK 细胞增殖的作用。黄酮类化合物有黄酮、异黄酮、异黄烷和紫檀烷，共 4 大类，多达 30 余种，主要有槲皮素、山柰黄素、异鼠李素、鼠李异柠檬素、羟基异黄酮、异黄烷、芦丁、芒柄花素和毛蕊异黄酮等。氨基酸共 25 种，如 γ 氨基丁酸、天冬酰胺、天门冬氨酸、苏氨酸、丝氨酸、谷氨酸、脯氨酸和甘氨酸等。皂苷类作为黄芪中重要的有效成分，含有黄芪皂苷 Ⅰ、Ⅱ、Ⅲ（astragalo-side Ⅰ、Ⅱ、Ⅲ）均有较高的 OB 和 DL 值。黄芪总黄酮是黄芪的又一活性部位，筛选后得到的毛蕊异黄酮（calycosin）、芒柄花素（formononetin）、山柰酚（kaempferol）和槲皮素（quercetin）等成分已被证明具有免疫调节、抗损伤、抗肿瘤、抑制动脉粥样硬化等活性[64]。此外筛选还得到亚麻酸（linolenic acid）、咖啡酸酯（cafeate）等其他微量成分。黄芪中共有 44 个化合物具有较好的口服生物利用度，其中 isoflavanone（OB=109.00%）、（Z）-1-（2, 4-二羟基苯基）-3-(4-羟基苯基）丙-2-烯-1-酮［（Z）-1-（2, 4-dihydroxyphenyl）-3-（4-hydroxyphenyl）prop-2-en-1-one（OB=87.5%）］、（6aR, 11aR）-9, 10-二甲氧基-6a, 11a-二氢-6H-［1］苯并呋喃并[3, 2-C]苯并吡喃-3-酮［(6aR, 11aR)-9, 10-dimethoxy-6a, 11a-dihydro-6H-benzofurano[3, 2-c]chromen-3-ol（OB=64.26%）］、3, 9-二-O-甲基尼森香豌豆紫檀酚［3, 9-di-O-methylnissolin（OB=53.74%）］具有很高的口服生物利用度[56]。

（4）甘草：目前已知化合物有 287 种，其中有 73 个化合物表现出良好的口服生物利用度（OB≥30%）和类药性（DL≥0.18）。其中大多为黄酮类化合物，比如：甘草查尔酮 B［licochalcone B（76%, 0.23）]、异甘草素 [isoliquiritigenin（89%, 0.18)]、甘草香豆精［glycycoumarim（55%, 0.43）]、甘草酸 [glabrene（46%, 0.43）] 等，其中许多分子已经被证明了其治疗多种疾病的药理学活性。而甘草的五环三萜皂苷类化合物的口服利用度相对较低，如乌拉尔甘草皂苷 B［uralsaponin B（17%, 0.14）]、甘草皂苷 G2 [licorice-saponin G2（22%, 0.14）] 等。同样的，甘草中大多数黄酮类化合物表现出较高的血脑屏障渗透性，如欧甘草素 A［hispaglabridin A（0.49）]、7-甲氧基-2-甲基异黄酮 [7-methoxy-2-methylisoflavone（0.41）]、欧甘草素 B [hispaglabridin B（0.55）] 等。而大多数三萜类和皂苷类化合物依旧表现出较低的血脑屏障渗透性。目前已有研究证明黄酮类化合物具有保护神经、心脏以及促进大脑功能的作用。

（四）结论与展望

中医学是集理论、诊断和治疗为一体的独特体系，有两个基本特点：一是整体观念，二是辨证论治。中药是以中医理论为基础，用于防治疾病的植物、动物和矿物及其加工品。中药的使用分单味药（单行）和两味或两味以上中药配伍使用（复方）。中药复方以"君、臣、佐、使"为配伍指导思想，通过整体调节生物体的功能紊乱来达到治疗效果。其中，君药是针对病因或疾病的主要症状而起主要治疗作用的主体药物，为方之中心，所有药物均与之有关系。臣药是协助主药以加强治疗作用的药物，主要与君药共同构成方剂的主要基石，不可减少或删除。佐药能够作为方剂删减或者调整的对象，与臣药比较，作用与地位较小。使药是一种引导的药物,目的是引导其他药物到达目标处的药物,即引经药,或调和药性的药物。君、臣、佐、使相辅相成,在配伍中得到广泛的应用。

在研究经典复方时,通过药理学、基因组学、蛋白质组学等探究复方作用机制。以化合物、靶点与信号通路之间的协同作用为基础,寻找复方中的活性成分及相关靶点。通过网络药理学解释药物之间的协同作用,阐释"君、臣、佐、使"理论,对中药系统网络的分析,为探索复杂疾病之间的相互联系和药物干预提供了一种新方法。

五、基于网络药理学的新药研究与开发

(一)药物分子的发现

中医药历史悠久,在人类医学史中曾经占有领先地位。但新中国成立前,由于社会历史条件局限,中药的发展渐渐难以跟上时代前进的步伐。近年来,由于人们对于健康水平的重视以及人口老龄化趋势,医药产业已经成为当今世界上发展最为迅速的产业之一。但是,由于化学合成药研制开发的成本较高、周期较长以及较低的成功率,科学家又重新将新药开发的目光转移到天然产物上。目前,中药新药研发已成为国际医药行业的热门研究方向。然而中药及其复方成分极其复杂,药理作用也多样化。因此,寻找一种行之有效的药物发现新方法迫在眉睫。

作为新兴领域,系统药理学(systems pharmacology)整合了经典药理学、化学生物学、生物化学和结构生物学、基因组学、病理学、医学以及应用数学、计算机技术、生物信息学等多学科来研究了药物的作用机制,促进了新药的开发[17]。与中医整体观相同,系统药理学在系统的整体水平上,以现代系统论的原则和方法为指导,以系统生物学为基础,通过系统药理学分析来构建网络,并对药物行为进行评价,促进人们对治疗机制的理解。将通路和网络联系起来,系统药理学也保证了药代动力学和药效动力学预测模型的准确性。中药是多组分、多靶点及其组分间协同作用的复杂体系。因为其成分复杂,系统庞大,所以从混合物体系上开展研究其对机体的作用难度极大。系统药理学为中药活性分子的获得、靶点的获取、靶点网络性质的分析,以及靶点与疾病之间的关系分析,提供了一套完整的、多尺度的系统性研究方法。利用系统药理学方法研究中药,可以帮助我们从整体上、层次上和信息水平上阐明中医药理论,在信息水平上建立中药药效预测、评估和作用机制操作平台,实现数据基础上的中医药现代化的转变,扩大中药的适用领域与新药开发。

1. 传统中药饮片的研究思路与方法

中草药是中医预防治疗疾病所使用的独特药物,也是中医区别于其他医学的重要标志。中国人民对中草药的探索经历了几千年的历史。中药应用理论比较独特、应用形式多种多样。近年来,它们在西方国家也得到越来越广泛的应用。中药作为新药开发中新化合物发现的摇篮,是天然产物治疗疾病的重要组成部分,其成分具有结构多样、生物学活性高以及毒性低的特点[65]。如今,一些学者逐渐意识到单一药物对疾病的治疗是不够的,"单疾病–单靶点一刀切"这一概念在更综合的治疗策略面前显得较为无力。因此,对于各类复杂疾病及其所需的综合治疗策略来讲,具有丰富活性成分和多靶点特点的中药是更有效的。

目前中药现代化、规范化和国际化发展仍面临诸多困难和问题,如在基础理论及研究方面,中药发挥药效的物质基础和作用机制有待阐明;符合中药药物特点的现代疗效评价体系有待完善。而在新药开发过程中,临床失败率过高。因此,采用新的方法来改进和加快药物发现过程迫在眉睫。随着分子生物学的发展,中药的研究已经进入细胞和基因转录水平,但整体研究仍

然处于较浅的水平。网络药理学在整体水平上研究药物和疾病之间的关系，从药物、靶点与疾病之间的相互作用的整体性和系统性出发，揭示中药多成分-多靶点的作用关系，其研究的整体性与中药的多成分、多靶点、多途径的特点高度吻合。系统药理学应用于多靶药物发现时可以分为两种情况，即一个药物结合多个有助于治疗的靶点来产生整体治疗效应，或多个药物结合一个靶点导致不同信号通路的激活。目前，怎样确定一个特定疾病的治疗靶点或靶点集合，仍是一个有争议的问题。同时，从海量的天然产物中确定多靶药物也是一个巨大的挑战。通过网络分析、药物 ADME 筛选和实验验证的有机结合手段，来达到从天然产物中发现针对某一特殊疾病的多靶药物的目的。其总体思路与目标如下：

Ⅰ.通过文献及数据库筛选治疗该疾病的天然药物；

Ⅱ.通过相关数据对目标天然药物进行 ADME 评价，筛选活性高的候选化合物；

Ⅲ.构建目标疾病的药物-靶点、靶点-靶点及药物-靶点-疾病网络，然后基于网络药理学技术选择潜在的治疗靶点集；

Ⅳ.进行体外实验来评估这个策略的可靠性。

药物研发随着时代的进步而飞速发展，已经从最初的单药物、单靶点模式向现在的多药物、多靶点模式逐步转变[66]。有很多前景优良的天然候选化合物可能作为多靶药物而得到深入研究[67]。尽管最近几年无数科研工作者在基因组学、蛋白质组学、高通量筛选技术和理性药物设计等方面已取得一定成就，多靶点药物的数目却并没有得到显著提升。多靶点介入式解决方案的识别是解决多靶药物问题的核心[68]。药理学相关的靶点会执行相似的生物学功能，且由于生物学网络具备核心性、单功能性等特征，单节点的敲除或过强抑制可能会导致系统出现故障。因此，低亲和力的多靶药物也能够具备良好的药理学效应。随着技术路线的进步与发展，系统药理学也正逐步推动着研究从单分子靶点水平向在本质上通过复杂网络连接更高层次的自然生物系统水平转变。

2. 中药复方开发的研究思路与方法

中药复方包含两味或两味以上中药，是一个复杂的系统，具有更多、更复杂的活性成分，这些活性分子可能靶向多个生物靶点，这些靶点也可能涉及多种多样的发病机制。然而，这些活性成分的具体作用并不十分清楚。因此，我们迫切需要一种能够评估中药复方对机体作用的新方法。因中药复方是在辨证的基础上，根据病情的需要，利用药物的七情，规定必要的药量，配伍组成，复方中的药物可以克服对方的毒性或者提高对方的疗效，达到协同作用[69]。因此，研究复方成分间的这些作用对临床治疗至关重要。一种基于系统药理学的从"靶点到化合物"的方法，不但能够研究疾病的分子机制，还能探究各种表型之间的复杂关系，这种系统性的方法也许能够帮我们找到比单靶药物更加有效的药物分子。具体思路如下：

（1）通过文献及各类疾病数据库收集肿瘤疾病相关靶点；

（2）搜集治疗肿瘤疾病相关中药并对其化合物进行 ADME 评估筛选；

（3）寻找这些中药的潜在活性化合物；

（4）构建中药相关网络用于发现新的药物组合；

（5）进行体外和体内实验验证。

3. 讨论与展望

（1）摆脱单靶点思想的束缚，解决新药开发问题：过去的几十年中，人们逐渐意识到单靶点的特异选择性药物对一些复杂疾病治疗效果往往很差，而且副作用也较大。因此，越来越多的注意力开始集中在多靶点治疗上，即通过作用于多个分子、通路和系统来治疗复杂疾病[70]。然而，多靶点治疗的复杂性给新药或者药物组合开发带来巨大的挑战。仅仅筛选出潜在的药物组合就需要耗费大量的人力、物力及资金。系统药理学通过应用数学、计算机技术、生物信息学技术，以药理网络和系统为基础的反向筛选技术，为该问题提供新的解决办法，用以检测和发现一些潜在的新药和组合[71]，以应用于人们较关注的重大疾病，如癌症、心脑血管疾病等方面。通过网络分析可以从宏观到微观层次上，获得更清楚的与治疗相关的信息以及不同靶点之间的关系信息。这些与疾病治疗相关的网络，能够为药物组合和多靶点新药开发提供重要基础。

（2）解决药物筛选和评价过程复杂性难题：中草药结构多样、成分复杂且生物学活性高，其在治疗领域和实践领域得到越来越多的关注[52]。然而，明确作用机制指导下的新药开发却依然困难重重。我们可以通过建立中草药数据库，储存包括分子结构、生物相关性、药理学和化学特性等信息，为中药领域的相关研究提供更加便捷的方式。同时构建一个具有较高的有效性和准确性的 ADME 预测系统，在中药中减少非活性分子干扰，为研究带来便利。

（3）为新的复方配伍及经典复方研究提供新策略：多数疾病往往具有高度复杂、微妙调节的通路和反馈回路，作用于相关通路的化合物有潜在的协同作用。我们需要寻找药物的核心蛋白以及疾病网络中的核心蛋白，能与处于网络核心的蛋白作用的草药在疾病治疗中应该会发挥更加重要的作用[69]。药物和这些蛋白质相互作用可能会有多种效果。相比对上游蛋白的扰动，对信号通路下游的扰动产生的效应往往更小。同时影响和表型相关的通路集合的组分，可能产生一个更好的组合效果[72]。

参 考 文 献

[1] 汤佩佩，白明，苗明三.中医药研究与网络药理学.中医学报，2012，27（9）：1112-1115.

[2] 张彦琼，李梢. 网络药理学与中医药现代研究的若干进展.中国药理学与毒理学杂志，2015，29（6）：23-32.

[3] 李梢. 网络靶标：中药方剂网络药理学研究的一个切入点.中国中药杂志，2011，36（15）：15-18.

[4] Li Y, Agarwal P, Rajagopalan DA. Global pathway crosstalk network. *Bioinformatics*，2008，24（12）：1442-1447.

[5] Ke Z, Zhang X, Cao Z, et al. Drug discovery of neurodegenerative disease through network pharmacology approach in herbs. *Biomedicine & Pharmacotherapy*，2016，78：272-279.

[6] Li P, Chen J, Wang J, et al. Systems pharmacology strategies for drug discovery and combination with applications to cardiovascular disease. *Journal of Ethnopharmacology*，2014，151（1）：93-107.

[7] 刘志华，孙晓波. 网络药理学：中医药现代化的新机遇.药学学报，2012，47（6）：696-703.

[8] Ye H, Ye L, Kang H, et al. HIT: linking herbal active ingredients to targets. *Nucleic Acids Research*，2011，39：1055-1059.

[9] 朱伟，王冬梅，徐筱杰，等. 建立中草药计算机网络药理学网上数据库的构想. 广州中医药大学学报，2013，30（1）：109-111.

[10] Xu XX, Bi JP, Ping L, et al. A network pharmacology approach to determine the synergetic mechanisms of herb couple for treating rheumatic arthritis. *Drug Design，Development and Therapy*，2018，12：967-979.

[11] Tao W, Xu X, Wang X, et al. Network pharmacology-based prediction of the active ingredients and potential targets of Chinese Herbal Radix Curcumae formula for application to cardiovascular disease. *Journal of Ethnopharmacology*，2013，145（1）：1-10.

[12] 庞晓丛，王喆，方坚松，等. 治疗阿尔茨海默病的中药有效成分的网络药理学研究.药学学报，2016，51（5）：725-731.

[13] Huang J, Li L, Cheung F, et al. Network pharmacology-based approach to investigate the analgesic efficacy and

molecular targets of *Xuangui* Dropping pills for treating primary dysmenorrhea. *Evidence-based Complementary and Alternative Medicine*，2017：7525-7579.

［14］Engin HB，Keskin O，Nussinov R，et al. A strategy based on protein-protein interface motifs may help in identifying drug off-target. *Journal of Chemical Information and Modeling*，2012，52（8）：2273-2286.

［15］Lv YN，Li SX，Zhai KF，et al. Network pharmacology-based prediction and verification of the molecular targets and pathways for schisandrin against cerebrovascular disease. *Chinese Journal of Natural Medicines*，2014，12（4）：251-258.

［16］Zhang B，Lu C，Bai M，et al. Tetramethylpyrazine identified by a network pharmacology approach ameliorates methotrexate-induced oxidative organ injury. *Journal of Ethnopharmacology*，2015，175：638-647.

［17］Hopkins AL. Network pharmacology：the next paradigm in drug discovery. *Nat Chem Biol*，2008，4（11）：682-690.

［18］Goh KI，Cusick ME，Valle D，et al. The human disease network. *Proceedings of the National Academy of Sciences*，2007，104（21）：8685-8690.

［19］Liu ZH，Sun XB. Network pharmacology：new opportunity for the modernization of traditional Chinese medicine. *Yao Xue Xue Bao*，2012，47（6）：696-703.

［20］Kassel DB. Applications of high-throughput ADME in drug discovery. *Current Opinion in Chemical Biology*，2004，8（3）：339-345.

［21］Lipinski CA，Lombardo F，Dominy BW，et al. Experimental and computational approaches to estimate solubility and permeability in drug discovery and development settings. *Advanced Drug Delivery Reviews*，2001，46（1-3）：3-26.

［22］Sietsema WK. The absolute oral bioavailability of selected drugs. *International Journal of Clinical Pharmacology*，1989，27（4）：179-211.

［23］Ma，CY，Yang SY，Zhang H，et al. Prediction models of human plasma protein binding rate and oral bioavailability derived by using GA-CG-SVM method. *Journal of Pharmaceutical & Biomedical Analysis*，2008，47（4-5）：677-682.

［24］Aller SG，Yu J，Ward A，et al. Structure of P-glycoprotein reveals a molecular basis for poly-specific drug binding. *Science*，2009，323（5922）：1718-1722.

［25］Williams PA. Crystal structures of human cytochrome P450 3A4 bound to metyrapone and progesterone. *Science*，2004，305（5684）：683-686.

［26］Williams PA，Cosme J，Ward A，et al. Crystal structure of human cytochrome P450 2C9 with bound warfarin. *Nature*，2003，424（6947）：464-468.

［27］Miley MJ，Zielinska AK，Keenan JE，et al. Crystal structure of the cofactor-binding domain of the human phase II drug-metabolism enzyme UDP-glucuronosyltransferase 2B7. *Journal of Molecular Biology*，2007，369（2）：498-511.

［28］Locuson CW，Gannett PM，Ayscue R，et al. Use of simple docking methods to screen a virtual library for heteroactivators of cytochrome P450 2C9. *Journal of Medicinal Chemistry*，2007，50（6）：1158-1165.

［29］Graaf C，Oostenbrink C，Peter HJ，et al. Molecular modeling-guided site-directed mutagenesis of cytochrome P450 2D6. *Currunt Drug Metabolism*，2007，8（1）：59-77.

［30］Dobson PD，Patel Y，Kell DB. 'Metabolite-likeness' as a criterion in the design and selection of pharmaceutical drug libraries. *Drug Discovery Today*，2009，14（1-2）：31-40.

［31］Okudaira N，Sugiyama Y. Use of an isolated perfused kidney to assess renal clearance of drugs：information obtained in steady-state and non-steady-state experimental systems. *Models for Assessing Drug Absorption and Metabolism*，1996，8：211-238.

[32] Iorio F, Bosotti R, Scacheri E, et al. Discovery of drug mode of action and drug repositioning from transcriptional responses. *Proceedings of the National Academy of Sciences of the United States of America*, 2010, 107 (33): 14621-14626.

[33] Dudley JT, Deshpande T, Butte AJ. Exploiting drug-disease relationships for computational drug repositioning. *Briefings in Bioinformatics*, 2011, 12 (4): 303-311.

[34] Yu H, Chen J, Xu X, et al. A systematic prediction of multiple drug-target interactions from chemical, genomic, and pharmacological data. *PLoS One*, 2012, 7 (5): e37608.

[35] Campillos M, Kuhn M, Gavin AC, et al. Drug target identification using side-effect similarity. *Science*, 2008, 321 (5886): 236-263.

[36] Westerhoff HV. Network-based pharmacology through systems biology. *Drug Discovery Today Technologies*, 2015, 15: 15-16.

[37] Csermely P, Tamás K, Kiss HJ, et al. Structure and dynamics of molecular networks: a novel paradigm of drug discovery: a comprehensive review. *Pharmacology Therapeutics*, 2013, 138 (3): 333-408.

[38] Duarte NC, Becker SA, Jamshidi N, et al. Global reconstruction of the human metabolic network based on genomic and bibliomic data. *Proceedings of the National Academy of Sciences of the United States of America*, 2007, 104 (6): 1777-1782.

[39] Li S, Zhang B. Traditional Chinese medicine network pharmacology: theory, methodology and application. *Chinese Journal of Natural Medicines*, 2013, 11 (2): 110-120.

[40] Jouinot A, Armignacco R, Assie G. Genomics of benign adrenocortical tumors. *Journal of Steroid Biochemistry & Molecular Biology*, 2019, 193: 105414.

[41] Lee DS, Park J, Kay KA, et al. The implications of human metabolic network topology for disease comorbidity. *Proceedings of the National Academy of Sciences of the United States of America*, 2008, 105 (29): 9880-9885.

[42] Hidalgo CA, Blumm N, Barabási AL, et al. A dynamic network approach for the study of human phenotypes. *PloS Computational Biology*, 2009, 5 (4): e1000353.

[43] Lim J, Hao T, Shaw C, et al. A protein-protein interaction network for human inherited ataxias and disorders of Purkinje cell degeneration. *Cell*, 2006, 125 (4): 801-814.

[44] Luo P, Tian LP, Ruan J, et al. Disease gene prediction by integrating PPI networks, clinical RNA-Seq data and OMIM data. *IEEE/ACM Transactions on Computational*, 2019, 16 (1): 222-232.

[45] Giurgiu M, Reinhard J, Brauner B, et al. CORUM: the comprehensive resource of mammalian protein complexes-2019. *Nucleic Acids Research*, 2019, 47 (D1): D559-563.

[46] Cooper DN, Stenson PD, Chuzhanova NA. The human gene mutation database (HGMD) and its exploitation in the study of mutational mechanisms. *Currunt Protocal Bioinformatics*, 2006, Chapter 1: Unit 1.13.

[47] Shinsei M, Susumu M, Saho O, et al. Keio Mutation Database (KMDB) for human disease gene mutations. *Nucleic Acids Research*, 2000, 28 (1): 364-368.

[48] Minoshima S. The KMDB/mutationview: a mutation database for human disease genes. *Nucleic Acids Research*, 2001. 29 (1): 327-328.

[49] Suthram S, Dudley JT, Chiang AP, et al. Network-based elucidation of human disease similarities reveals common functional modules enriched for pluripotent drug targets. *PloS Computational Biology*, 2010, 6 (2): e1000662.

[50] Barabasi AL, Gulbahce N, Loscalzo J. Network medicine: a network-based approach to human disease. *Nature Reviews Genetics*, 2011, 12 (1): 56-68.

[51] Tian, JZ, Shi J, Wei MQ, et al. Chinese herbal medicine *Qinggongshoutao* for the treatment of amnestic mild

cognitive impairment: a 52-week randomized controlled trial. *Alzheimers Dement (NY)*, 2019, 5: 441-449.

[52]Ziemann J, Lendeckel A, Müller S, et al. Herb-drug interactions: a novel algorithm-assisted information system for pharmacokinetic drug interactions with herbal supplements in cancer treatment. *European Journal of Clinical Pharmacology*, 2019, 75 (9): 1237-1248.

[53] Lin L, Cheng K, He Z, et al. A polysaccharide from *Hedyotis diffusa* interrupts metastatic potential of lung adenocarcinoma A549 cells by inhibiting EMT via EGFR/Akt/ERK signaling pathways. *International Journal of Biological Macromolecules*, 2019, 129: 706-714.

[54] Ma C, Wei Y, Liu Q, et al. Polysaccharides from *Hedyotis diffusa* enhance the antitumor activities of cytokine-induced killer cells. *Biomed Pharmacotherapy*, 2019, 117: 109167.

[55] Yang B, Wang N, Wang S, et al. Network-pharmacology-based identification of caveolin-1 as a key target of *Oldenlandia diffusa* to suppress breast cancer metastasis. *Biomed Pharmacothererapy*, 2019, 112: 108607.

[56] Wang, N, Yang B, Zhang X, et al. Network pharmacology-based validation of caveolin-1 as a key mediator of *Ai Du Qing* inhibition of drug resistance in breast cancer. *Frontiers in Pharmacology*, 2018, 9: 1106.

[57]Bray, F., Ferlay J, Soerjomataram I, et al. Global cancer statistics 2018: Globocan estimates of incidence and mortality worldwide for 36 cancers in 185 countries. *CA: a Cancer Journal for Clinicians*, 2018, 68 (6): 394-424.

[58]Ayati Z, Ramezani M, Amiri MS, et al. Ethnobotany, phytochemistry and traditional uses of *Curcuma* spp. and pharmacological profile of two important species (*C. longa* and *C. zedoaria*): a review. *Current Pharmaceutical Design*, 2019, 25 (8): 871-935.

[59] Lee TK, Lee D, Lee SR, et al. Sesquiterpenes from *Curcuma zedoaria rhizomes* and their cytotoxicity against human gastric cancer AGS cells. *Bioorg Chem*, 2019, 87: 117-122.

[60]Lee TK, Trinh TA, Lee SR, et al. Bioactivity-based analysis and chemical characterization of anti-inflammatory compounds from *Curcuma zedoaria rhizomes* using LPS-stimulated RAW264.7 cells. *Bioorganic Chemistry*, 2019, 82: 26-32.

[61] Sun, JR, Bu JL, Cui GH, et al. Accumulation and biosynthetic of curcuminoids and terpenoids in turmeric rhizome in different development periods. *Zhongguo Zhong Yao Za Zhi*, 2019, 44 (5): 927-934.

[62] You J, Cui FD, Han X, et al. Study of the preparation of sustained-release microspheres containing zedoary turmeric oil by the emulsion-solvent-diffusion method and evaluation of the self-emulsification and bioavailability of the oil. *Colloids & Surfaces B Biointerfaces*, 2006, 48 (1): 35-41.

[63]Katarzyna MS, Zbigniew G, Barbara ZM, et al. Serum tumour necrosis factor-alpha, interleukin-2 and interleukin-10 activation in stable angina and acute coronary syndromes. *Coronary Artery Disease*, 2003, 14 (6): 431-438.

[64]Zhang CH, Yang X, Wei JR, et al. Ethnopharmacology, phytochemistry, pharmacology, toxicology and clinical applications of *Radix astragali*. *Chinese Journal of Integrative Medicine*, 2019: 1-12.

[65] Huang M, Chen G, Guan Q, et al. Effectiveness and safety of Chinese herbal medicine *xuanbi antong* granules for the treatment of borderline coronary lesions: study protocol for a randomised, double-blinded, placebo-controlled, multicentre clinical trial. *BMJ Open*, 2019, 9 (8): e024968.

[66] Tuffery P. Accessing external innovation in drug discovery and development. *Expert Opinion on Drug Discovery*, 2015, 10 (6): 579-589.

[67] Braga SS. Multi-target drugs active against leishmaniasis: a paradigm of drug repurposing. *European Journal of Medicinal Chemistry*, 2019, 183: 111660.

[68] Zhou GP. The latest researches of enzyme inhibition and multi-target drug predictors in medicinal chemistry. *Medicinal Chemistry*, 2019, 15 (6): 572-573.

［69］ Ye，YY，Pei LX，Wu CY，et al. Protective effect of traditional Chinese medicine formula RP on lung microenvironment in pre-metastasis stage of breast cancer. *Integrative Cancer Therapies*，2019，18：1-9.

［70］ Apaydin S，Torok M. Sulfonamide derivatives as multi-target agents for complex diseases. *Bioorganic & Medicinal Chemistry Letters*，2019，29（16）：2042-2050.

［71］Li K，Du Y，Li L，et al. Bioinformatics approaches for anti-cancer drug discovery. *Current Drug Targets*，2019，21（1）：3-17.

［72］Galsky MD，Vogelzang NJ. Docetaxel-based combination therapy for castration-resistant prostate cancer. *Annals of Oncology*，2010，21（11）：2135-2144.

第五章　计算药物靶点预测

第一节　概　　述

药物靶点鉴定是研究药物作用机制的核心，在药理学研究中具有重要的意义。药物靶点的发现和确证已经成为新药研发的热点。传统通过实验方法鉴定分子靶点需要在分子水平、细胞水平、动物水平以及利用基因组学、蛋白质组学等多种生物学手段才能确定，费时费力，成本很高。随着化学信息学以及生物信息学技术的发展，逐渐建立了基于计算的靶点预测方法（computational target prediction），核心思路是利用已有药物及配体分子结构、靶点序列及晶体结构、生物活性等数据，对未知分子进行理论预测，这种方法由于速度快、效率高、成本低等优点，受到药物研究人员的广泛关注。

生命系统与疾病的复杂性远远超过人们预期，随着生命科学的发展与不断深入，生物医药研究模式逐渐从单系统、单靶点转向基于网络的研究模式。系统生物学（system biology）、网络医学（network medicine）、网络药理学（network pharmacology）等概念提出，希望通过系统论、整体论来解释复杂的生命体系以及疾病的发生发展过程。中药由于成分复杂、多靶点、多途径，其作用机制研究一直是中药现代化的瓶颈。这些理论与传统中医药理论相符，因此极大促进了网络药理学方法在中医药领域中的应用。近年来，网络药理学已成为研究中药作用机制的重要方法，其中中药分子靶点预测成为研究中药网络药理学的关键步骤。

基于计算的靶点预测已成为化学信息学和生物信息学中重要研究领域，根据预测算法的不同，主要分为以下几种：基于反向对接的靶点预测、基于分子相似度的靶点预测、基于药效团方法的靶点预测以及基于机器学习的靶点预测方法。中药化学成分复杂、机制不清，一直是中药现代化的难题。因此，基于计算的靶点预测方法广泛应用于中药分子的靶点预测，本章主要介绍基于计算的靶点预测方法在中药分子靶点鉴定中的理论及其应用。

第二节　分子对接方法

一、基本理论

分子对接的思想来源于 Fisher E. 的"锁钥理论"，即"钥匙"进入"锁"形成稳定结合的首要条件是锁、钥匙在空间形状上能互相匹配。在分子对接中，配体分子相当于钥匙，蛋白受体相当于锁，但是配体和受体分子之间的识别机制相比"锁和钥匙"模型更复杂。分子对接的基本原理是将配体小分子放置在受体特定的活性位点，然后按照几何形状互补和能量互补的原则评价配体与受体的结合情况，并通过构象搜索找到分子之间最佳的结合模式。由于配体和受体分子的构象是在不断变化的，而不是刚性的，因此，配体和受体在互相识别过程中会涉及三维构象的变化，通过改变构象，进而实现配体与受体更加完美地匹配，这就是"诱导契合"理论。在分子对接中，核心是打分函数的设计，即如何评估一个结合模式的优劣，据统计目前已开发的打分函数超过 100 种，打分函数的多样性及丰富性增加了计算的可能性和准确性。

分子对接技术应用于中药靶点鉴定主要是反向对接技术，传统分子对接是针对一个靶点与多个小分子进行对接，然后对分子结合模式和打分进行预测排序，从而实现筛选分子的目的。反向对接是对某一个小分子和多个靶点组成的靶点库进行依次对接，然后基于对接打分对靶点列表进行排序，从而实现小分子的靶点预测功能，反向对接是采用分子对接技术应用于小分子的靶点预测中。

二、应用案例

（一）药用植物假马齿苋与瑞香分子靶点的鉴定

假马齿苋 [*Bacopa monnieri*（L.）Wettst.] 与瑞香（*Daphne odora* Thunb.）作为药用植物，常用于糖尿病与抗感染的治疗，但是其分子靶点尚未研究清楚。上海交通大学张卫东教授联合华东理工大学李洪林教授从上述药用植物中分离提取到 19 个天然产物，通过基于反向对接方法的 TarFisDock 服务器，搜索潜在的药物靶标数据库（PDTD），预测可能作用的靶标，在预测靶点列表的前 5% 中，二肽基肽酶Ⅳ（DPP-Ⅳ）是最常见的潜在靶标，随后通过体外分子酶水平测定证实了预测的结果，其中 5 种天然产物显示出对 DPP-Ⅳ 的中等抑制活性，IC50 值为 14.13～113.76μM（图 5-1）。随后，他们从内部天然产物数据库（NPD）中鉴定了 13 个活性化合物结构类似物，它们对 DPP-Ⅳ 也具有抑制活性，IC50 值范围为 26.92～87.72μM（图 5-1）。

（二）商陆皂苷甲抗感染作用分子靶点的鉴定

商陆皂苷甲（Esculentoside A，ESA）是从药用植物商陆（*Phytolacca acinosa* Roxb.）根中分离出来的一种皂苷类化合物。商陆作为中药，长期以来用于各种炎症性疾病的治疗，ESA 作为商陆根关键有效成分，已有文献报道 ESA 在体外和体内均具有抗感染特性，但其抗感染机制不清。

第二军医大学张俊平使用基于反向对接方法的 TarFisDock 从潜在的药物靶标数据库中筛选 ESA 的潜在结合蛋白。鉴定出结合自由能在-35.0kcal/mol（1cal=4.19J）以下具有与 ESA 相互作用的蛋白质靶标 10 个（表 5-1）。在这些候选蛋白中，酪蛋白激酶 CK2 在多种生理和病理过程中起着关键作用，并与炎症、自身免疫和感染性疾病有关。多项研究还表明 CK2 参与了 NF-κB 和 MAPK 激活过程。因此选择 CK2 作为 ESA 的可能结合蛋白进行靶标验证。他们进行了表面等离子体共振分析（SPR）进一步确定 ESA 和 CK2 之间的相互作用，在 SPR 分析中使用 ESA 的系列浓度确定平衡解离常数 K_d 等于 24μM，这表明 ESA 能直接与 CK2 结合。确定 CK2 为 ESA 的结合蛋白后，为了进一步确定 CK2 活性是否可以被 ESA 调节，在 CK2 激酶活性测定中，与重组 CK2 全酶一起孵育后，ESA 被证明以剂量依赖性方式抑制重组 CK2 全酶活性，IC50 等于 27μM。然后使用人源 CK2 晶体结构（PDBID：4RLL），采用 AutoDock Vina 软件进行分子对接研究，揭示 ESA 与 CK2 的结合模式（图 5-2）。

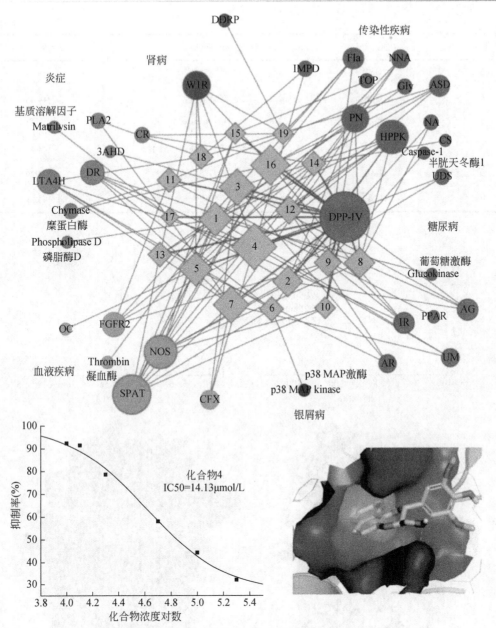

图 5-1　药用植物假马齿苋与瑞香分子靶点的鉴定（请参见本章文献［1］）

假马齿苋与瑞香化学成分-预测靶点网络；化合物 4 抑制 DPP-IV 活性；化合物 4 与 DPP-IV 结合模式

表 5-1　对接打分前 10 的蛋白靶点

排序	PDB 编号	靶点名称	能量打分
1	1A94	逆转录病毒蛋白酶	-238.74
2	1IIC	N 肉豆蔻酰基转移酶	-47.63
3	1JWH	蛋白激酶 2	-47.33
4	1QHG	ATP 依赖解旋酶 Pcra	-46.35

续表

排序	PDB 编号	靶点名称	能量打分
5	2G5T	二肽基肽酶 4	−46.27
6	1CTR	钙调蛋白	−44.48
7	1QS4	HIV-1 整合酶	−44.42
8	1M72	半胱氨酸天冬氨酸蛋白酶 1	−44.41
9	1IMB	肌醇 1-磷酸酶	−44.29
10	1FNO	肽酶	−44.21

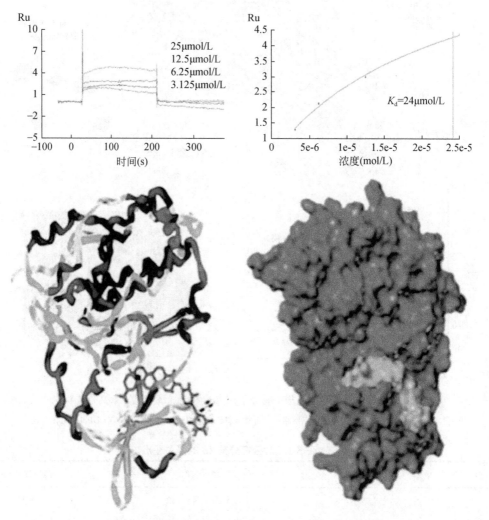

图 5-2　商陆皂苷甲抗感染作用分子靶点的鉴定（请参见本章文献 [2]）

预测打分排名前 10 的靶点列表；表面等离子体共振分析（SPR）测定商陆皂苷甲和酪蛋白激酶 CK2 的亲和力；分子对接预测商陆皂苷甲与酪蛋白激酶 CK2 的结合模式

第三节　分子相似性计算方法

一、基本理论

分子相似性是化学信息学研究中的一个重要方法，即如何定量评估两个分子的相似程度。分子相似性计算的意义在于一个基本假设，相似的分子可能具有相似的生物活性。相似性计算的基本假设简单，但该方法在化学信息学与药物化学中具有极其广泛的应用。首先是基于相似度的虚拟筛选，可以根据已有活性分子快速筛选出化合物库中的相似的分子，这些相似分子很可能具有相似的活性。同时基于该原理也可以用于靶点的预测中，通过相似度搜索，找出相似的已知靶点信息的活性分子，这些活性分子的靶点可能是预测分子发挥活性作用的靶点。

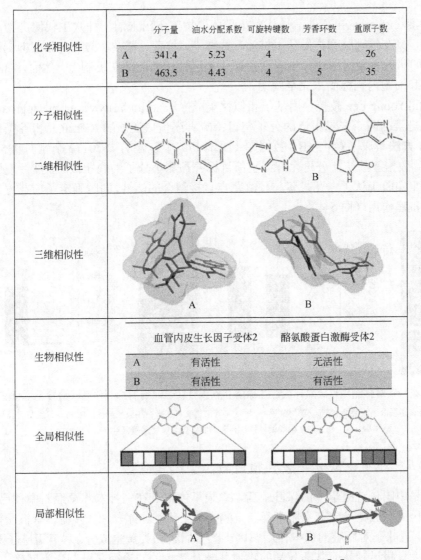

化学相似性		分子量	油水分配系数	可旋转键数	芳香环数	重原子数
	A	341.4	5.23	4	4	26
	B	463.5	4.43	4	5	35

生物相似性		血管内皮生长因子受体2	酪氨酸蛋白激酶受体2
	A	有活性	无活性
	B	有活性	有活性

图 5-3　常见分子相似性的表达（请参见本章文献［3］）

包括基于化学属性的相似性，基于二维拓扑的相似性，基于三维形状的相似性，基于生物活性谱的相似性以及基于整体和局部的相似性分子相似性的计算过程包括：①分子结构的表达，包括分子描述符、分子指纹、三维形状等，常见的分子描述符，比如分子量、油水分配系数、重原子数目、氢键供体数目、氢键受体数目及可旋转键数目等，这种分子表达采用一个数值向量表示。分子形状比较是通过分子在三维空间上的叠合情况来计算。分子表达的形式还可以是生物活性谱，药物的分子表达还可以基于表型数据，比如不良反应等。②权重方法，是指确定分子表达中特征的重要性程度。目前研究较少，主要集中在分子指纹的权重方法，包括片段出现的频数等。③相似度系数，是评价相似性大小的一个函数，常用的相似度系数有 Tanimoto、Cosine、Tversky 系数等，目前应用最广泛的是 Tanimoto 系数，该系数是两个分子中分子片段的交集数目与并集数目的比值（图 5-3）。

二、应用案例

（一）白花丹素抗肿瘤分子靶点鉴定

白花丹素（Plumbagin）最早是从白花丹属植物鉴定出来的一种次生代谢产物。它属于萘醌类化合物，具有抗动脉粥样硬化、抗癌、抗感染、抗菌、避孕、强心、免疫抑制和神经保护活性。最近的研究主要集中在其抗癌活性和引起这种活性的潜在机制上。然而，白花丹素的潜在分子机制和细胞内靶标尚未完全阐明。

韩国 Min Young Lee 教授使用基于相似性集成方法（similarity ensemble approach，SEA），预测出白花丹素的两个未见报道的分子靶点：硫氧还蛋白还原酶（TrxR）和谷胱甘肽还原酶（GR）。SEA 方法集成了 ChEMBL 数据库（版本 17）中包含的 1520172 个靶向 9356 个靶点的小分子数据。数据库的统计分析允许识别新目标并预测小分子的脱靶效应。然后使用基于蛋白质和细胞水平实验确认了白花丹素与预测靶点直接结合的活性，同时确定了白花丹素在各种癌细胞系中的抗癌作用（图 5-4）。

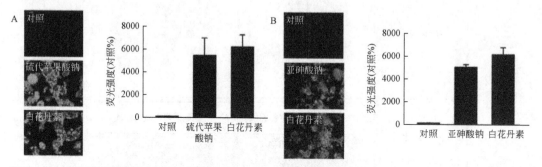

图 5-4　白花丹素对预测靶点硫氧还蛋白还原酶和谷胱甘肽还原酶的抑制作用（请参见本章文献 [4]）

A. 白花丹素与硫氧还蛋白还原酶抑制剂硫代苹果酸钠一样，显著抑制硫氧还蛋白还原酶活性。B. 白花丹素与谷胱甘肽还原酶抑制剂亚砷酸钠一样，显著抑制谷胱甘肽还原酶活性

（二）五味子有效成分预防肝损伤的分子靶点鉴定

五味子是中国传统医学中的保肝中药，它最早被记录在《神农本草经》中，已经有 2000多年的使用历史。五味子含有木脂素类、黄酮类、三萜类、挥发油、多糖、有机酸等成分。许多研究表明，五味子对肝脏的保护作用归因于其木脂素和类黄酮成分。尽管五味子对肝损伤保护作用已有大量报道，然而其药效学的物质基础及其相关的途径和机制尚不明确。

为了进一步验证五味子的机制，沈阳药科大学黄健从 PubMed 中检索找到文献报道的 142种化学成分信息，然后利用基于相似性集成方法（SEA）进行靶点预测，获得了 420 种小分子靶点蛋白，使用这些数据构建了蛋白质-化合物相互作用网络，从中发现一些靶点蛋白质同时被多种化学成分靶向。然后基于 UNIPROT 数据库提供的靶点蛋白的功能数据，从中选择了 2 个涉及肝病发病机制的靶点蛋白：β-葡萄糖苷酶 3（人源 GBA3）和性激素结合球蛋白（人源 SHBG）。现有的预测方法对 GBA3 和 SHBG 的敏感性和特异性差异很大。GBA3 是一种胞质 β-葡萄糖苷酶，可能与膳食类黄酮糖苷的肠道吸收和代谢有关。SHBG 充当雄激素转运蛋白，但也可能参与受体介导的过程。黄健分离并鉴定了五味子的 12 种小分子化合物，发现了分别针对 GBA3 和 SHBG 的化合物 11 和 12。从靶向 GBA3 的小分子化合物中，由于其对肝纤维化的影响，选择化合物 11 用于分子对接模拟。对于 SHBG，因为它具有对肝线粒体膜脂质过氧化物、超氧化物阴离子自由基清除和抗病毒活性的作用，选择化合物 12 用于分子对接模拟。分子对接的结果表明，它们在靶点蛋白上均得分最高，这意味着它们确实与靶蛋白相互作用。然后分别对化合物 11/12 和 GBA3/SHBG 进行分子动力学（MD）模拟，以进一步确认精确的结合模式和相互作用的稳定性。化合物 11 的 RMSD 在整个模拟过程中保持稳定，化合物 12 在 700ps 模拟后达到平衡。分子动力学模拟结果进一步证明了两种化合物与 GBA3、SHBG 的结合（图 5-5）。

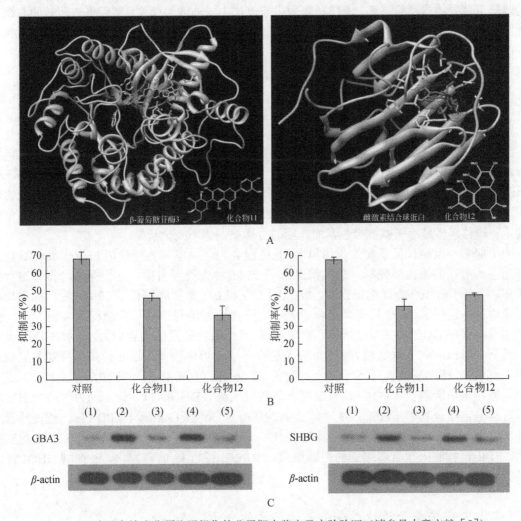

图 5-5　五味子有效成分预防肝损伤的分子靶点鉴定及实验验证（请参见本章文献［5］）

A. 化合物 11 与 β-葡萄糖苷酶 3 人源 GBA3 的结合模式和化合物 11 与性激素结合球蛋白人源 SHBG 的结合模式；B. 化合物 11，12 的酶水平抑制活性；C. 原代大鼠肝细胞加入化合物 11/12 GBA3 和 SHBG 的表达结果；D. β-actin 指内参 β-肌动蛋白

第四节　药效团方法

一、基本理论

药物化学家在研究配体与靶点结合时发现,具有生物活性的分子虽然化学结构不一样,但他们往往具有相同的某些特征,因此提出了药效团的概念,即小分子与蛋白靶点结合具备的一些固定的特征。药效团是指化合物分子中对活性起关键作用的结构特征及其在空间上的排布形式。一般来说,药效团特征分为:氢键受体、氢键供体、疏水中心、正电荷中心、负电荷中心及芳香环。一个药效团模型不仅包含药效团特征元素,还包括这些特征之间的空间约束条件,如特征之间的距离和角度。药效团搜索主要是利用已知的活性化合物生成构象,建立三维药效团模型,然后利用该模型在数据库中寻找和该药效团模型空间匹配的化合物。药效团模型可以通过配体小分子生成,也可以通过蛋白-配体晶体复合物生成。因此,可以基于靶点的晶体结构构建靶点药效团模型数据库,通过药效团生成算法生成药效团模型,然后将该药效团与靶点药效团模型数据库进行比对,筛选出匹配的药效团模型及其对应的靶点信息,从而实现对预测分子的靶点预测。

二、应用案例

(一)小檗碱抗黑色素瘤分子靶点的鉴定

黑色素瘤是皮肤癌相关死亡的主要原因。早期黑色素瘤很容易治愈,但晚期转移性黑色素瘤极难治愈。小檗碱是天然存在的生物碱化合物。富含小檗碱的草药有黄连(*Coptis chinensis* Franch.)的干燥根茎和黄柏(*Phellodendron amurense*)的干燥树皮。小檗碱具有多种生物学作用,包括抗癌、抗微生物、抗感染、抗腹泻和解热活性。研究表明小檗碱抑制了黑色素瘤细胞增殖和转移,但是小檗碱抗黑色素瘤作用的分子机制尚不完全清楚。

为了探索小檗碱抗黑素瘤的作用机制,香港浸会大学禹志领教授使用 PharmMapper 数据库筛选了其潜在的蛋白质靶标,总共筛选出了 2241 种人类蛋白质,并根据拟合得分进行降序排序,筛出了前 300 个候选蛋白质。根据 KEGG 和 GO 数据库评估了 300 种蛋白质的功能和合成途径,选择了 10 个具有高拟合得分(高于 3 分)的与癌症相关的靶点(表 5-2)。然后使用对接程序 GOLD V5.3 计算了小檗碱与这 10 个潜在靶点的结合能力,选择与小檗碱结合能低于-30kcal/mol(越低越好)6 个分子进行分子动力学模拟。这 6 种蛋白分别是醛糖还原酶(ADR)、糖皮质激素受体(GR)、磷酸二酯酶 4D(PDE4D)、p38 激酶(p38)、3-磷酸肌醇依赖性蛋白激酶 1(PDK1)和二氢乳清酸脱氢酶(DHODH)。分子动力学研究表明小檗碱可以稳定结合其中 4 种蛋白质,即 3-磷酸肌醇依赖性蛋白激酶 1(PDK1)、糖皮质激素受体(GR)、p38 促丝裂原活化蛋白激酶(p38)和二氢乳清酸脱氢酶(DHODH)。细胞实验表明,BBR 可抑制人黑素瘤细胞的细胞增殖,增加 GR 和 p38 的磷酸化,并抑制 DHODH 的活性。

(二)中药牛蒡子活性成分牛蒡子苷元的分子靶点鉴定

牛蒡子苷元(arctigenin)是菊科植物牛蒡(*Arctium lappa* L.)的干燥成熟果实中主要药理活

表 5-2 黄连素潜在的抗肿瘤靶点

PDB 编号	靶点名称	得分
1XON	磷酸二酯酶4D	4.206
2PE1	3-磷酸肌醇依赖性激酶1	4.16
2FPY	二氢乳清酸脱氢酶	3.9
1ERE	雌激素受体	3.772
2QG0	热激蛋白90	3.711
2FG1	成纤维细胞生长因子受体1	3.605
2DUX	醛糖还原酶	3.508
1P93	糖皮质激素受体	3.442
2RFN	肝细胞生长因子受体	3.377
2ZB0	p38丝裂原激活的蛋白激酶	3.394

表 5-2 小檗碱抗黑色素瘤分子靶点预测及其验证（请参见本章文献 [6]）。

性成分，是一类苯基丙二酯二苄基丁内酯木脂素，牛蒡子作为《中国药典》收录中药，已被广泛用作鼻炎、心绞痛、头痛和发热治疗。Arctigenin 在欧洲和北美洲也已有数百年的药用历史。最近研究表明，牛蒡子苷元具有抗感染、抗肿瘤和抗神经毒性等活性。Arctigenin 可以有效抑制 PI3K/AKT 途径中炎症的磷酸肌醇 3 激酶（PI3K）和蛋白激酶 B（AKT/PKB）的磷酸化。研究报道 arctigenin 可以通过减少游离 Ca^{2+} 的机制来放松 ASM，但是其分子机制仍然不清楚。

为了探索 arctigenin 的蛋白质靶标，南开大学药学院侯媛媛教授利用药效团匹配平台 PharmMapper 服务器进行 arctigenin 潜在靶标的预测。根据预测打分保留打分排名前 30 的候选靶点，然后将这 30 个候选靶标输入到 mas3.0 中，发现 PDK1 参与了胰岛素信号通路并参与 PDK1/AKT/PDE3/cAMP 通路。因此，在 30 个靶点中排名第 5 的 PDK1 作为潜在目标靶点。为了鉴定 arctigenin 与 PDK1 之间的相互作用，作者通过 PDK1 与 Arctigenin 的复合物进行分子对接以及动力学模拟。采用 PDK1 的抑制剂 OSU-03012 作为阳性对照。Arctigenin 与 PDK1 的结合自由能等于−25.45kcal/mol，表明 arctigenin 可以直接与 PDK1 结合。最后通过 Western blotting 和激酶活性测定方法来确定牛蒡子苷元可以靶向抑制 PDK1 激酶活性，导致 PDK1/AKT/PDE4D 轴的衰减并与β2AR 激动剂协同发挥效果（图 5-6）。

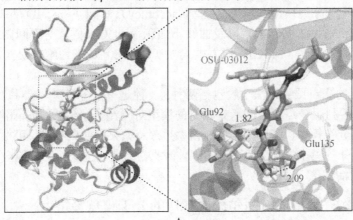

A

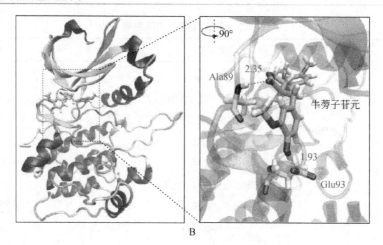

图 5-6　OSU-03012 及 arctigenin 与 PDK1 结合模式（请参见本章文献［7］）

A.化合物 OSU-03012 与 PDK1 的结合模式，与 Glu92 和 Glu135 形成氢键作用。B.化合物 arctigenin 与 PDK1 的结合模式，与 Ala89 和 Glu93 形成氢键作用

第五节　机器学习方法

一、基本理论

机器学习是一门涉及概率论、统计学等多领域的交叉学科，是人工智能的核心。机器学习的本质是通过数学模型方法，对已有数据进行训练与学习，模拟人类的学习行为，从中找出隐藏的规律，指导后续决策。近年来，以深度学习为代表的人工智能技术发展迅速，并在医药行业中发挥重要作用，人工智能在生物医药中的应用已成为当前的研究热点。在化学信息学研究中，建立机器学习模型的一般流程为：①数据前处理，对于化合物数据，一般包括化合物的化学结构和对应生物活性数据，按照活性数据的情况，可以分为分类和回归两种模型。分类模型，一般是根据生物活性阈值将数据集分成阳性和阴性两部分。②分子描述符的计算和选择，分子描述符的计算是分子的具体表达，将分子矢量化成模型训练的格式，合理地描述符选择对于构建合理准确的预测模型影响巨大。③机器学习模型的训练，化学信息学中常用的机器学习方法一般有贝叶斯学习、支持向量机、最近邻算法、决策树、人工神经网络等。④模型的验证及评价。分类模型一般用正确率（accuracy）、召回率（recall）、精确度（precision）、F1 分数、马修斯相关系数（MCC）以及曲线下面积（AUC）值。对于回归模型，一般通过决定系数（R2）、均方误差（MSE）、均方根误差（RMSE）及平均绝对误差（MAE）对模型进行评估。

基于机器学习的靶点预测方法一般包括两种：一种是单任务模型，针对每个靶点建立一个机器学习模型，然后利用靶点库中的所有靶点的模型对预测分子依次进行预测，选出预测为阳性的靶点。如果是分类模型，可以根据预测概率排序；如果是回归模型，可根据预测的活性值排序。第二种是多任务模型，将全部靶点的配体数据进行训练学习，对预测分子直接预测出每个靶点的概率或者活性值。

二、应用案例：石菖蒲抗阿尔茨海默病的分子靶点鉴定

阿尔茨海默病（AD）是老年人中最常见的神经退行性疾病，伴有记忆力和认知功能的逐

步损害。目前 AD 治疗药物通过靶向胆碱能和谷氨酸能神经传递起效，如多奈哌齐和盐酸美金刚，对大多数 AD 患者疗效有限。因此，迫切需要开发一种同时改善症状和疾病过程的有效治疗方法。石菖蒲是抗 AD 中药处方中最常用的中药。因此，迫切需要从整体的角度系统地分析石菖蒲的作用机制。

广州中医药大学方坚松博士通过开源数据挖掘共获得 51 个与 AD 相关的靶标，然后将靶标名称导入 UniProt 数据库，获取相应的编码基因、UniProt ID、条目名称和标准化蛋白质名称。从 BindingDB 中下载了 26 个靶标对应配体的化学结构和生物活性数据用于构建机器学习模型。为了预测针对 26 个与 AD 相关的临床前靶标的分子，基于两个指纹（ECFP_6 和 MACCS）和两个机器学习算法（朴素贝叶斯算法和递归分区分析）构建了 104 mt-QSAR 分类器。在 104 个模型中，有 90 个（87%）的 Q 值高于 0.9，平均为 0.954。上述结果表明，mt-QSAR 模型的总体预测准确性是可取的。对于每个靶点，可以使用四个分类器（NB_ECFP6，NB_MACCS，RP_ECFP6 和 RP_MACCS）来预测给定分子的活性，并将预测模型集成在一个叫 AlzhCPI 的 Web 服务器，集成大约 204 个二元分类器的全面信息。

根据 AlzhCPI，确定了石菖蒲的 22 种关键化合物对 AD 的潜在靶点，从总体上看，石菖蒲可以靶向 20 个靶标，涉及与 AD 发病机制有关的 6 种机制。这意味着石菖蒲可以通过调节神经传递、代谢功能障碍、Aβ 相关治疗、抗感染反应和细胞内信号转导级联来治疗 AD。节点度分析显示，该靶标可以与多个分子相互作用（每个靶标平均 5.75 个化合物），并且一种化合物还可以靶向与 AD 相关的几种蛋白质（平均每个化合物 5.23 个靶标）。22 种化合物中有 13 种可以靶向至少 5 种蛋白质，这可能意味着这些化合物是主要的药理活性成分。在这 13 种化合物中，甲基丁香酚和细辛醛（asaraldehyde）预计对 10 个靶标均具有活性。此外，20 个靶标中有 10 个可以同时与至少 5 种化合物发生相互作用。在这 10 种蛋白质中，ACHE 和 PTGS2 与分子节点的连接程度最高（分别为 $n=21$ 和 $n=18$），这表明它们在石菖蒲中具有关键的药理功能（图 5-7、图 5-8）。

建立的基于机器学习模型的抗 AD 靶点预测模型也随后应用于多个抗 AD 中药的分子机制研究中。

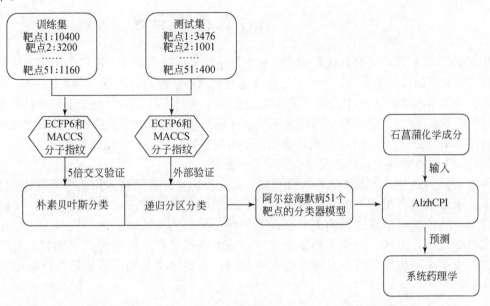

图 5-7　构建基于机器学习的 AD 靶点预测模型流程示意图（请参见本章文献［8］）

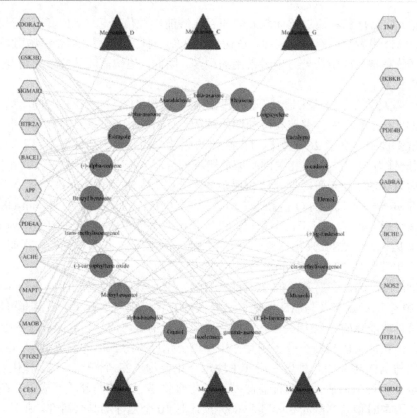

图 5-8　基于 AlzhCPI 的石菖蒲的靶标机制网络（请参见本章文献 [8]）

圆形：代表化学成分，三角形：代表机制类型，六边形：代表 AD 相关靶点蛋白

将数据集分为训练集和测试集，计算两种分子指纹 ECFP6 和 MACCS，利用贝叶斯模型和递归分区模型进行建模，最终针对 AD 的
51 个靶点建立分类模型，并基于这些模型整合在 AlzhCPI，用于系统药理学研究。

第六节　软件数据库资源

在 2000 年代初期，可公开获得的化学和生物活性数据非常缺乏。近二十年来，随着组合合成和高通量筛选技术的发展，小分子与靶点之间的活性数据与日俱增。为满足需求，对应的公共化学数据库也越来越多，化学基因组学数据的增长为基于计算的中药分子靶点预测提供了机遇，大量围绕药物、靶点、疾病等相关的数据库纷纷建立，预测算法的准确性高度依赖数据的准确性以及全面性。如表 5-3 是靶点预测算法所依赖的一些关键数据库资源信息，这些高质量的数据库为靶点预测工具的开发提供重要数据资源。

随着化学信息学、计算化学等学科发展，大量药物设计算法被应用到中药靶点预测中，如基于分子对接的虚拟筛选方法，基于分子三维形状的比较算法，基于药效团模型的虚拟筛选方法，基于机器学习的预测方法以及基于网络推理的方法等。这些预测方法，相对于传统实验靶点鉴定方法，由于其预测速度快、成本低等优点，被中医药学研究人员广泛使用，并在很多中药机制研究中发挥重要参考作用，如表 5-4 是当前被业界广泛使用的靶点预测工具。

表 5-3　靶点预测相关的数据库资源

数据库名称	开发维护组织	网址	文献
PubChem	美国国立生物技术信息中心（NCBI）	https://pubchem.ncbi.nlm.nih.gov/	[9]
ChEMBL	欧洲分子生物学实验室（EMBL）	https://www.ebi.ac.uk/chembl/	[10]
BindingDB	加州大学圣迭戈分校（UCSD）Michael K. Gilson	http://www.bindingdb.org	[11]
DrugBank	阿尔伯塔大学 Wishart 教授	https://www.drugbank.ca/	[12]
PDB	美国 Brookhaven 国家实验室	http://www.rcsb.org/	[13]
PDBbind	复旦大学王任小教授	http://www.pdbbind-cn.org/	[14]
TTD	新加坡国立大学陈宇综教授	http://db.idrblab.net/ttd/	[15]
KEGG	日本京都大学、东京大学	https://www.kegg.jp/	[16]

表 5-4　靶点预测相关的工具

程序名称	单位	网址	文献
TarFisDock	中国科学院上海药物研究所		[17]
ChemMapper	华东理工大学	http://www.lilab-ecust.cn/chemmapper	[18]
PharmMapper	华东理工大学	http://www.lilab-ecust.cn/pharmmapper	[19]
SEA	加州大学旧金山分校	http://sea.bkslab.org/	[20]
AutoDock	Scripps 研究所 Olson	http://autodock.Scripps.edu/	[21]
idTarget	台湾大学	http://idtarget.rcas.sinica.edu.tw	[22]
TargetHunter	匹兹堡大学	http://www.cbligand.org/TargetHunter	[23]
SuperPred	德国生理学研究所	http://prediction.charite.de/	[24]
Swiss Target Prediction	瑞士生物信息研究所	http://www.swisstargetprediction.ch/	[25]
PTS	中山大学	http://121.46.19.20:8085/	[26]
TCMAnalyzer	中山大学		[27]

　　基于分子对接方法的反向对接软件有 TarFisDock、idTarget、AutoDock。TarFisDock 是由中国科学院上海药物研究所蒋华良课题组开发，该软件提供药物靶点数据库（potential drug target database，PDTD）入口，TarFisDock 可以自动从 PDTD 获取靶点信息，使用方便快捷，但由于开发历史较久，靶点数据更新有限，PDB 数据剧增，无法覆盖疾病相关的所有蛋白质信息，因此使用受限（图 5-9）。

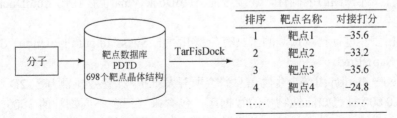

图 5-9　TarFisDock 靶点预测服务界面（请参见本章文献 [17]）

　　idTarget 是由台湾大学林荣信课题组开发（图 5-10）。idTarget 采用分而治之的对接方法，结合全新的打分函数结合稳健的回归分析和量子化学电荷模型。在分子对接计算中，自适应地构造了小重叠网格以约束搜索空间，从而以更高的效率实现了对接结果的收敛。idTarget 能够重视已知的药物或类似药物的脱靶靶标。

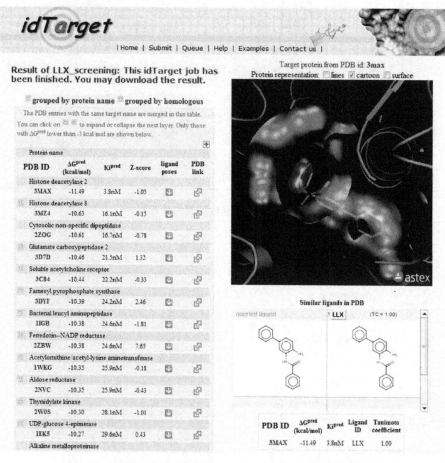

图 5-10 idTarget 靶点预测服务界面（请参见本章文献 [22]）

AutoDock 是由斯克里普斯研究所（The Scripps Research Institute）Olson 课题组开发维护，AutoDock 是一套自动对接工具，旨在预测小分子（如底物或候选药物）与已知 3D 结构的受体结合（图 5-11）。采用模拟退火和遗传算法，搜索受体和配体最佳的结合模式，然后利用半经验的自由能计算方法来对受体和配体之间的匹配情况进行打分。AutoDock 当前发行版包含两代软件：AutoDock 4 和 AutoDock Vina，与 AutoDock 4 相比，根据基准测试，AutoDock Vina 大大提高了结合模式预测的准确性，速度方面 AutoDock Vina 也往往比 AutoDock 4 快几个数量级。

基于分子相似性进行靶点预测的工具有免费开源的 Swiss Target Prediction、ChemMapper、TargetHunter、SuperPred。

SwissTargetPrediction 由瑞士生物信息研究所开发维护，该靶点预测基于 2D 和 3D 相似度的组合以及 370 000 种已知活性物质的数据库，包含来自三个不同物种的 3000 多种蛋白质，界面友好、使用便捷，支持在线输入化学结构或者小分子的简化分子线性输入规范格式，预测速度快，预测结果包括靶点的详细信息以及靶点对应的打分以及 2D 和 3D 相似的分子信息，同时这些预测结果支持以 pdf，csv 等不同格式输出，使用体验非常好（图 5-12）。

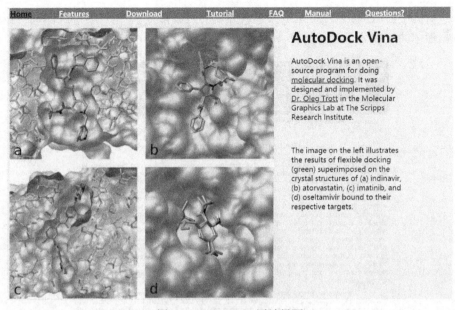

图 5-11　AutoDock 网站界面

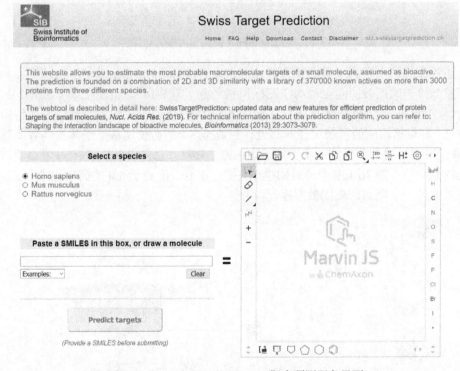

图 5-12　Swiss Target Prediction 靶点预测服务界面

ChemMapper 由华东理工大学李洪林课题组开发维护，采用三维分子相似性方法来进行靶标预测及虚拟筛选。该平台从多个数据库中整合了 80 多万个化合物，其中 40 多万个化合物含有生物活性及靶标注释信息。ChemMapper 在虚拟筛选以及靶点预测方面具有广泛的应用（图 5-13）。

TargetHunter 由美国匹兹堡大学解向群课题组开发。SuperPred 是由德国生理学研究所结构生物信息学研究中心 Robert Preissner 课题组开发，两者都是基于分子指纹计算二维相似度的方法与数据库中的配体分子进行计算，进而预测靶点。

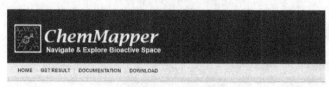

Welcome to ChemMapper

ChemMapper is a free web server for computational drug discovery based on the concept that compounds sharing high 3D similarities may have relatively similar target association profile. ChemMapper integrates nearly 300 000 chemical structures from various sources with pharmacology annotations and over 3 000 000 compounds from commercial and public chemical catalogues. In-house SHAFTS method which combines the strength of molecular shape superposition and chemical feature matching is used in ChemMapper to perform the 3D similarity searching, ranking, and superposition. Taking the user-provided chemical structure as the query, SHAFTS aligns each target compound in the database onto the query and calculates the 3D similarity scores and the top most similar structures are returned. Base on these top most similar structures whose pharmacology annotation is available, a chemical-protein network is constructed and a random walk algorithm is taken to compute the probabilities of the interaction between the query structure and proteins which associated with hit compounds. These potential protein targets ranked by the standard score of the probabilities. ChemMapper can be useful in a variety of polypharmacology, drug repurposing, chemical-target association, virtual screening, and scaffold hopping studies.

To use ChemMapper, simply draw a chemical structure in the JSME window below (or upload a file containing single molecular information in SMI, SDF, or MOL2 format) and Click "Submit". To view the result, here is an **Example** of polypharmacology effect of the marketed selective HIV Reverse transcriptase inhibitor **Rescriptor**, which were experimentally found to be binding **Histamine H4 receptor** (doi:10.1038/nature08506) and predicted successfully by ChemMapper (rank 6). For detail information of ChemMapper, please follow the instructions in the **Documentation**.

Please do not submit more than 10 jobs once.

图 5-13　ChemMapper 靶点预测服务界面

基于药效团的靶点预测工具主要有 PharmMapper，PharmMapper 是由华东理工大学李洪林课题组开发与维护的药效团匹配与潜在靶标识别平台（图 5-14）。当前版本（版本 2017）基于 2016 年 1 月 1 日正式发布的 PDB 内容。此版本应用 Cavity1.1 来检测给定蛋白质结构表面上的结合位点，并根据相应的可药用性对其进行分数排名。然后使用基于受体的药效团建模程序 Pocket 4.0 提取腔体内的药效团特征。基于这种方法处理，总共得到 23 236 种蛋白质以及被预测为可药物结合位点的 16 159 个药效团模型，挑选出 pK_d 值高于 6.0 的药效团模型 52 431 个，这是目前最大的一个靶点药效团数据库。

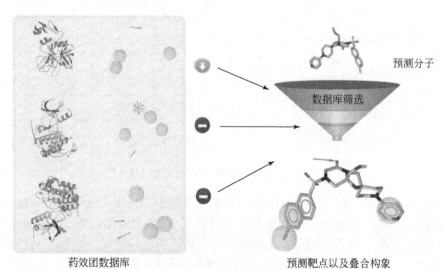

药效团数据库　　　　　　　　　　　预测靶点以及叠合构象

图 5-14　PharmMapper 靶点预测示意图

参 考 文 献

［1］Zhang S，Lu W，Liu X. et al. Fast and effective identification of the bioactive compounds and their targets from medicinal plants via computational chemical biology approach. *Medchemcomm*，2011，2（6）：471-477.

［2］Li Y，Cao Y，Xu J，et al. Esculentoside a suppresses lipopolysaccharide-induced pro-inflammatory molecule production partially by casein kinase 2. *J Ethnopharmacol*，2017，198（December 2016）：15-23.

［3］Maggiora G，Vogt M，Stumpfe D，et al. Molecular similarity in medicinal chemistry. *J Med Chem*，2014，57（8）：3186-3204.

［4］Hwang G. H，Ryu JM，Jeon YJ，et al. The role of thioredoxin reductase and glutathione reductase in plumbagin-induced，reactive oxygen species-mediated apoptosis in cancer cell lines. *Eur J Pharmacol*，2015，765：384-393.

［5］Wang SY，Fu LL，Zhang SY，et al. In silico analysis and experimental validation of active compounds from fructus schisandrae chinensis in protection from hepatic injury. *Cell Prolif*，2015，48（1）：86-94.

［6］Liu B，Fu XQ，Li T，et al. Computational and experimental prediction of molecules involved in the anti-melanoma action of berberine. *J. Ethnopharmacol*，2017，208：225-235.

［7］Fang R，Cui Q，Sun J，et al. PDK1/Akt/PDE4D axis identified as a target for asthma remedy synergistic with β_2AR agonists by a natural agent arctigenin. *Allergy*，2015，70（12）：1622-1632.

［8］Fang J，Wang L，Li Y，et al. AlzhCPI：a knowledge base for predicting chemical-protein interactions towards Alzheimer's disease. *PLoS One*，2017，12（5）：1-16.

［9］Kim S，Chen J，Cheng T，et al. PubChem 2019 update：improved access to chemical data. *Nucleic Acids Res*，2019，47（D1）：D1102-1109.

［10］Gaulton A，Hersey A，Nowotka M，et al. The ChEMBL Database in 2017. *Nucleic Acids Res*，2017，45（D1）：D945-954.

［11］Gilson MK，Liu T，Baitaluk M，et al. BindingDB in 2015：a public database for medicinal chemistry，computational chemistry and systems pharmacology. *Nucleic Acids Res*，2016，44（D1）：D1045-1053.

［12］Wishart DS，Feunang YD，Guo AC，et al. DrugBank 5.0：a major update to the drugbank database for 2018. *Nucleic Acids Res*，2018，46（D1）：D1074-1082.

［13］Rose PW，Bi C，Bluhm WF，et al. The RCSB protein data bank：new resources for research and education. *Nucleic Acids Res*，2012，41（D1）：D475-482.

［14］Liu Z，Li Y，Han L，et al. PDB-Wide collection of binding data：current status of the pdbbind database. *Bioinformatics*，2015，31（3）：405-412.

［15］Yang H，Qin C，Li YH，et al. Therapeutic target database update 2016：enriched resource for bench to clinical drug target and targeted pathway information. *Nucleic Acids Res*，2016，44（D1）：D1069-1074.

［16］Kanehisa M，Furumichi M，Tanabe M，et al. KEGG：new perspectives on genomes，pathways，diseases and drugs. *Nucleic Acids Res*，2017，45（D1）：D353-361.

［17］Li H，Gao Z，Kang L，et al. TarFisDock：a web server for identifying drug targets with docking approach. *Nucleic Acids Res*，2006，34，W219-224.

［18］Gong J，Cai C，Liu X，et al. ChemMapper：a versatile web server for exploring pharmacology and chemical structure association based on molecular 3D similarity method. *Bioinformatics*，2013，29（14）：1827-1829.

［19］Wang X，Shen Y，Wang S，et al. PharmMapper 2017 update：a web server for potential drug target identification with a comprehensive target pharmacophore database. *Nucleic Acids Res*，2017. 45（W1）：W356-360.

［20］Keiser MJ，Roth BL，Armbruster BN，et al. Relating protein pharmacology by ligand chemistry. *Nat. Biotechnol*，2007，25（2）：197-206.

［21］Trott O，Olson AJ. AutoDock vina：improving the speed and accuracy of docking with a new scoring function，efficient optimization，and multithreading. *J. Comput. Chem*，2009，31（2）：455-461.

［22］Wang JC，Chu PY，Chen CM，et al. IdTarget：a web server for identifying protein targets of small chemical molecules with robust scoring functions and a divide-and-conquer docking approach. *Nucleic Acids Res*，2012，40（W1）：393-399.

［23］Wang L，Ma C，Wipf P，et al. TargetHunter：an in silico target identification tool for predicting therapeutic potential of small organic molecules based on chemogenomic database. *AAPS J*，2013，15（2）：395-406.

［24］Nickel J，Gohlke BO，Erehman J，et al. SuperPred：update on drug classification and target prediction. *Nucleic Acids Res*. 2014，42（W1）：W26-31.

［25］Daina A，Michielin O，Zoete V. Swiss Target Prediction：updated data and new features for efficient prediction of protein targets of small molecules. *Nucleic Acids Res*，2019，47（W1）：W357-364.

［26］Ding P，Yan X，Liu Z，et al. PTS：a pharmaceutical target seeker. *Database*，2017，2017：1-7.

［27］Liu Z，Du J，Yan X，et al. TCMAnalyzer：a chemo-and bioinformatics web service for analyzing traditional Chinese medicine. *J. Chem. Inf. Model*，2018，58（3）：550-555.

第六章　报告基因筛选

第一节　报告基因概述

报告基因是一类可编码翻译成为易于观察、分析或检测的蛋白或酶的基因的总称。报告基因技术是将目的基因DNA片段与报告基因的DNA片段相融合，或将目的基因的表达调控DNA序列与报告基因的DNA片段相融合，通过在转染体系中检测报告基因的表达翻译产物来间接"报告"目的基因的表达调控情况。作为报告基因一般需要满足以下条件：①已被克隆或全序列已被测序；②目的基因的表达产物及其类似物在被转染体系中不内源性表达；③目的基因的表达产物易被观察检测及分析。

一、报告基因分类

目前功能不同的报告基因已被广泛应用于科研领域。常见的报告基因主要包括以下几大类。

（一）抗性基因

抗性基因指的是一类可编码翻译为不同抗生素的抗性蛋白的基因，常见的抗性包括氨苄霉素抗性以及卡那霉素抗性等。通过将目的基因与抗性基因共转染相应的细胞，随后加入相应的抗生素对被转染细胞进行药物筛选，根据其是否具有针对加入的相应抗生素的抗性，即可表征目的基因在被转染细胞中的表达情况，进而筛选转化子。

（二）荧光蛋白家族报告基因

荧光蛋白家族中目前最广泛应用于科研领域的是绿色荧光蛋白GFP及红色荧光蛋白RFP。绿色荧光蛋白GFP是从水母中分离到的一种28kDa的蛋白质，共包含238个氨基酸，GFP蛋白序列中的第65~67位氨基酸残基（Ser-Tyr-Gly）可自发形成荧光发色基团——对羟基苯咪唑啉酮，经氧化、紫外或蓝光激发后可发出绿光荧光，所发出的绿色荧光通常在完整细胞中即可进行检测，无须对细胞进行进一步的裂解等处理即可直接观察分析，且无须添加辅助性成分或底物即可自然发射绿色荧光，因此GFP又被称为活细胞分子探针。GFP的光谱特性与荧光素异硫氰酸盐（FITC）较为相似，因此，适用于荧光素FITC检测的滤光片组合即可适用于GFP观察。GFP荧光极其稳定，在激发光照射条件下其抗淬灭能力强于FITC，GFP镜下观察一般需要450~490nm波长范围的蓝光激发，该激发波长下GFP较为稳定。GFP需要在氧化状态下才可发出荧光，故强的还原剂可使GFP转变为非荧光状态，但重新暴露于空气或氧气中，GFP荧光便可立即恢复。一些弱的还原剂对GFP荧光影响不大，中度的氧化剂对GFP荧光影响也十分有限，如生物材料常用的固定剂、脱水剂戊二酸或甲醛等。

GFP绿色荧光蛋白的优点还包括①易于检测；②荧光信号稳定；③无毒害；④通用性；⑤易于构建载体；⑥无须固定细胞或增加细胞膜通透性即可进行活细胞检测；⑦易于得到突变体。缺点包括：①相对某些小分子蛋白，GFP分子量较大，可能会影响目的蛋白的功能，因此需要先对融合蛋白进行测试；②GFP 荧光信号无法被放大，因此尽量避免低表达水平的检测；③GFP 合成及折叠产生荧光的过程慢，通常需数个小时，不利于快速转录激活过程的研究；④自发荧光的干扰。作为另一种常见的荧光蛋白，红色荧光蛋白 RFP 最初从珊瑚中分离得到，可发射明亮的红色荧光。荧光蛋白的常见应用包括：①将荧光蛋白报告基因与目的基因共转染，进而使被转染体系获得相应荧光，以便于分析目的基因的表达情况；②通过将荧光蛋白报告基因与目的基因相融合，其表达翻译产物即可作为目的蛋白的标签蛋白对目的蛋白进行标记，进而用于分析目的蛋白的分布或者是用于研究目的蛋白与其他蛋白间的相互作用；③可作为荧光标签用于细胞的定位及分布检测；④可作为荧光标记用于细胞筛选；⑤可用于宿主与体内病原体间相互作用研究；⑥GFP 的荧光动力学可被用于计算细胞的生长速度和产物的表达量；⑦可作为生物传感器被用于生理及生化研究领域。

（三）荧光素酶报告基因

荧光素酶是指在满足一定反应条件下能够催化底物性的脂肪醛或荧光素的氧化反应进而发出相应荧光的一类酶的总称，自然界存在的荧光素酶主要来自萤火虫、海肾及发光细菌等生物。哺乳动物细胞通常不表达内源性荧光素酶。细菌荧光素酶通常对热敏感，因此，在哺乳动物细胞中的应用十分有限。生命科学研究领域目前最广泛使用的两种荧光素酶分别是从萤火虫中分离得到的萤火虫荧光素酶以及从海肾中分离得到的海肾荧光素酶。萤火虫荧光素酶基因可编码一个 61kDa 的、含 550 个氨基酸的荧光素酶蛋白，无须进行表达后修饰，直接具有完全酶活性。在氧气、ATP 及 Mg^{2+} 存在的条件下，即可氧化底物 D-荧光素进而发出荧光从而被定量的分析检测。因检测灵敏度高，线性范围宽等优点，其已成为最常用于哺乳动物细胞的报告基因之一，一般可通过荧光光度计或多功能酶标仪检测其催化底物的荧光发射情况，适用于高通量筛选。海肾荧光素酶可催化其底物肠腔素的氧化反应，且其催化反应产物可透过细胞膜，因此已成为最适宜活细胞检测的报告基因之一。荧光素酶报告基因的特点主要包括：①非放射性；②灵敏度高；③半衰期较短，一般在几个小时以内，故荧光素酶通常不会蓄积，用于启动子活性检测实验时，目的基因启动子活性的变化会快速导致荧光素酶活性的变化；④荧光素酶分析检测方法极为迅速、简单，而且比较廉价，具有较宽的线性范围；⑤内源性低，哺乳动物无内源性表达，故荧光素酶检测不受细胞内其他物质影响。荧光素酶报告基因的应用领域主要包括：①筛选目的基因的启动子/启动子核心区域；②筛选目的基因潜在的抑制子/增强子等核心调控元件；③启动子区域可能的转录因子结合位点检测；④增强子/启动子与转录因子间的相互作用；⑤细胞与病毒间相互作用；⑥药物等诱导因素对目的基因启动子活性的调节（抑制或增强）；⑦射线等物理诱导因素对启动子活性的调节。

（四）氯霉素乙酰转移酶报告基因

作为首个被用于检测目的基因在转染体系中转录活性的报告基因，氯霉素乙酰转移酶能够催化其底物氯霉素发生乙酰化反应，该反应所需的乙酰基团由乙酰辅酶 A 或由商品分析试剂盒中的 n-丁酰辅酶 A 提供。氯霉素乙酰转移酶在哺乳动物细胞中无内源性表达或类似物，且性质较为稳定，半衰期较长，但其检测线性范围较窄，灵敏性也偏低，故较适宜瞬时表达研究。可通过多种方法检测乙酰化的氯霉素，如可用荧光素、同位素及酶联免疫吸附实验检测，也可用蛋白质印迹法及免疫组织化学法。

（五）β半乳糖苷酶报告基因

β半乳糖苷酶可催化半乳糖苷水解。采用邻硝基苯β-D-半乳吡喃糖苷（ONPG）作为反应底物时，其酶活性可用比色法检测；氯酚红-β-D-半乳吡喃糖苷灵敏度比 ONPG 高近 10 倍，是另一个可用比色法检测β半乳糖苷酶活性的底物；采用荧光素 2-β-D-吡喃半乳糖苷作为底物时，其酶活性可用荧光法检测，且此法可结合流式细胞术对单个细胞的酶活性进行检测；采用二氧杂环丁烷为底物时，其酶活性可用化学发光法检测。β半乳糖苷酶报告基因通常被用于荧光素酶报告基因和氯霉素乙酰转移酶报告基因的内参对照。该报告基因另一个十分重要的特点是可通过免疫组织化学法检测其原位表达情况。

（六）分泌型碱性磷酸酶报告基因

分泌型碱性磷酸酶（secreted alkaline phosphatase，SEAP）报告基因的特点包括无内源性表达，表达产物能够直接分泌到培养基中，故无须对转染细胞进行裂解，在培养上清中即可检测该酶活性，该特点有利于开展时效反应实验。SEAP 的常见底物主要有间硝基苯磷酸盐及黄素腺嘌呤二核苷酸磷酸等，一般可通过比色法对其酶活性加以测定，反应灵敏度较高，操作步骤简单快捷。SEAP 也可催化 D-荧光素-O-磷酸盐的水解反应进而生成水解产物 D-荧光素，而 D-荧光素又可作为荧光素酶的反应底物发生氧化反应，发出荧光。因此将其与荧光素酶报告基因联用，可通过两步生物发光法大大提高其酶活性检测的灵敏度。

（七）Gaussia 荧光素酶报告基因

Gaussia 荧光素酶（Gluc）也是一种分泌型的蓝色荧光素酶，其蛋白分子量较小，只有 22kDa，含有天然的分泌型信号肽，可以引导荧光素酶分泌到细胞培养液中，因此无须裂解细胞即可检测该报告基因活性。Gaussia 荧光素酶报告基因所表达的荧光素酶 85% 以上被分泌至胞外。Gaussia 荧光素酶信号强、检测灵敏度高，所以在细胞裂解物中也能检测到细胞内未被分泌出胞外的荧光素酶信号。Gaussia 荧光素酶分泌表达的特点为检测带来很大的方便，尤其是在转染细胞用于后续实验时，无须裂解珍贵的细胞即可对活细胞进行实时动力学分析及连续时间曲线研究，此外，Gaussia 荧光素酶还可与红色萤火虫荧光素酶组合为双色检测系统。

表 6-1 所示为常用报告基因的优缺点。选择合适的报告基因需综合考虑其表达产物的稳定性、检测的灵敏度以及动力学范围等各方面的特点。如拟开展高通量筛选研究及基因转录动力学分析时可选择稳定性好的报告基因。报告基因的选择原则包括：①报告基因表达产物的检测方法满足快速简便、高重现性、宽检测线性范围及高灵敏度等要求；②在被转染体系中不表达该报告基因表达产物及内源性类似物，且转染体系中报告基因的表达水平与目的基因的转录水平保持同步；③报告基因在转染细胞内表达对其正常的生理功能影响较小。

表 6-1　不同报告基因优缺点比较

报告基因	优点	缺点
荧光素酶	无内源活性、灵敏度高	需要底物
荧光蛋白家族	不需要底物、亚细胞定位、可用显微镜观察	背景荧光较高
氯霉素乙酰转移酶	真核细胞没有背景表达	灵敏度低、半衰期长
β半乳糖苷酶	灵敏度高、操作便捷	需要底物、细菌，血清等内源活性高
分泌型碱性磷酸酶	分泌型、不需裂解	需要底物、特定细胞中内源活性高
Gaussia 荧光素酶	分泌型、不需裂解	需要底物

二、报告基因的应用

报告基因的应用主要包括以下方面：①启动子活性分析与转录因子鉴定，可通过采用报告基因技术分析检测目的基因的启动子及增强子等的活性，鉴定与人类疾病有关的靶基因以及调控某些基因表达活性的转录因子等；②基因转移分析，报告基因表达产物能够作为标签蛋白应用于基因转移监测研究领域，用于监测特定基因在微生物及动植物中的转移；③用于检测信号通路的转导活性，可通过构建目的基因的启动子驱动的荧光素酶报告基因系统，来研究干预刺激对目的基因信号转导的影响，是该领域应用的一个很好的例证；④用于受体功能鉴定，如研究相应拮抗剂或激动剂对活细胞中受体活性的调控作用；⑤细胞毒性检测，如可将稳定转染有β-半乳糖苷酶报告基因的细胞株作为工具细胞株，对候选药物进行高通量生物学筛选，分析药物对特定细胞株的毒性；⑥生物大分子的相互作用，如通过选择不同的荧光蛋白报告基因在活细胞内对不同的蛋白进行标记进而探讨其分子间相互作用；⑦用于药物开发领域的生物筛选，如在培养的活细胞中某些报告基因的活性保持时间较长，可满足对药物副作用及耐药性的长期观察研究。报告基因部分应用领域如图 6-1[1] 及图 6-2[2] 所示。

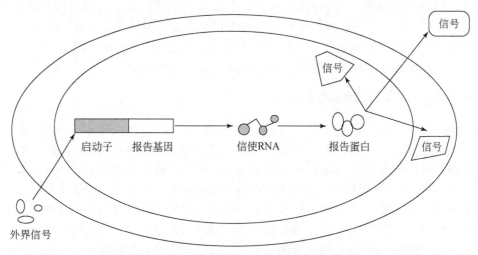

图 6-1　报告基因的调控模型（请参见本章文献［1］）
外界信号通过作用于报告基因的启动子区域，进而导致报告蛋白的表达

综上可知，报告基因技术已成为医学及生命科学研究领域一种广泛应用的重要技术。在单细胞水平或组织水平检测各种生命活动的发生及调控过程是当今医学及生命科学研究领域主要研究内容之一。报告基因技术在这一领域具有广泛的应用前景。为解决这一问题，报告基因技术的未来潜在发展方向可能包括：①开发合成表达产物半衰期更短的报告基因，更实时快速的监测目的基因的表达；②进一步开发多报告基因共转染系统，实现不同类型报告基因优势的整合，以满足更广泛的实验需求；③进一步发展报告基因的显微观察技术，使得细胞内低表达水平的或微弱的报告基因信号能够得以放大观察。上述技术的实现，将进一步促进在各种刺激影响下生命体生命活动的动态变化研究领域以及细胞内信号传导研究领域的发展。

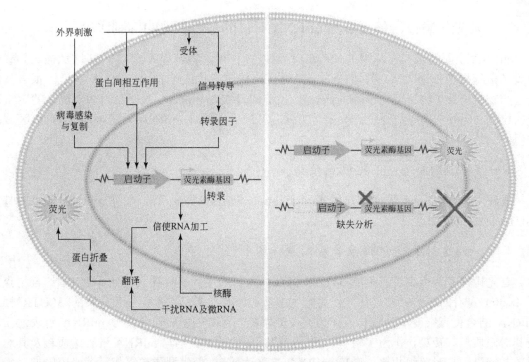

图 6-2　报告基因主要应用研究方向举例（请参见本章文献 [2]）

报告基因可用于包括启动子活性、细胞膜受体激活和结合、RNA 干扰、细胞信号传导和干细胞分化等研究领域

第二节　报告基因实验的常见技术流程及问题

一、荧光素酶报告基因检测目的基因启动子活性

（1）采用生物信息学软件及生物信息学数据库，预测分析目的基因启动子区域潜在的转录因子结合位点；

（2）扩增所要研究的启动子 DNA 片段，并将其插入到荧光素酶报告基因质粒中；

（3）筛选阳性克隆，测序验证后，扩增克隆，提纯质粒，备用；

（4）同时准备相应的空载质粒对照，提纯备用。

（5）选择转染细胞，可根据实验需要或者选择转染效率较高的人胚肾细胞株 293T 工具细胞，并接种于 24 孔培养板中，生长至约 80% 的汇合度；

（6）将上述报告基因质粒与转录因子表达质粒共转染细胞；转染后，根据实验需要给予相应的刺激；

（7）根据报告基因蛋白表达的特点，分离细胞裂解物或细胞上清液，用于荧光素酶实验检测；

（8）根据所采用的荧光素酶活性检测试剂盒的说明书步骤配制，加入相应的底物反应液，采用荧光光度计等仪器测定其酶活性；

（9）计算各组间的相对荧光素酶活性水平，并与空载体转染的对照组比较。

二、荧光素酶报告基因检测 miRNA 对目的基因表达的抑制作用

miRNA 主要通过与靶基因的 3′-UTR 结合发挥作用，将靶基因的 3′-UTR 区域插入到载体中荧光素酶报告基因 DNA 片段的 3′端，通过比较过干扰或过表达 miRNA 前后，报告基因表达产物的变化（检测荧光素酶的活性变化），即可实现 miRNA 下调目的基因表达的定量水平的检测。此外，采用结合位点突变等方法，可进一步验证 miRNA 与靶基因 3′-UTR 区域的作用。

（一）miRNA-target 靶位点预测

通过 miRNA-target 数据库，如 TargetScan、microRNA.org 等，预测 miRNA 与目的基因 3′-UTR 区的结合位点。

（二）构建双荧光素酶报告基因载体进行检测

首先构建在萤火虫荧光素酶 3′-UTR 区域插入目的序列（只插入包括 miRNA 结合位点前后 200bp 左右的序列）的载体，作为野生型质粒。其次构建在萤火虫荧光素酶 3′-UTR 插入 miRNA 结合位点突变序列载体，作为突变型质粒。将野生型质粒分别与 miRNA 过表达质粒及其对照质粒共转染，作为实验组。同时，将突变型质粒分别与 miRNA 过表达质粒及其对照质粒共转染。与对照组相比，转染 miRNA 过表达质粒+野生型质粒组相对荧光值降低，转染 miRNA 过表达质粒+突变型质粒组相对荧光值上升，提示存在靶向结合。

三、双荧光素酶报告基因实验

双荧光素酶报告基因系统同时采用两种荧光素酶报告基因分别报告目的基因表达及内参对照的表达，一种含有目的基因的调控启动子，另一种包含一个内参对照基因的组成型启动子，进而采用归一化法对目的基因表达进行校正（图 6-3）。如使用萤火虫荧光素酶报告基因作为受调控的目的基因的报告基因，同时采用海肾荧光素酶报告基因作为内参报告基因进行共转染，消除因被转染细胞的密度、细胞活力、转染试剂影响和检测步骤中细胞裂解效率等

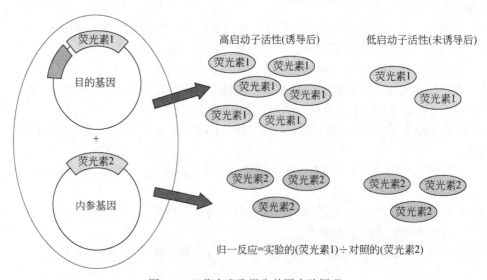

图 6-3 双荧光素酶报告基因实验原理

造成的差异。萤火虫荧光素酶催化的荧光素的氧化会伴随着光的释放，反应需要 ATP、Mg^{2+} 和 O_2。海肾荧光素酶催化氧气依赖型腔肠动物荧光素，反应不需要 ATP 或 Mg^{2+}。由于萤火虫荧光素酶和海肾荧光素酶底物不同，所以两者可在同一个孔中使用双荧光素酶检测试剂盒进行检测。

四、报告基因实验的常见问题

由于报告基因表达产物检测结果受多种实验因素影响，包括细胞活力、转染的质粒量及转染试剂影响导致转染效率差异、细胞裂解效率差异（如超声裂解时间及效率不同）、加样及检测精度等，一旦某个细节处理不好，都可能导致实验失败或结果的不准确。报告基因实验的常见问题如下。

（一）荧光值过高

荧光值过高可能会超出仪器检测范围，从而检测不到值，一般读数在 5～6 位较好。荧光值过高可通过以下方式尝试解决：①减少质粒转染量；②细胞样品裂解后，离心取上清后检测或对裂解产物进行稀释后检测；③不建议通过减少底物量来降低荧光值，因为需要保证底物的饱和来反映荧光素酶真实的表达水平，否则会造成检测结果出现大的偏差。

（二）荧光值过低或无荧光值

荧光素酶的表达水平与启动子活性相关，正常表达水平下检测到的荧光值应在 10^5 数量级左右，若检测到的荧光值比较低或无荧光值，可从启动子活性、转染效率及检测过程这几方面进行考虑。

1. 转染效率低

可通过以下方式尝试解决：①优化转染实验条件，用较易转染的质粒做阳性对照（如转染过表达荧光蛋白质粒）；②确保转染 DNA 的质量，可通过酶切或琼脂糖凝胶电泳的方法对 DNA 质量进行鉴定；③选择活性较高，处于指数分裂期的细胞进行转染。

2. 启动子活性低或诱导失败

可通过以下方式尝试解决：①转染后的细胞培养使用特异性诱导启动子的条件；②优化细胞的培养条件，提高荧光素酶的表达量；③更换强启动子。

3. 样品裂解效率低

可通过以下方式尝试解决：①细胞培养时间不宜过长，36h 内最好；②加入的裂解液需足量，保证细胞能够充分裂解。

4. 检测过程操作不规范

可通过以下方式尝试解决：①选择合适的检测仪器，能够检测化学发光或者生物发光的仪器都适用于该实验；②需加入足量底物，保证底物的饱和，否则会造成检测结果出现很大偏差；③室温反应，反应时各个组分（包括细胞裂解物及底物工作液等）都需要预先调整到室温；④荧光素酶的半衰期一般较短，加完底物后应立即检测，尽量在 30min 内完成。

5. 底物氧化失效

可通过以下方式尝试解决：①底物避光密封保存，萤火虫荧光素酶底物-20℃保存，海肾荧光素酶底物推荐-80℃保存；②反应工作液建议现用现配。

6. 复孔重复性差

报告基因检测实验受多种因素影响，因此同批次样品检测值也可能出现浮动。除了引入另一个报告基因作为内参避免实验条件变化的干扰之外，一般还需设置 3 或 3 个以上复孔。想要得到一个准确的结果，应尽可能减小复孔之间的差异性：①细胞裂解后建议离心取上清，保证样本的均一性；②保证加样的准确性，移液器需定期校准，确保移液精准；③荧光素酶报告基因实验的检测结果非常灵敏，复孔之间的数值有一定差异是正常的，一般认为在同一个数量级的差异是可以接受的。

第三节　报告基因用于中药靶点鉴定实例

报告基因在中药靶点鉴定领域应用广泛，包括以特定靶基因为靶点筛选活性中药、中药对靶基因启动子活性影响检测、中药对靶信号通路的调控以及 miRNA 介导中药调控靶基因表达等。本章节将通过以下研究实例对上述应用加以说明。

芍药甘草汤常用作肿瘤化疗患者的辅助用药，可显著减少化疗的副作用，延长肿瘤患者生存时间。有研究报道芍药甘草汤在降低化疗药物紫杉醇毒副作用的同时，也会增加紫杉醇的代谢清除，但其作用靶点还不清楚。如图 6-4 至图 6-7 所示，学者 Feng 等[3]基于双荧光素酶报

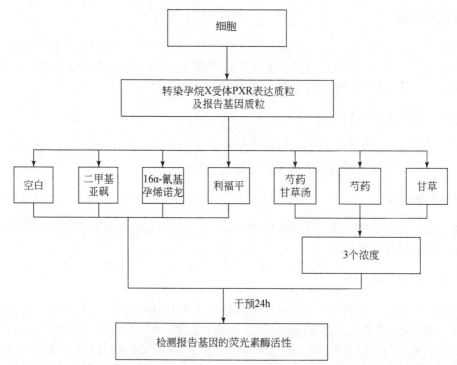

图 6-4　基于双荧光素酶报告基因实验探讨芍药甘草汤对化疗药物代谢清除的作用机制（请参见本章文献[3]）

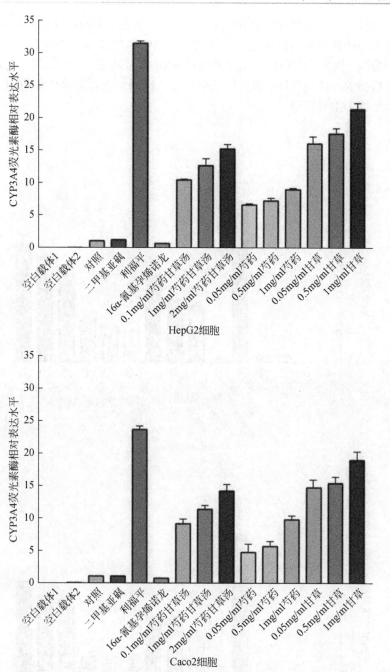

图 6-5　芍药甘草汤、芍药及甘草对 CYP3A4 荧光素酶活性的影响（请参见本章文献［3］）

告基因实验探究了芍药甘草汤对药物代谢酶和药物转运蛋白的调控作用，主要探讨了芍药甘草汤在体外对孕烷 X 受体（PXR）介导的细胞色素 P4503A4（CYP3A4）和药物转运蛋白多药耐药蛋白 1（MDR1）转录激活的影响。此外，探讨了单味药在调节 CYP3A4 和 MDR1 方面对芍药甘草汤的贡献。通过将含有 hPXR 表达质粒和 CYP3A4 或 MDR1 报告基因质粒的双荧光素酶报告基因系统共转染 HepG2 和 Caco2 细胞。使用双荧光素酶报告试剂盒测定荧光素酶活性，实时定量 RT-PCR 法检测转染 hPXR 的 LS174T 细胞中 CYP3A4 和 MDR1 的基因表达。结果发现芍药甘草汤、芍药和甘草在体外均可浓度依赖性地增加 CYP3A4 和 MDR1 的启动子活性。

此外,芍药甘草汤、芍药和甘草在转染 hPXR 的 LS174T 细胞中上调 CYP3A4 和 MDR1 的 mRNA 表达。甘草作为芍药甘草汤的组成之一,其诱导 CYP3A4 代谢酶和药物转运蛋白 MDR1 表达能力显著高于芍药。因此,芍药甘草汤主要通过 PXR 途径增强 CYP3A4 和 MDR1 的表达,进而增加了化疗药物的外排及代谢,该过程是芍药甘草汤增加紫杉醇等化疗药物清除的机制,在该过程中甘草发挥了主要作用。

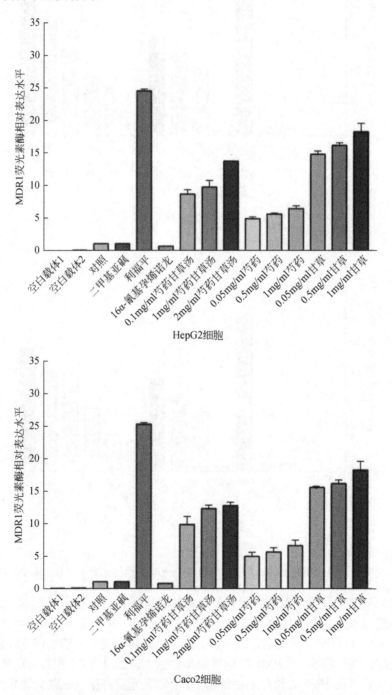

图 6-6　芍药甘草汤、芍药及甘草对 MDR1 荧光素酶活性的影响（请参见本章文献［3］）

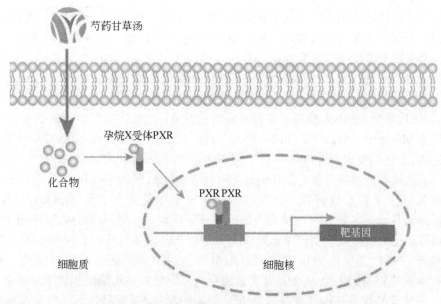

图 6-7　芍药甘草汤增加化疗药物清除的作用机制示意图（请参见本章文献［3］）

芍药甘草汤激活 PXR 核转位，促进其与靶基因 CYP3A4 和 MDR1 的外源化合物反应元件 XRE 结合，双荧光素酶报告基因实验证实该过程可激活靶基因 CYP3A4 和 MDR1 的启动子活性，最终影响所联用的化疗药物的代谢清除

　　丹参素冰片酯是根据拼合原理及中药方剂理论中君-使对药的传统观念，选取中药药对丹参及冰片中活性药效结构单元拼合而成的天然化合物的合成衍生物，已有报道其在体外可抑制脂多糖诱导的巨噬细胞活化和脂质积累。如图 6-8 所示，学者 Wang 等[4] 通过采用载脂蛋白ApoE 缺陷型（ApoE$^{-/-}$）小鼠研究了丹参素冰片酯对动脉粥样硬化形成的影响。发现早期用丹参素冰片酯干预 ApoE$^{-/-}$ 小鼠，可通过抑制炎症和减少巨噬细胞向血管壁浸润，显著减少动脉粥样硬化病变的形成。为探究丹参素冰片酯发挥该作用的机制，该学者用 HEK293 细胞转染肝 X 受体α（LXR-α）的双荧光素酶报告基因质粒进行双荧光素酶报告基因实验，发现丹参素冰片酯可显著激活巨噬细胞 LXR-α基因启动子活性，进而通过激活 LXR-α下游的脂类外向转运蛋白 ABCA1 的表达水平，促进胆固醇外流，并抑制泡沫细胞的形成，最终发挥抗动脉粥样硬化的药理作用。

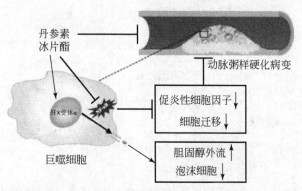

图 6-8　丹参素冰片酯激活 LXRα-ABCA1 信号通路促进胆固醇外流并抑制泡沫细胞的形成（请参见本章文献[4]）

丹参素冰片酯通过激活巨噬细胞 LXR-α基因启动子活性，进而通过激活 LXR-α通路诱导下游的脂类外向转运蛋白 ABCA1 的表达，促进胆固醇外流，并抑制泡沫细胞的形成，发挥抗动脉粥样硬化的药理作用

中药补肾活血汤在临床上广泛用于骨折的治疗,配方包括熟地、破故纸、菟丝子各 10g,杜仲、枸杞、归尾、山萸肉、苁蓉、没药、独活各 3g,红花 2g。此外补肾活血汤已被证实对治疗骨性关节炎和骨质疏松症等骨骼疾病有很好的疗效。学者 Zhang[5]、Xu[6] 及 Shen[7] 等在证实补肾活血汤可通过激活 Wnt5a 信号通路促进大鼠骨髓间充质干细胞(marrow derived stem cells,MSCs)的迁移发挥促骨折康复作用的基础上,进一步探讨补肾活血汤诱导的 MSCs 迁移的机制。通过采用 miRNA 微阵列分析和实时定量 RT-PCR 实验发现 miR-539-5p 在补肾活血汤干预后的 MSCs 中下调。转染 miR-539-5p 可抑制 MSCs 迁移,而 miR-539-5p 抑制剂可促进 MSCs 迁移。上述结果表明 miR-539-5p 可能是补肾活血汤诱导的 MSCs 迁移的负调控因子。该学者进一步通过靶标预测分析工具 TargetScan 及 MiRanda 预测 Wnt5a 可能是 miR-539-5p 潜在的直接靶标。为了证实该假说,该学者构建了野生型及突变型含 Wnt5a 3′-UTR(不含 miR-539-5p 结合位点)区域序列的荧光素酶报告基因质粒,并将 miR-539-5p 重组质粒或对照空质粒分别与上述野生型及突变型 Wnt5a 荧光素酶报告基因质粒通过 Lipofectamine 2000 转染试剂共转染至 293T 细胞,采用双荧光素酶报告基因检测试剂盒检测酶活性。结果发现 miR-539-5p 重组质粒与野生型 Wnt5a 荧光素酶报告基因质粒共转染组相较于对照空质粒与野生型 Wnt5a 荧光素酶报告基因质粒共转染组荧光素酶活性显著下降,而当含有 Wnt5a 的突变体 3′-UTR 的荧光素酶报告基因质粒与 miR-539-5p 重组质粒共转染时,上述荧光素酶活性下降作用被逆转。上述结果证实了补肾活血汤可通过下调 miR-539-5p 表达,进而减少其对 MSCs 细胞内 Wnt5a 通路的负性调控作用,起到促进 MSCs 细胞自我更新及迁移的作用。miR-539-5p 具有被开发为预防或治疗骨折的重要候选靶点的潜力。该实例中双荧光素酶报告基因实验检测 miRNA 对目的基因表达的抑制作用示意图如图 6-9 所示。

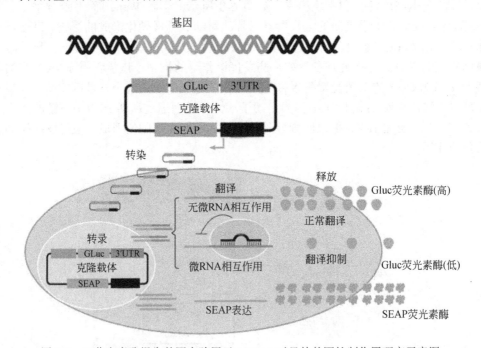

图 6-9　双荧光素酶报告基因实验用于 miNRA 对目的基因抑制作用研究示意图

Gluc:Gaussia 荧光素酶;SEAP:分泌型碱性磷酸酶;UTR:非翻译区;miRNA 主要通过与靶基因的 3′-UTR 结合发挥作用,将靶基因 3′-UTR 区域插入到 Gluc 及 SEAP 双荧光素酶报告基因载体中荧光素酶报告基因 DNA 片段的 3 端,通过检测 Gluc 信号及 SEAP 信号表征 miNRA 对目的基因表达的抑制作用

获得性免疫缺陷综合征（AIDS）是由人类免疫缺陷病毒 HIV 感染引起的一种严重的世界性传染疾病。趋化因子受体 CCR5 及 CXCR4 是介导 HIV-1 入侵机体细胞的主要辅助受体。许多新的抗艾滋病毒药物目前正在进行临床前和临床试验。然而，药物开发进展缓慢的部分原因是目前缺乏高通量系统来筛选这些药物。学者 Feng 等[8] 采用 CCR5/CXCR4 启动子驱动的萤火虫荧光素酶和海肾荧光素酶载体（pGL4.10-RLUC-CCR5/CXCR4）的双荧光素酶检测系统，筛选具有调节 CCR5 和 CXCR4 启动子活性的药物。

清肺消炎丸是由天津中新药业集团股份有限公司达仁堂制药厂生产的治疗慢性阻塞性肺疾病（chronic obstructive pulmonary disease，COPD）、哮喘和肺炎的中药制剂，可以缓解各种呼吸道症状。清肺消炎丸成分复杂，主要成分包括麻黄、石膏、地龙、牛蒡子、人工牛黄、炒苦杏仁、羚羊角和蜂蜜等。其解痉抗感染的作用机制尚不明确。学者 Cheng 等[9] 通过对人正常肺上皮细胞 BEAS-2B 转染 NF-κB 的 pGL4.32 载体的荧光素酶报告基因质粒，对人类胚胎肾细胞 HEK293 转染β_2肾上腺素受体β_2-AR 的荧光素酶报告基因质粒，利用上述荧光素酶报告基因系统筛选传统中药清肺消炎丸中的抗感染及解痉成分，并用超高效液相色谱四极杆-飞行时间质谱联用仪对获得的活性成分进行鉴定，以探讨清肺消炎丸抗感染解痉的作用机制及物质基础。最终证实清肺消炎丸中的麻黄碱通过激活β_2肾上腺素受体，起到解痉的作用。此外，清肺消炎丸中的绿原酸（chlorogenic acid）、芥子酸（sinapic acid）及络石苷（tracheloside）等可通过靶向抑制 NF-κB，发挥抗感染作用，进一步的细胞因子及趋化因子实验验证了上述化合物的抗感染作用。此外，学者 Hou 等[10] 采用双荧光素酶报告基因系统分别检测 HEK293 细胞中β_2AR 受体表达活性及细胞内钙活性，结合钙离子荧光探针 fluo-4/AM，最终证实清肺消炎丸中的牛蒡子苷元（arctigenin）与麻黄碱具有协同降低细胞游离 Ca^{2+}浓度，进而发挥扩张支气管作用。上述机制的阐明有望促进具有 COPD 及哮喘治疗活性的新药的开发。

疏肝凉血汤是一种用于改善乳腺癌患者潮热的传统中药复方，据报道疏肝凉血汤具有抗乳腺癌的作用。雌激素在乳腺癌的发生和进展过程中起着至关重要的作用，芳香化酶和甾体硫酸酯酶（steroid sulfatase，STS）是雌激素合成的关键酶。学者 Zhou 等[11] 评价了疏肝凉血汤对雌激素受体阳性乳腺癌细胞 ZR-75-1 的抗肿瘤作用机制。通过采用芳香化酶及甾体硫酸酯酶启动子双荧光素酶报告基因实验系统探究疏肝凉血汤对芳香化酶和甾体硫酸酯酶启动子活性的影响。结果证实疏肝凉血汤对芳香化酶和甾体硫酸酯酶启动子活性具有双重抑制作用，疏肝凉血汤抗肿瘤活性与抑制芳香化酶和甾体硫酸酯酶的活性有关，有望开发为雌激素阳性乳腺癌的一种新的治疗药物。

冠心病在全球范围内发病率和死亡率均十分严峻。钙通道阻滞剂是治疗心血管疾病的重要药物。速效救心丸是一种传统的中药，被广泛用作冠心病急性发作的治疗药物。然而，鉴于其成分的复杂性，速效救心丸在细胞内 Ca^{2+}调节中的潜在机制仍然是一个谜。为了鉴定速效救心丸中的活性药理成分及作用机制，以开发更好的心血管疾病治疗方法，学者 Lei 等[12] 采用超高效液相色谱与串联四级杆飞行时间质谱仪联用技术（UPLC/Q-TOFMS）结合 Ca^{2+}双荧光素酶报告基因检测系统，对速效救心丸的药效机制及物质基础进行了研究。最终证实速效救心丸中的川芎嗪（ligustrazine）、阿魏酸（ferulic acid）、川芎嗪内酯 I（senkyunolide I）、川芎内酯 A（senkyunolide A）和藁本内脂（ligustilide）是速效救心丸中潜在的钙拮抗剂，且川芎嗪与川芎内酯 A 合用具有协同钙拮抗活性。此外，通过监测荧光变化，用 Ca^{2+}指示剂 fluo-4/AM 进行实时成像分析，进一步研究上述两种中药单体的协同作用机制。结果表明，川芎嗪能有效阻断电压依赖性 Ca^{2+}通道（voltage-operated Ca^{2+} channels，VDCC）。兰尼碱受体是心肌细胞内的钙释放通道，川芎嗪内酯 A 对兰尼碱受体有抑制作用，对电压依赖性 Ca^{2+}通道有部分抑制作用。最后，进一步的主动脉环实验显示川芎嗪和川芎嗪内酯 A 联合使用比单独使用具有更好的血管舒张功能。在该项研究中，作者借助 Ca^{2+} 双荧光素酶报告基因检测系统首先揭示了一对天然活性中药单体川芎嗪和川芎嗪内酯 A 可联合作用于电压依赖性 Ca^{2+} 通道和兰尼碱受体，相对于调节 Ca^{2+} 具有更有效地舒张血管的作用。

动脉粥样硬化的形成与血管内脂质沉积及其导致的局部炎症反应密切相关，最常用的抗动脉粥样硬化药物是他汀类药物。学者 Lei 等[13]基于中医证据致力于寻找除他汀类药物以外的有效治疗动脉粥样硬化的药物。鉴于速效救心丸已被广泛用于治疗心血管疾病 30 余年。该学者通过采用药理学研究和 RNA-Seq 等方法，探讨速效救心丸在载脂蛋白 E KO 小鼠 ApoE$^{-/-}$中相对于阿托伐他汀的药效学优势。结果发现了 113 个被速效救心丸调节程度大于阿托伐他汀调节程度的差异表达基因。进一步实验结果发现速效救心丸中的关键免疫调节成分洋川芎内酯 A（senkyunolide A）和藁本内酯（liguslitde）可以抑制作为动脉粥样硬化诊断生物标志物的 CD137 的表达。该学者进一步用 NF-κB 双荧光素酶报告基因体系等方法考察速效救心丸中的活性成分的作用机制，结果证实藁本内酯能有效抑制 NF-κB 的表达以及 AKT 的磷酸化。因此，藁本内酯可通过抑制 Akt/NF-κB 信号通路的激活来实现其抑制 CD137 表达的作用，这在一定程度上解释了速效救心丸在主动脉粥样硬化中的免疫调节作用。

传统中药臭灵丹（Laggera pterodonta）又名鹿耳林，是菊科六棱菊属植物，有研究报道臭灵丹这种草本植物的粗提物可以抑制流感病毒的感染，因此该药物的粗提物已经被开发成多种抗病毒药物，但其抗流感作用的物质基础和潜在的作用机制尚不清楚。学者 Guan 等[14]从中药臭灵丹中分离得到其活性成分臭灵丹酸（pterodontic acid），并证实其对甲型 H1N1 流感病毒具有选择性的抗病毒活性。同时，该化合物对神经氨酸酶活性没有明显的抑制作用。此外，它还能显著减弱由甲型 H1N1 流感病毒诱导的促炎分子 IL-6、MIP-1β、MCP-1 和 IP-10 的表达，并同样下调由 A 型禽流感病毒 H9N2 诱导的细胞因子和趋化因子的表达释放。为了探究该中药单体发挥抗流感病毒活性的机制，该学者通过对人的胚胎肾细胞系 HEK293 转染 NF-κB 的启动子报告基因质粒及 GFP 质粒（校正用），最终证实该化合物可以抑制 NF-κB 信号通路的激活。这项研究表明，臭灵丹酸的体外抗病毒活性部分与通过抑制 NF-κB 途径的激活来减轻炎症反应有关，臭灵丹酸可能是一种潜在的抗 A 型流感病毒的药物。

川续断科植物续断（Dipsacus asperoides）在中医中一直被用于治疗包括反复自然流产在内的多种妇科疾病，但其分子机制及有效作用成分尚不明确。反复自然流产（recurrent spontaneous abortion，RSA）又称习惯性流产，是一种常见的临床妇科疾病，但在 37%～79% 的受影响妇女中，原因仍不清楚。早期妊娠阶段，子宫内膜基质细胞转变为分泌型蜕膜细胞，为早期妊娠的维持和胎盘形成提供重要的营养物质和免疫环境，这个过程就是蜕膜化。类固醇激素孕酮是早期妊娠中重要的调节因子，其通过作用于孕激素受体（progesterone receptor，PR）发挥促进子宫内膜蜕膜化作用。学者 Gao 等[15]报道了续断乙醇提取物及续断中提取得到的川续断皂苷Ⅵ在原代蜕膜细胞和人宫颈癌 HeLa 细胞系中具有类孕酮效应。在采用 MTT 法确定了细胞中川续断皂苷Ⅵ安全浓度的基础上，该学者通过孕激素受体 PR 启动子双荧光素酶报告基因检测系统证实川续断皂苷Ⅵ可显著增加孕激素受体 PR 的启动子活性。结合进一步实验，该学者最终证实了续断提取物及川续断皂苷Ⅵ的药理机制，即通过上调孕激素受体 PR 促进子宫内膜蜕膜化作用发挥药效。

毛茛科药用植物牡丹皮是中国传统中药，具有很高的药用价值，临床应用广泛、历史悠久。丹皮酚（paeonol）是牡丹皮中提取得到的一种酚类化合物，被认为是牡丹皮的主要活性成分，具有抑菌抗感染、解热降温、抗过敏、调节免疫、镇静和镇痛等药理作用。内质网应激可导致内皮细胞功能障碍，这是多种心血管疾病的发病机制之一。过氧化物酶体增殖物激活受体（peroxisome proliferator-activated receptor，PPAR）是内质网应激及氧化应激过程中的重要调节因子，学者 Choy 等[16]利用冠状动脉微血管内皮 H5V 细胞 PPAR 启动子双荧光素酶报告基因系统，证实丹皮酚可通过抑制 PPAR 信号转导途径抑制内质网应激及氧化应激。

学者 Zhang 等[17]对中药何首乌中的 6 种已被报道具有肝损伤作用的活性单体即没食子酸（gallic acid）、槲皮素（quercetin）、木犀草素（luteolin）、山奈酚（kaempferol）、白藜芦醇（resveratrol）及芹菜素（apigenin）的肝脏毒性进行了研究。通过将构建的孕烷 X 受体 PXR（pregnane X receptor，PXR）报告基因质粒及细胞色素 P450 家族 3A4 代谢酶 CYP3A4 报告基因质粒转染进入肝癌 HepG2 细胞，构建筛选体系，以利福平为阳性对照药，酮康唑为阴性对照药物进行双荧光素酶报告基因实验。5～20μM 的没食子酸、槲皮素、木犀草素、山奈酚、芹菜素及白藜芦醇干预 24h，结果发现当对照质粒 pcDNA3.1 与 pGL4.17-CYP3A4 报告基因质粒共转染时，没食子酸和白藜芦醇对 CYP3A4 的启动子活性有抑制作用，槲皮素、木犀草素及山奈酚等 3 种中药单体对 CYP3A4 的启动子活性有诱导作用；当 pcDNA3.14-PXR 与 pGL4.17-CYP3A4 共转染时，槲皮素、木犀草素、山奈酚、芹菜素及白藜芦醇等 5 种中药单体对 CYP3A4 的启动子活性具有诱导作用。综上可知，已报道的何首乌中的 6 种潜在的具有肝损伤活性成分对 CYP3A4 代谢酶活性均具有抑制或激活作用，且 2 种组分（芹菜素及白藜芦醇）诱导肝损伤的作用可能是通过调节 PXR 通路实现的，上述结果提示其他药物与何首乌配伍时应注意潜在的药物相互作用，以提高安全性和有效性。

青蒿琥酯（artesunate）是从中草药青蒿（*Artemisia annua* L）中提取的一种半合成的青蒿素衍生物，用于治疗严重的和多药耐药的疟疾。青蒿琥酯除了具有抗疟疾活性外，在多种类型的肿瘤中具有一定的抗肿瘤活性。葡萄膜黑色素瘤是成人群体中最常见的一种原发性眼内恶性肿瘤类型，目前为止，对于葡萄膜黑色素瘤患者尚无有效的靶向治疗药物。青蒿琥酯对葡萄膜黑色素瘤的作用尚不清楚。学者 Zheng 等[18]证实青蒿琥酯具有抑制葡萄膜黑色素瘤细胞生长、迁移及侵袭作用。Wnt 信号在肿瘤干细胞的自我更新及分化、肿瘤细胞增殖、迁移及侵袭等方面发挥重要的调控作用。经典的 Wnt 信号由 β-catenin 介导，Wnt 配体能够抑制 β-catenin 被 Axin、APC、GSK3 和 CK1 等形成的降解复合体降解，导致细胞核内 β-catenin 的蓄积，蓄积的 β-catenin 进而与 TCF/LEF 家族转录因子形成复合体，激活 Wnt 靶基因的转录，即 TCF/LEF 家族转录因子介导了经典 Wnt 信号途径中核转位的 β-catenin 的活性。为探究青蒿琥酯是否通过抑制 Wnt/β-catenin 途径发挥抗葡萄膜黑色素瘤活性，该学者进一步通过对原发性葡萄膜黑色素瘤细胞系以及转移性葡萄膜黑色素瘤细胞系转染 TCF 荧光素酶报告基因质粒，构建 TCF 转录因子活性筛选体系，结果发现 0～80μM 的青蒿琥酯干预 48h 可显著降低上述筛选体系转染细胞的荧光素酶活性，上述结果间接表明青蒿琥酯可能通过阻断 Wnt/β-catenin 途径，进而发挥抑制葡萄膜黑色素瘤的潜在作用。

姜黄素（curcumin）是一种常见的中药单体，已被证明具有抗动脉粥样硬化作用，该作用与胆固醇外流增加密切相关。然而，尚不清楚这种增强作用的作用机制。学者 Zhong 等[19]通过对巨噬细胞 Raw264.7 及 THP1 转染抗氧化反应元件 ARE（antioxidant response element，ARE）启动子报告基因质粒，并用 10～40μM 的姜黄素作用 6h，采用双荧光素酶报告基因检测试剂盒检测 ARE 启动子活性。结果发现姜黄素可显著促进抗氧化反应元件 ARE 活性。进一步的实验结果证实姜黄素是通过激活 Nrf-2-ARE 通路，上调血红素加氧酶 HO1（heme oxygenase 1，HO1）的表达，后者进一步介导清道夫受体 SR-BI（scavenger receptor class B type I，SR-BI）和 ATP 结合盒转运蛋白 ABCA1（ATP-binding cassette transporter family A1 protein）

的表达，从而增加胆固醇流出。

苦豆子是豆科植物苦豆子 Sophora alopecuroides L.的种子。Alopecurone B（ALOB）是从中药苦豆子中分离得到的一种黄酮类化合物，据报道 ALOB 对多药耐药相关蛋白 1（multidrug resistance gene 1，MDR1）有很强的抑制作用。骨肉瘤是一种 20 岁以下的儿童及青少年高发的恶性骨肿瘤疾病。20 世纪 70 年代以来阿霉素被用于骨肉瘤的一线化疗。然而，化疗耐药性的存在极大地限制了其应用。且当发生对阿霉素的耐药性时，骨肉瘤可能对各种结构和机制上不相关的其他化疗药物也产生耐药性。因此，迫切需要找到逆转骨肉瘤化疗耐药性的方法。学者 Xia 等[20]探究了 ALOB 逆转多药耐药性的作用及其机制。首先通过逐步增加阿霉素的浓度梯度，建立了对阿霉素耐药的骨肉瘤细胞系 MG-63/DOX。通过将 MDR1 启动子荧光素酶报告基因质粒转染入 MG-63/DOX 细胞，发现 ALOB 干预后可显著抑制 MG-63/DOX 细胞 MDR1 基因启动子活性。进一步实验发现 ALOB 可显著抑制 MDR1 的转录、表达及外排功能，进而逆转 MG-63/DOX 细胞对阿霉素及其他化疗药物的多药耐药性。上述研究证明了中药苦豆子来源的中药单体 ALOB 是一种通过靶向 MDR1 通路起效的逆转肿瘤化疗多药耐药性的化合物。

高胆固醇血症是动脉粥样硬化发生发展的主要危险因素之一。用于治疗高胆固醇血症的最常见的药物是 3-羟基-3-甲基戊二酰辅酶 A 还原酶抑制剂，即他汀类药物。PCSK9（proprotein convertase subtilisin/kexin type 9），中文全称前蛋白转化酶枯草溶菌素 9 型，是继他汀类药物之后最可靠的降脂药靶点。PCSK9 抑制剂已获监管机构批准，用于治疗低密度脂蛋白胆固醇下降不充分的患者。PCSK9 能够与低密度脂蛋白受体（low-density lipoprotein receptor，LDLR）结合，降低肝脏从血液中清除低密度脂蛋白胆固醇的能力。以 Repatha 为代表的 PCSK9 抑制剂，通过抑制 PCSK9 与低密度脂蛋白受体的结合，提高肝脏清除低密度脂蛋白胆固醇的能力，降低血液中低密度脂蛋白胆固醇的水平。学者 Dong 等[21]通过构建人 PCSK9 启动子荧光素酶报告基因实验体系，证实中药单体水飞蓟宾 A（silibinin A）可时间-浓度依赖性地抑制人肝癌 HepG2 细胞中 PCSK9 的启动子活性。上述结果表明水飞蓟宾 A 是一种新的 PCSK9 抑制剂，有望作为降脂药物进一步开发。

参 考 文 献

［1］杨宇，李江江，王项，等. 报告基因及其应用研究进展. 生命科学研究，2011，15（3）：277-282.

［2］Allard STM, Kopish K. Luciferase reporter assays: powerful adaptable tools for cell biology research. *Cell Notes*, 2008, 21: 23-26.

［3］Feng D, Tang T, Fan R, et al. *Gancao*（*Glycyrrhizae radix*）provides the main contribution to *Shaoyao-Gancao* decoction on enhancements of CYP3A4 and MDR1 expression via pregnane X receptor pathway in vitro. *BMC Complementary and Alternative Medicine*, 2018, 18（1）: 345.

［4］Wang J, Xu P, Xie X, et al. DBZ（*Danshensu Bingpian Zhi*）, a novel natural compound derivative, attenuates atherosclerosis in apolipoprotein E-deficient mice. *Journal of the American Heart Association*, 2017, 6（10）: e006297.

［5］Zhang R, Chen K, Lu D, et al. Study on efficacy of "*bushen huoxue* liquid" in male rats with osteoporosis induced by dexamethasone and its mechanism. *Journal of Chinese Medicinal Materials*, 2003, 26（5）: 347-349.

［6］Xu B, Jin HT, Wang XF, et al. Effects of serum of *Bushen Huoxue* prescription（Chinese characters）on classic Wnt/beta-catenin signaling pathways of osteoblasts. *China Journal of Orthopaedics and Traumatology*, 2015, 28（6）: 553-558.

［7］Shen W, Luo H, Xu L, et al. Wnt5a mediates the effects of *Bushen Huoxue* decoction on the migration of bone marrow mesenchymal stem cells in vitro. *Chinese Medicine*，2018，13（1）：45.

［8］Feng L，Lu W，Ma Y，et al. A novel dual-luciferase assay for anti-HIV drug screening based on the CCR5/CXCR4 promoters. *Journal of Virological Methods*，2018，256：17-23.

［9］Cheng B，Hou Y，Wang L，et al. Dual-bioactivity-based liquid chromatography-coupled quadrupole time-of-flight mass spectrometry for NF-kappaB inhibitors and beta2AR agonists identification in Chinese medicinal preparation *Qingfei Xiaoyan Wan. Analytical and Bioanalytical Chemistry*，2012，404（8）：2445-2452.

［10］Hou Y，Cheng B，Zhou M，et al. Searching for synergistic bronchodilators and novel therapeutic regimens for chronic lung diseases from a traditional Chinese medicine，*Qingfei Xiaoyan Wan. PloS One*，2014，9（11）：e113104.

［11］Zhou N，Han SY，Zhou F，et al. Anti-tumor effect of *Shu-Gan-Liang-Xue* decoction in breast cancer is related to the inhibition of aromatase and steroid sulfatase expression. *Journal of Ethnopharmacology*，2014，154（3）：687-695.

［12］Lei W，Ni J，Xia X，et al. Searching for synergistic calcium antagonists and novel therapeutic regimens for coronary heart disease therapy from a traditional Chinese medicine，*Suxiao Jiuxin* pill. *Journal of Chromatography B，Analytical Technologies in the Biomedical and Life Sciences*，2018，1092：220-227.

［13］Lei W，Deng YF，Hu XY，et al. Phthalides，senkyunolide a and ligustilide，show immunomodulatory effect in improving atherosclerosis，through inhibiting AP-1 and NF-kappaB expression. *Biomedicine & Pharmacotherapy*，2019，117：109074.

［14］Guan W，Li J，Chen Q，et al. Pterodontic acid isolated from laggera pterodonta inhibits viral replication and inflammation induced by influenza a virus. *Molecules*，2017，22（10）：e1738.

［15］Gao J，Zhou C，Li Y，et al. Asperosaponin Ⅵ promotes progesterone receptor expression in decidual cells via the notch signaling pathway. *Fitoterapia*，2016，113：58-63.

［16］Choy KW，Mustafa MR，Lau YS，et al. Paeonol protects against endoplasmic reticulum stress-induced endothelial dysfunction via AMPK/PPARdelta signaling pathway. *Biochemical Pharmacology*，2016，116：51-62.

［17］Zhang ZY，Wang YG，Huang XY，et al. Effect of six components in *Polygoni multiflori radix* on regulation of CYP3A4 mediated by human pregnane X receptor. *China Journal of Chinese Materia Medica*，2018，43（20）：4104-4110.

［18］Zheng L，Pan J. The anti-malarial drug artesunate blocks wnt/beta-catenin pathway and inhibits growth，migration and invasion of uveal melanoma cells. *Current Cancer Drug Targets*，2018，18（10）：988-998.

［19］Zhong Y，Feng J，Fan Z，et al. Curcumin increases cholesterol efflux via heme oxygenase1mediated ABCA1 and SRBI expression in macrophages. *Molecular Medicine Reports*，2018，17（4）：6138-6143.

［20］Xia YZ，Ni K，Guo C，et al. Alopecurone B reverses doxorubicin-resistant human osteosarcoma cell line by inhibiting P-glycoprotein and NF-kappaB signaling. *Phytomedicine：International Journal of Phytotherapy and Phytopharmacology*，2015，22（3）：344-351.

［21］Dong Z，Zhang W，Chen S，et al. Silibinin a decreases statininduced PCSK9 expression in human hepatoblastoma HepG2 cells. *Molecular Medicine Reports*，2019，20（2）：1383-1392.

第七章　表面等离子共振筛选

第一节　表面等离子共振技术原理特点及发展历程

一、表面等离子共振技术的基本原理

表面等离子共振（surface plasmon resonance，SPR）是当偏振光在不同折射率的介质界面上撞击金属膜（通常是金）时发生的一种现象。在一定的入射角度下，一部分光能通过金属涂层与金属表层的电子耦合，并激发电子移动。这些运动的电子被称为等离子激元，它们平行于金属表面传播。等离子体发生振荡，在金属表面和样品溶液边界之间产生一个范围约为 300nm 的电场。商用 SPR 生物传感器通常使用基于衰减全反射（ATR）方法的 Kretschmann 几何结构，入射光通过高反射指数玻璃棱镜（图 7-1）。在恒定波长的光源和金属薄层下，发生共振的限定 SPR 角取决于金属表面材料的折射率。因此，当传感介质的反射指数发生微小变化，例如有生物分子附着时，就不再形成等离子体。通过测量在检测器上获得的反射光变化即可获得 SPR 的检测数据。此外，表面结合的浓度可以通过监测反射光强度或跟踪共振角偏移来量化。通常，SPR 生物传感器的检测限能为 10pg/mL。

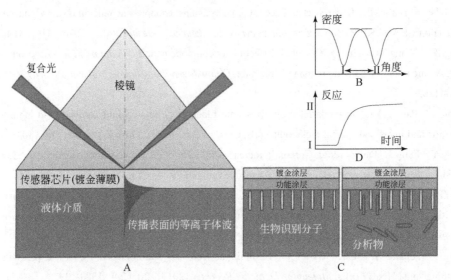

图 7-1　表面等离子体共振生物传感器的原理（请参见本章文献［1］）

A. ATR 方法的 Kretschmann 几何结构；B. 折射率变化前后的反射光光谱；C. 结合在 SPR 传感器表面上的生物识别分子和分析物；D. 反应介质中的分子相互作用引起的折射率变化

在 SPR 生物传感器中，探针分子首先固定在传感器表面。当靶分子的溶液与表面接触时，通过亲和作用发生探针-靶结合，从而导致 SPR 传感器表面的折射率增加。在 SPR 实验中，共振或响应单位（response units，RU）用于描述信号变化，其中 1RU 相当于临界角度偏移 10^{-4}

度。在实验开始时，尽管探针与靶分子的相互作用尚未发生，但初始 RU 值对应于起始临界角。

在厚度为 h 的金属表层出现的折射率变化 Δnd 计算如下

$$\Delta nd = (dn/dc)_{vol}\Delta\Gamma/h$$

其中 $(dN/dc)_{vol}$ 是折射率 n 随分析物 C 的体积浓度而增加的量，而 $\Delta\Gamma$ 是表面结合靶物质的浓度。通过入射光实时耦合到金属表面上的传播表面等离子体波（PSP）来跟踪折射率的变化。因此，SPR 可以检测结合阶段的结合速率（K_{on}），缓冲液通过时解离目标分子的解离速率（K_{off}），以及结合速率常数（K_a）和解离速率常数（K_d）。与折射率相关的参数也可用于量化固定在传感器表面上与已知探针结合的目标分子。SPR 实验中的检测限（LOD）取决于许多因素，包括靶–探针分子的分子量、光学性质和结合亲和力以及探针分子的表面覆盖度[1]。

二、SPR 技术的发展历程

1902 年，Wood 使用反射衍射光栅观察连续光源的光谱，注意到衍射光光谱中的窄暗带。1941 年，Fano 分析得出这些异常与光栅支持的表面等离子波有关。Otto 在 1968 年指出，表面等离子波可由衰减全反射激发。同年，Kretschmann 和 Raether 报道了通过衰减全反射法在另一种装置中激发出表面等离子波。继 Otto，Kretschmann 和 Raether 的开创性工作之后，对表面等离子波的研究进一步被推动和扩大。20 世纪 70 年代末，表面等离子波在表征薄膜过程方面的潜力被认可。

1983 年，Nylander 和 Liedberg 在衰减全反射的 Kretschmann 几何结构中激发表面等离子波进行气体检测和生物传感。接下来的几年中，基于衍射光栅和平面光波导的 SPR 传感器被展示。几年后又有了第一批光纤 SPR 传感器的报道。20 世纪 80 年代后期，研究人员又将角度和光谱调制方法引入 SPR 传感。1990 年，Biacore International AB 推出了一种基于角度调制的商用 SPR 生物传感器。在接下来的几年中，Biacore 基于衰减全反射法和角度调制的 Kretschmann 几何原理开发了一系列实验室 SPR 仪器。

20 世纪 80 年代后期，人们认识到 SPR 方法在空间分辨测量方面的潜力，并报道了第一台表面等离激元–极化子显微镜。在随后的十年中，SPR 成像得到了进一步的发展，产生了具有大量（>100）传感通道的 SPR 传感器件，并在 2005 年研发出一种具有偏振对比度和空间图案化的多层 SPR 结构的高性能传感器。为了进一步提高 SPR 传感器的灵敏度，20 世纪 90 年代末引入了基于外差相位测量和干涉测量的相位调制 SPR 传感器。利用远程表面等离子体的高灵敏度 SPR 传感器也相继被研发。最近，金属纳米颗粒和纳米结构的局部表面等离子体获得了极大的关注，其在 SPR 传感器的发展中具有巨大潜力[2]。

三、SPR 生物传感器平台

所有基于 SPR 的生物传感器平台的共同理论基础是监控由传感器芯片表面上的结合引起的反射光强度的变化。然而，各个平台实现的方式各不相同。产生和监测表面等离子体有三种典型方法配置，分别是棱镜、波导和光栅耦合。

Kretschmann 开发的生物传感器可以概括为几个方面：固定角度、角度扫描和楔形光束。在固定角度下，分子的结合通过反射光强度的变化来检测，这是 SPR 生物传感器最简单的形式（图 7-2A）。角度扫描设备通过重复地改变入射光与表面相互作用的角度"实时"检测共振角的变化。这可以通过使用可调角度的棱镜调控固定光源入射光实现（图 7-2B）。使用楔形光束的仪器在界面上同时以多个角度照射光束，并使用光电二极管阵列监控所有角度的反射光来"实时"跟踪谐振角的变化（图 7-2C）。这种方法消除了移动部件的需要。然而，它需要更复杂的检测器。该方法的最新发展就是 SPR 成像（SPR imaging，SPRI）技术。该技术建立在标准 SPR 原理上，将电荷耦合器件（CCD）摄像机并入检测器（图 7-3A）。这种相机允许更宽的入射光束，因此它可以同时监控芯片表面上多个点的反射率[10]。

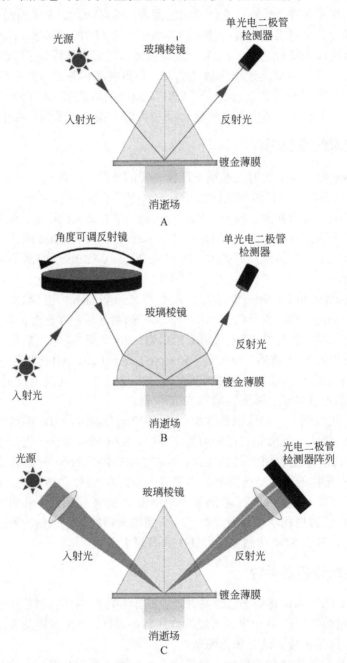

图 7-2　Kretschmann 开发的生物传感器（请参见本章文献［3］）

A. 固定角度 SPR 检测反射光强度的变化。B. 角度扫描 SPR 通过使用可调反射镜改变入射光与表面相互作用的角度，以调控来自固定光源的入射光，从而监测共振角度的变化。C. 楔形光束 SPR 通过同时以多个角度的光束照射传感器表面，并使用光电二极管阵列监测所有角度的反射光以检测共振角的变化

早期的 SPR 平台探测共振角，而 SPRI 系统监测更宽表面上的蛋白质的反射率，显著增加同时

进行动力学分析的通量。为了获得可靠、准确和有效的数据，SPRI 系统设置参考点，包括用于确定非特异性结合或交叉反应的对照，以及用于检查 SPR 生物传感器表面可变性的相同生物分子相互作用的对照。通过使用 SPRI 中的这些参考点，可以兼顾由温度、体积或流动方向的不同引起的变化。

除了上述基于 Kretschmann 的 SPR 系统，还有两种其他方法，称为光栅耦合 SPR 和波导 SPR。光栅耦合的 SPR 类似于传统的基于 Kretschmann 的 SPR。但是，共振是在没有棱镜的情况下实现的。取而代之的是，将金或其他合适的材料薄膜涂覆在衍射光栅上，光从光栅上以多个角度衍射（图 7-3B）。在特定角度下，入射光产生可由 CCD 相机检测的表面等离子体。与

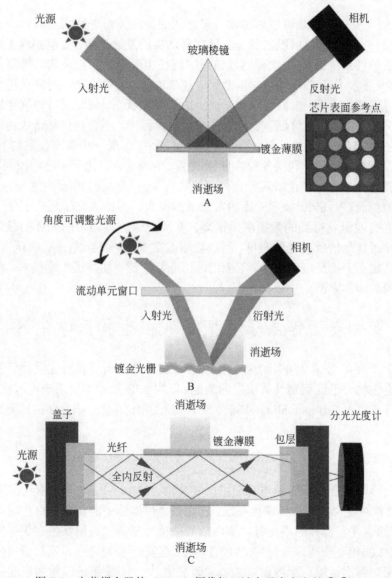

图 7-3 电荷耦合器件（CCD）摄像机（请参见本章文献 [3]）

A. 表面等离子体共振成像使用电荷耦合器件摄像机（CCD）获得更宽的入射光束，以同时监控芯片表面多个点的反射率。B. 光栅耦合 SPR 结合了涂覆在衍射光栅上的金膜，光在衍射光栅上以多个角度衍射。C. 波导 SPR 使用白光光束下进行全内反射的光纤。并有金包层，以允许等离子激元的产生。以分光光度计监测所有波长光的强度以得到监测数据

其他方法一样,薄层上的分子相互结合将改变共振角度。与其他方法不同的是,该方法通过流动单元和被分析样品的窗口发送入射光。因此,含有结合靶标的溶液必须符合特定的光学性质(如透明度)。波导 SPR 采用在白光光束下进行全内反射的光纤。在生物感应点上,光纤的包层被替换为用于产生等离子体波的金膜(图 7-3C)。该方法不是监测共振角的变化,而是采用分光光度计监测跨越所有波长的光的强度,其中由分子间结合引起的折射率的变化与产生表面等离子体的波长相关。由于这种 SPR 方法可用于敏感检测和表征目的,一系列 SPR 仪器也已经商品化[3]。

四、SPR 技术的特点

SPR 技术的主要优势就是可以对生物分子之间的作用关系进行实时监控,同时无须对分子进行标记等操作。该技术自出现之后一直保持着迅猛的发展趋势,截至到现在已经变得非常成熟。相较于其他技术,SPR 生物传感器自身的特征主要是:①实现实时检测,可以检测分子相互作用的全过程,从而获得动力学以及反应速率方程。②可以在不对样品进行衍生以及标记等措施的条件下完成检测,很好地保留了分子的活性和状态,同时又可以规避标记过程中的假阳性信号等问题。③非破坏性测试:在整体的检测流程中,不会对样品造成物理以及化学性质上的改变,这种方式属于无损分析。④样品需要量极少,一般一个表面仅需约 1μg 蛋白配体。⑤选择多样化以及高灵敏性:利用各种特异性识别(生物识别、化学和物理识别)作用,大多数情况下不需要对样品进行纯化或其他预处理就可直接进行检测。⑥检测过程方便快捷,灵敏度高。⑦检测覆盖面广:SPR 技术应用的对象范围很大,不论大分子还是小分子都可以进行分析和研究。⑧高通量且得到的数据质量很高。⑨能跟踪监测固定的配体的稳定性。⑩由于 SPR 基于对未穿透样品的反射光的测量,所以检测能在混浊的甚至不透明的样品中进行。⑪对复合物的定量测定不干扰反应的平衡。⑫应用范围非常广泛,涵盖了生物技术、医学诊断和检测以及药品检测等诸多方面。

第二节　表面等离子共振技术在生物医学中的应用

生物检测上,SPR 技术主要用于检测生物分子的结合作用或者通过生物分子结合作用的检测来完成特定生物分子的识别及其浓度的测定。早期 SPR 技术主要用于检测抗原-抗体的相互作用,如链霉亲和素(streptavidin)和维生素 H 的相互作用及一些 IgG 的检测。现在应用的范围则越来越广泛。

一、免疫学研究

主要组织相容性复合体不变链与适配蛋白复合物 AP1 和 AP2 之间的相互作用已由 SPR 确定。主要组织相容性复合体是一种遗传系统,它允许免疫细胞中的蛋白识别相容的或外来的蛋白质。主要组织相容性复合体的不变链细胞内信号被认为是通过与网状蛋白相关的适配蛋白复合物 AP1 和 AP2 的相互作用来介导的。AP1 和 AP2 是在包被的囊泡和笼状蛋白包被的凹坑中发现的异源四聚体囊泡运输适配蛋白。在一项研究中[4],不变链的细胞质尾序列,包括具有各种定义残基的突变体,被克隆为 GST 融合蛋白,作为配体固定在具有 GST 抗体的 CM5 传感器芯片的表面。AP1 和 AP2 作为分析物注入,测定结合和解离速率常数。SPR 检测表明 AP2 与不变链的结合,与 AP2 识别内吞周期和体内不变链内化的作用密切相关。

蛋白质的补体系统保护身体免受入侵有机体的侵袭,并被血浆蛋白 C3b 激活。SPR 可以用来研究补体因子 H 和 C3b 之间的相互作用[5]。设计并表达八个不同的补体因子 H 的重组体，每个重组体包含因子 H 的 20 个重复结构域的不同部分。C3b 通过胺偶联固定在 CM5 芯片上。将补体因子 H 及其 8 个重组体作为分析物注入，用 SPR 分析与固定化 C3b 的相互作用。SPR 结果表明，补体因子 H 有三个不同的结合位点，分别对应于 C3b 的不同区域。在 Khilko 等人的一项研究中[6]，结合主要组织相容性 I 类（MHC-I）分子的抗原肽通过胺偶联到 SPR 传感器表面，检测与免疫纯化后的 MHC-I 分子的结合。通过固定偶联抗原肽的不同侧链，能够得出参与结合的关键侧链。因此 SPR 可用于检测与识别 MHC 结合抗原及其与 T 淋巴细胞受体的相互作用。

二、蛋白质组学研究

在蛋白质组学领域，生物标志物的鉴定和分析方法近年来得到了越来越多的关注，并得到了迅速的发展。疾病生物标志物的识别和检测对于预测某些疾病的暴发非常重要，也能尽量避免对患者采用手术和其他侵入性及昂贵的治疗手段。因此，我们需要更快更准确地发现新的生物标志物的新方法。由于生物标志物相对较低的浓度和基质的复杂性，传统检测方法通常很难检测它们。临床上，也很难找到并验证适合临床使用的准确筛选方法。SPR 技术因为它的灵敏度、便携性、少样本量以及多路检测的能力，已被证明在生物标志物的诊断中很有潜力。SPR 生物传感器已成功应用于检测许多疾病的生物标志物，如乳腺癌、卵巢癌和胰腺癌以及心脏和神经疾病。

（一）肿瘤相关的 DNA 标志物

2006 年，Li 等人开发了表面杂交、表面连接和纳米颗粒扩增的组合，用于 BRCA1 的单核苷酸多态性（SNP）基因分型[7]。BRCA1 和 BRCA2 是与乳腺癌易感性相关的两个主要基因，参与修复导致乳腺癌的 DNA 双链断裂。这两个基因的突变可导致基因组的不稳定，增加 30 岁以后患乳腺癌的风险[8]。因此，BRCA 突变的检测对于乳腺癌患者的前瞻性干预和治疗具有重要意义。通过使用与 DNA 探针互补的寡核苷酸纳米颗粒增强 SPR 信号，在低至 1pM 的浓度下就可以成功检测到 BRCA1 的单个错配。在没有纳米颗粒放大的情况下，SPR 直接检测极限约为 100nM。纳米颗粒有助于克服传统 SPR 生物传感器的局限性[9]。无标记检测比标记技术更简便，无标记突变分析的最小可检测浓度可通过优化 SPR 的方法实现。另一种常见的突变基因是肿瘤抑制基因 p53，其主要功能是介导细胞周期阻滞或凋亡。p53 基因活性的丧失促进肿瘤的发生及产生耐药。据报道，超过 50% 的癌症患者表现出 p53 基因突变[10]。在一项研究中，在预先固定有共同的 DNA 和单克隆抗体的 SPR 芯片上检测了野生型和突变型 p53 蛋白[11]。正常细胞样品有较高水平的野生型 p53，因此，它们对固定化的双链 DNA 表现出更高的亲和力。同时，预固定化的单克隆抗体也对总 p53 显示出特异的亲和力。SPR 信号之间的差异揭示了 p53 突变的程度。由于 ds-DNA 与野生型 p53 和总 p53 的抗体之间较强的亲和力，SPR 技术能够检测出较低水平的野生型 p53（10.6pm）和总 p53（1.06pm）。

（二）疾病相关的蛋白标志物

与 DNA 标志物相比，蛋白标志物的临床应用能得到严格的评价。因此，基于蛋白质的检测方法在快速发展中。由于血液样本中的生物标记物浓度较低，这使 SPR 生物传感器的使用受到了阻碍。为了克服这一点，需要纳米颗粒辅助放大信号。在纳米颗粒的辅助下，研究人员已经能够利用 SPR 检测重要的生物标志物，例如，总前列腺特异抗原（tPSA）、碳水化合物抗原 15-3（CA15-3）、癌胚抗原（CEA）、C 反应蛋白（CRP）、人表皮生长因子受体 2（HER2）、雌激素受体（ER）、孕激素受体（PR）等。用 40nm 颗粒与 PSA 抗体偶联，对 75%人血清进行 tPSA 测定，检测限为 0.29ng/ml（8.5pm）[12]。由于检测限低于前列腺癌检测的阈值（2.5ng/ml），因此可以用于临床诊断前列腺癌。相对短的检测时间、传感器芯片的可重复使用、高血清浓度下检测 PSA 的作用以及实时检测性是 SPR 技术在临床前列腺癌诊断和预后中具备的特有优势。

CEA 是肿瘤相关抗原和血清学肿瘤标志物，用于诊断大肠癌、胃癌和胰腺癌。CEA 水平也是乳腺癌术后治疗中识别复发的常用指标。健康女性的 CEA 水平在 3~5ng/ml 范围内。2006年，Tang 等人将蛋白 A 结合在 SPR 免疫传感器的金表层。接下来，将抗 CEA 的单克隆抗体与蛋白 A 偶联，使得 CEA 的检测限为 0.5ng/ml[13]。C 反应蛋白（CRP）是常规炎症和轻度炎症诊断的主要血清生物标志物。CRP 由肝脏产生，每当全身发生炎症时，CRP 水平就会上升。Jung 及其同时使用 CRP 单克隆抗体和酰胺连接 N-羟基琥珀酰亚胺-葡聚糖功能化金阵列表面，在光谱 SPR 系统中检测人血清中的 C 反应蛋白[14]。

三、核酸研究

SPR 可用于测量核酸和蛋白之间的相互作用。在最初的工作中，研究人员通过 SPR 研究了带或不带辅阻遏子的 DNA 和蛋氨酸阻遏蛋白之间的相互作用[15]。将具有生物素的 32 个核苷酸的序列固定在 SA 传感器芯片的右旋糖酐-链霉亲和素表面。大肠埃希菌蛋氨酸阻遏蛋白作为流动分析物，单独或在效应物 S-腺苷甲硫氨酸、腺苷鸟氨酸或氮杂-S-腺苷甲硫氨酸存在的情况下进行检测，测得亲和力（无效应物时）为 $5×10^5$M。

通过金-硫键固定在 SPR 传感器芯片上的硫醇化捕获探针实现了 SPR 对 DNA 的高灵敏度检测[16]。靶 DNA 与捕获探针杂交，靶 DNA 的未配对片段作为触发器启动非线性杂交链式反应，产生实时、扩增的 SPR 反应。使用这种方法，在 60 分钟内检测到 0.85pm 的 DNA，动态范围为 1~1000pm。

四、药物研究

（一）高通量筛选

高通量筛选（high-throughput screening，HTS）是制药业中一种成熟地发现先导化合物的过程，对庞大的化学库使用自动化、微型化方法及大规模数据分析筛选生物靶标[17]。高通量筛选的定义是每天测试大量化合物，范围为 10000~100000，有助于发现受体、酶、离子通道和其他药理靶点的配体，并分析感兴趣的细胞和生物化学途径。通常，高通量筛选是在具有不同孔和每孔可变体积的微滴定板中进行的：96 孔（100~200μL）、384 孔（30~100μL）和 1536 孔（2.5~10μL）。用于药物筛选的分析系统应允许高通量的各种不同来源的化合物，如组合化学库、新合成的化合物及天然来源的化合物[18, 19]。

生物物理方法，如 X 射线、核磁共振（NMR）和 SPR 已经成为高通量筛选中另一种选择。在生化靶标的常规高通量筛选没有得到理想的先导化合物时，SPR 技术往往会带来惊喜。现在主要制药公司的趋势是侧重于药物和药物片段的筛选，而不是一味追求超高通量的筛选。因此，生物传感器作为高信息含量的筛选工具就具有相应的优势，能够检测多种候选药物。例如，SPR 生物传感技术由于其快速选择具有结合亲和力的片段而被广泛使用。它提供了生物分子相互作用的动力学数据，允许研究人员根据亲和力、特异性和平行的结合/解离速率来量化先导化合物与其靶标的结合特征。化合物结合的定量动力学可以用来更好地理解结合机制和过程以及化学结构修饰所产生的影响。对于特定的先导化合物，结合和解离速率可以独立变化，导致亚纳摩尔级别的快速亲和力变化[20]。

（二）基于片段的药物设计

自 1981 年首次提出这一理论概念以来，基于片段的药物设计（FBDD）得到了广泛的关注。碎片是分子量在 100～300Da 的分子，更简单（比大分子功能更小），并且比药物样化合物更易溶解。基于生物传感器的片段筛选是药物发现过程中的既定做法[21]，大量研究证实其在先导结构鉴定中的成功应用[22, 23]。常规高通量筛选，通常 10^5～10^6 种化合物被筛选以找到 K_D 值小于 $1\mu M$ 的相对有效的先导化合物[24]。与之相反，FBDD 筛选较少数量的化学结构并识别出低亲和力结合片段，随后可以将其组合以获得高亲和力先导化合物。SPR 测量（药物）片段与固定在生物传感器上的目标蛋白的直接相互作用，并基于结合数据进一步得出动力学常数[25]。分子间相互作用的检测和分析能发现常规高通量筛选方法检测不到的片段。

由于小分子相互作用分析在药物发现和开发（包括片段筛选）中的重要作用，Biacore AB公司（现为 GE Healthcare）开发了专门的 SPR 仪器。SPR 平台 Biacore S51 具有更高的灵敏度、更大的样本处理能力和自动化数据处理能力，进一步提高了通量。该仪器经过优化以提高信噪比和样品传送，专用于小分子检测，可监测 MW<90Da 的分子与大分子靶标的结合。

直接监测低分子量的分子有时是非常困难的。为了克服这个问题，现在已经采用了不同的改进手段，如基于葡聚糖层的固定化方法，以增加结合表面容量，或者通过在每个探针中重复序列来增加结合位点的数量[26]。此外，SPR 已经直接用于检测小分子药物，如在临床治疗中防止血液凝固的凝血酶抑制[27-29]，能够检测到 1～$10\mu M$ 浓度范围内与凝血酶具有亲和力的物质。同样，HIV 蛋白酶抑制剂是最有希望治疗艾滋病的药物之一，现在也可以用 SPR 技术进行筛选[30-32]。基于 SPR 生物传感器的直接结合分析提供了大量结构多样的 HIV-1 蛋白酶抑制剂和固定化酶之间相互作用的动力学和特异性的高分辨率信息[33]。

SPR 生物传感器筛选出了细菌 DNA 旋转酶的新型抑制剂[34]，得到与 DNA 结合药物的特性[35]。固定在 SPR 传感器表面上的 DNA 生物素化探针与模型之间的相互作用能被直接监测，可以快速分析分子相互作用。因此，可以研究化学修饰的核酸，以识别反义药物的潜在靶点[36]。

最近，SPR 的成像技术也开始用于小分子化合物的高通量筛选。该方法能够获得与使用 SPR 光谱进行生物传感时相同类型的定量数据，但具有更高的空间分辨率用于监测吸附。它允许同时测量数千个生物分子的相互作用，如在单个阵列上高达 9216 个目标–配体相互作用的检测可以在几小时内完成，因此，它适合于高达 10^5 个化合物的文库筛选[37]。最近即有包括 G-四链 DNA 中几个小分子的相互作用筛选以及雌酮检测的报道[38]。

与其他光学传感器相比，SPR 生物传感方法的优势在于实时监测分析物和配体之间的整个相互作用，而无须任何分子标记。此外，与传统的分析方法相比，SPR 的分析时间更短，样品制备程序也更简单。由于 SPR 生物传感器技术已经在药物研究中占据了独特的位置，未来最具挑战性的问题是改进已经建立的分析方法，包括提高检测极限和传感器表面再生等方面。

第三节　表面等离子共振技术在中药分子靶点研究中的应用

　　寻找与靶标有效结合而起作用的药物是新药研发的重要步骤,也是药物筛选及开发成败的关键因素之一。分子靶点的鉴定也是中药研究的重要方向,是中药现代化的关键。中药的成分复杂,传统的靶点鉴定手段有诸多限制,而 SPR 技术的特点与中药的性质相契合,是研究中药分子靶点的强大手段。

　　首先,SPR 不需要对样品进行标记或者衍生化,这对于成分复杂不明的中药非常有意义,回避了标记过程的可操作性。其次,SPR 对样品的纯度没有要求,对于成分复杂且存在很多非活性成分的中药来说非常合适。并且 SPR 具有很高的选择性和灵敏性,对于中药中丰度不高的活性物质也可以实时监测分析。再者,SPR 对复合物的定量测定互相之间没有干扰,可以同时对中药进行多靶点筛选。最后,由于 SPR 基于对未穿透样品的反射光的测量,所以检测能在浑浊的甚至不透明的样品中进行。中药水煎液就可以直接进行检测,与中药的临床应用状态相统一。

　　绿原酸（chlorogenic acid,3-CQA）是中药金银花的主要活性成分。有研究人员利用 SPR 技术探讨了 3-CQA 和 TNF-α之间的竞争结合效应,并测定了 3-CQA 的结合亲和力。该项研究工作采用 CM5 传感器芯片固定 TNF-α蛋白,将梯度浓度的 3-CQA 溶液作为流动相,获得了 3-CQA 和 TNF-α之间的平衡解离常数,确证了两者的相互作用。这对于从中药活性物质中筛选活性抑制剂具有实际意义[39]。

　　实际上,SPR 技术的优势在于可以从复杂混合物中筛选活性化合物。已有研究建立了基于 SPR 生物传感器的活性成分识别系统（SPR-AIRS）,并将其应用于筛选中草药中的 STAT3 配体（图 7-4）。该研究首先进行了该 SPR 筛选体系的方法学考察,主要包括四个方面:①STAT3

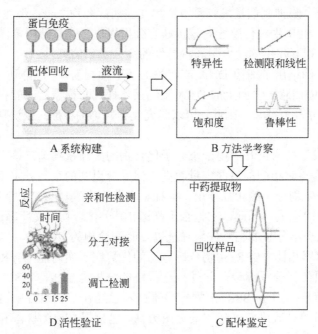

图 7-4　基于 SPR 生物传感器的中药有效成分识别系统筛选 STAT3 配体（请参见本章文献［40］）

A. 基于 SPR 技术的识别系统的构建。B. SPR 筛选体系的方法学考察:①STAT3 固定化芯片的特异性;②线性和检测限;③芯片的饱和度;④系统的鲁棒性。C. 对中草药提取物进行筛选。D. 活性、亲和力验证:分子对接验证及对细胞凋亡的影响

固定化芯片的特异性，表明该芯片可用于从复杂混合物中筛选 STAT3 配体；②线性和检测限，确定最小回收循环数为 5 个循环；③芯片的饱和度，根据化合物的 K_D 值选择合适的浓度；④系统的鲁棒性，表明基质中的非活性化合物在筛选过程中不会干扰活性化合物。建立好 STAT3 的 SPR 生物传感器的活性成分识别系统后，研究人员对 32 种中草药进行了筛选，发现 9 种中草药对 STAT3 具有高响应信号，鉴定了 9 个候选化合物。通过 SPR 鉴定和分子对接，确定了黄芩新素、隐丹参酮、虎杖苷、吴茱萸碱和姜黄素等 5 种化合物为 STAT3 配体。在随后的活性验证中，这些化合物能显著诱导 HepG2 和 MCF-7 细胞凋亡，并抑制 STAT3 的转录活性。其中，黄芩新素和虎杖苷可抑制 STAT3 的磷酸化。该研究即表明 SPR 技术可以作为从复杂中药中发现活性化合物的灵敏有效的解决方案[40]。

中药的临床应用以方剂的形式为主，针对中药复方的分子靶点鉴定具有更直接的临床意义，更有利于中药现代化和产业化的推进。一项有关养心氏片的中药复方研究即使用了 SPR 技术鉴定养心氏片治疗心血管疾病的靶标和相关机制[41]。该研究同时结合了网络药理学策略，为养心氏片构建心血管疾病相关蛋白靶标和化合物数据库，使用分子对接平台预测养心氏片的蛋白质靶点。蛋白质和成分之间的亲和力则使用 SPR 分析。通过构建包含 924 个蛋白质的蛋白质靶标数据库，鉴定了养心氏片中的 179 个化合物，并将 48 个与蛋白质高度相关的化合物定义为代表性成分。分析了 48 种代表性成分中的 34 个蛋白质靶标，并将其分为两类：免疫系统和心血管系统。基于网络药理学的分析结果，研究者选择了三种蛋白质用于后续的 SPR 分析：ACE，PPARγ 和 MAPK14。并检测了 11 个养心氏片活性化合物与以上三种蛋白的亲和力。根据实验结果，木犀草素、淫羊藿苷和芹菜素对 ACE 有较高的响应和良好的亲和力，K_D 值分别为 28.1μM，30.4μM 和 31.5μM。此外，在与 PPARγ 相互作用的八种化合物中，淫羊藿苷显示出最高的亲和力（39.05μM）。甘草苷、木犀草素和芹菜素的 K_D 值分别为 58.69μM、50.43μM 和 52.47μM。在与 MAPK14 表现出高反应和良好亲和力的三种化合物中，京尼平苷表现出最高的亲和力。这些结果与分子对接的结果一致，SPR 分析和分子对接验证了蛋白质靶标和代表性成分之间的相互作用。此外，本研究还鉴定了 28 条与心力衰竭相关的途径，为养心氏片的进一步研究提供了方向。这项研究为养心氏片的心血管保护机制提供了新的见解，并为其他中药方剂阐明分子靶点和作用机制提供了网络药理学分析结合 SPR 亲和力检测的研究途径。

SPR 技术的高通量属性除了能与生物信息学分析相互契合，还能够与色谱质谱分析技术相结合，高通量、高保真筛选中药中的生物活性成分。现阶段已经出现了表面等离子共振-高效液相色谱-串联质谱（SPR-HPLC-MS/MS）系统，可以快速、连续和有效地筛选和鉴定中药中的活性成分。即有研究使用 HPLC 六端口阀门作为连接，从 SPR 芯片上收集与人血白蛋白（HSA）结合的物质，并自动进样到 HPLC-MS/MS 中进行分析。该研究从黄芪的乙酸乙酯提取物中筛选出 11 种异黄酮和 9 种黄芪皂苷为主要的 HSA 结合物。与反向超滤相比，由于在 SPR 芯片上固定 HSA 具有更高的再利用性和稳定性，因此，SPR 具有更低的成本和更好的重复性。此外，由于在 HPLC 分离之前消除了非结合组分，因此，该分析将 MS 中的基质干扰降至最低。这一联用技术为复杂混合物中活性成分的筛选和鉴定提供了新的视角[42]。

在 SPR 分析中，中药黄芪中的生物活性成分可以在结合阶段选择性地与固定化 HSA 结合，然后在解离阶段被洗脱。研究检测到大约 20 个化合物，包括 11 个异黄酮和 9 个黄芪皂苷。同时，在对照流动室的流出物中没有检测到明显的峰。结果表明，黄芪提取物中至少有 20 种化合物与人血白蛋白有相互作用，且排除了非特异性吸附。因此，SPR-HPLC-MS/MS 系统可作为一种快速、连续地从中药中筛选生物活性成分的有效方法，而无须预先分离。中药是一个复杂的体系，由于基质效应的存在，来自相似结构或极性的包络物会影响质谱响应。在这种情况下，很难在中药提取物中找到化合物的质谱信号。然而，SPR-HPLC-MS/MS 系统由于干扰和非结合成分被初步去除，化合物的 MS 信号可以很容易地被检测到。此外，与游离酶或蛋白质相比，在 SPR 芯片上固定的酶或蛋白质具有更强的稳定性和对环境变化的抵抗力，可以重复使用降低测试成本并提高实验效率。因此，SPR 与液质色谱联用的技术非常适合于从中药的复杂体系中快速、连续、有效地筛选和鉴定一些针对重要疾病药物靶点的生物活性化合物。

总而言之，SPR 技术的高通量，高灵敏度，广泛而低门槛的样品检测特性，以及无论是与新兴的生物信息学分析，还是传统的液质分析，均可以联合运用的高适用性，都表明 SPR 技术在中药复杂体系的分子靶点研究中具有特别的优势和开发前景。

第四节　表面等离子共振技术的发展动态及展望

毫无疑问，SPR 技术将继续快速发展，因为在分子间相互作用的研究中，SPR 提供了其他分析方法所不具备的优势。SPR 不仅可以在非标记的条件下以极高的灵敏度确定配体和分析物之间的分子结合作用，还可以定量得出平衡速率常数，而其他技术例如 pull-down 试验和酵母双杂交分析则无法做到。

一、SPR 技术的发展方向

SPR 技术未来可以扩展的一个领域是与其他方法的联合应用。如 SPR 可以与质谱相结合，以允许对所分析的化合物进行鉴定。SPR 还可以与荧光光谱或电化学检测相结合，用于研究血清和其他有色生物样品。此外，SPR 传感器与专用微流控芯片设备的结合可能会在未来几年得到进一步发展。

SPRI 在多种化合物的分析中变得越来越重要。与传统的 SPR 相比，SPRI 使用恒定的波长和入射光角度，可同时评估多达 100 000 个样品。在药物研发领域，这可以高通量筛选出重要的前体化合物。酶促扩增也可以与 SPRI 偶联。尽管 SPRI 的分辨率比经典 SPR 差一个数量级，但由于其多路检测的能力，SPRI 得到越来越多地使用。此外，通过标签增强的 SPR 也会得到进一步的完善。

临床样品的分析始终都是生物医学研究中的重点。在未来，SPR 会越来越多地取代常规检验方法。因为基于 SPR 的生物传感器提供的灵敏度、检测限和重现性与临床检测目前使用的生物传感器相当或更好。基于 SPR 的检测有望利用疾病的蛋白生物标记物或病毒 DNA 序列的免疫/抗体检测以及肿瘤 DNA 生物标记物提供更准确和先进的诊断。在更靠近患者的状态下使用灵活的检测设备将在未来成为常规的临床检测手段。为此，便携式手持的 SPR 仪器的开发也十分迫切。事实上，用于这种微型 SPR 仪器的紧凑型元件也已经越来越多地被研发出来。

SPR 分析芯片的研发也将继续推进，包括玻璃化基板和表面聚合物技术，用于超灵敏 SPR 生物传感的表面酶转化，改进的表面固定和防污染技术，用于复杂基质/复杂样品（如血液）的生物传感器以及用于新的特定应用的芯片设计等。现在的趋势是使用合成受体，如离子载体和印迹聚合物以取代抗体检测小分子（抗原）。使用完全合成的分子识别元件作为 SPR 生物受体的分子印迹聚合物，将有助于进一步开发临床诊断中强大和可靠的检测方法。由于 SPR 芯片的金表面必须屏蔽复杂样品（如体液）中的污染，因此将会有高目标选择性和亲和力的表面材料被开发以进行特定检测。

纳米颗粒，特别是金纳米颗粒，未来在提供更高的 SPR 信号方面将得到越来越多的应用。缓冲溶液中的这些颗粒可以是金属、磁珠或碳基，可以检测核酸和病原体等靶标。来自纳米颗粒的 SPR 增强技术，通过与质谱相结合，可用于胶体金纳米颗粒免疫分析，提高分析的灵敏度和准确性。

　　未来还将开发更复杂的软件，以帮助跨各种 SPR 仪器和平台进行动力学分析，包括分析涉及两个以上蛋白质/分子的相互作用以及更深入地理解蛋白质在分子水平上的相互作用。对于 SPR 分子结合的动力学和热力学特征，仍在发展的个人计算机技术能够允许更强大的计算能力[43]。

二、SPR 成像技术

　　尽管 SPRI 已被认为是以无标记方式监测或筛选生物分子相互作用的强大工具，但使用棱镜配置的 SPRI 仍然存在固有的限制，这些限制来自棱镜的物理约束，其限制了成像系统的数值孔径（NA）和放大率，导致空间分辨率的不足。例如，使用 0.1NA 棱镜衬底的 SPR 系统只能在 633nm 波长下提供约 3μm 的镜头成像分辨率。此外，在棱镜型 SPR 中，由于样品和相机之间的相对运动，当执行入射角扫描时，获得的图像会发生移动并产生扭曲。这种限制约束了数据分析，降低了获得的 SPR 曲线的空间分辨率。最近，出现了高分辨率的 SPR 成像技术，其可以纠正上述问题并获得接近入射光光学衍射极限的空间分辨率。Huang 等人在 2007 年报道了一种在 Kretschmann 配置基础上设计的 SPR 光学显微镜，配备了高数值孔径的倒置油镜。而且这种光学显微镜 SPR 系统已经在某些领域成功运用，比如单分子分析或光学测绘。

　　物镜类型的 SPRI 的一个主要优势是样品和成像光路在整个入射角扫描过程中是固定的。因此，它允许逐个像素地跟踪 SPR 图像中的反射比。每一个像素相应地产生 SPR 曲线，并且使用 SPR 的最小角度信息来框定图像。通过这种方法，可以使用均质的参考表面显著地去除激光强度的变化，如不均匀性和不想要的干扰。更重要的是，还可以校正由物镜异常引起的像场不同点处的入射角的发散。首先，使用高 NA 和高放大率成像系统可以为光学成像提供衍射极限分辨率（约 300nm）。假设 SPR 以大于临界角的角度产生，沉浸式物镜则选择为大于介质折射率的数值孔径。因此，当入射光转移到物镜后孔边缘时，它将以大于临界角度的角度到达样品表面。此外，高数值孔径的物镜也增加了角度覆盖。与传统 SPR 中的角度扫描模式相比，使用物镜可以通过将样品出入射光的旋转运动转换为工作台的线性运动来简化系统设计。因此，它有助于提高系统的整体机械性能。

　　利用 SPRI 的新功能，研究人员已成功地将这种高空间分辨率 SPR 应用于单个 DNA 分子，病毒，细胞的成像和检测。此外，单细胞-底物相互作用图谱和蛋白质-细胞膜蛋白图谱的直接结合动力学也可以使用这一新系统。利用高分辨率表面等离子体共振显微术（SPRM）无疑将对活细胞内动力学的定量分析、单分子分析和膜蛋白生物活性的研究以及靶向膜蛋白的新药发现产生广泛的影响。

三、SPR-质谱联用技术

　　SPR 技术于 1997 年首次与质谱分析集成，通过 SPR 技术表征蛋白质和表面固定靶标之间的分子相互作用，并辅之以质谱分析确定结合蛋白或多肽的信息，可以更好地研究蛋白质的相互作用。SPR 技术无法检测参与分子相互作用的单独分子。然而，质谱可用于特定蛋白质的鉴定，其检测浓度可与基于 SPR 的仪器在生物传感器表面捕获的蛋白质相匹配。这一过程是基于在质谱仪的离子源中使用软电离方法将蛋白质消化产生的完整蛋白质或肽转移到气相中。基质辅助激光解吸/电离飞行时间质谱（MALDI-TOF-MS）由于能够准确、快速地分析多种蛋白质以揭示内在蛋白结构，已成为蛋白质组学中必不可少的分析工具，而它与 SPR 的集成提供了更多关于蛋白质相互作用的理解。

Kim 等人描述了基于 MALDI-TOF-MS 分析的多抗体阵列芯片策略,其可直接应用于 SPRI 系统以监控抗体和靶标结合。金片表面的每个点用五种不同抗体中的一种固定:非特异性的人 IgG(对照),β_2-微球蛋白抗体,人白细胞介素-6(IL-6),CRP 和前列腺特异抗原(PSA)。包括人血清在内的复杂蛋白质混合物溶液通过含有四种靶抗原(β_2-微球蛋白,IL-6,CRP 和 PSA)的金斑点。由此得到的单个抗体斑点的质谱显示出与目标抗原在多电荷状态下的分子量相对应的高度特异性的目标抗原峰,在缓冲溶液中没有非特异性结合。然而,在 $6000 \sim 9000 m/z$ 的质量范围内非特异性地观察到血清成分的峰。此外,芯片上 PSA 捕获的蛋白质经胰酶消化可被 MALDI-TOF-MS 有效检测到。这种 SPR-MS 方法为多重蛋白质分析提供了基础,并使得多生物标志物分析成为了可能。在专门的实验室中,测定人体样品中生物标志物的方法一般多使用 ELISA。经过多个肿瘤生物标记物检查和测试,建立准确和特异的诊断,表明疾病的分期。使用人类蛋白质阵列,针对结直肠癌患者血清中 18 个特异性生物的标志物的自身抗体测试可以提供高度敏感的疾病分期、诊断和预后。因此,SPR-MS 可用于癌症的检测,通过识别一系列生物标志物建立精确的诊断。除了多标记分析的挑战外,绘制蛋白质网络和确定蛋白质之间的功能关系及其细胞效应,以及对相互作用蛋白质的修饰表征,都是蛋白质组学面临的重大挑战。SPR 与 MS 的结合提供了一种高度兼容和具有较强适应性的工具,可用于寻找新的相互作用的蛋白质,并对其功能和结构进行全面解析[3]。

参 考 文 献

[1] Hoang Hiep N, Park J, Kang S, et al. Surface plasmon resonance: a versatile technique for biosensor applications. *Sensors*, 2015, 15(5): 10481-10510.

[2] Homola J, Yee SS, Myszka D. Chapter 4—surface plasmon resonance biosensors. In: Ligler FS, Taitt CR, editors. Optical biosensors(second edition), *Amsterdam: Elsevier*, 2008. 185-242.

[3] Moran KLM, Lemass D, O'Kennedy R. Chapter 6—surface plasmon resonance—based immunoassays: approaches, performance, and applications. In: Vashist SK, Luong JHT, editors. *Handbook of Immunoassay Technologies: Academic Press*, 2018. 129-156.

[4] Kongsvik TL, Honing S, Bakke O, et al. Mechanism of interaction between leucine-based sorting signals from the invariant chain and clathrin-associated adaptor protein complexes AP1 and AP2. *The Journal of Biological Chemistry*, 2002, 277(19): 16484-16488.

[5] Jokiranta TS, Hellwage J, Koistinen V, et al. Each of the three binding sites on complement factor H interacts with a distinct site on C3b. *The Journal of Biological Chemistry*, 2000, 275(36): 27657-27662.

[6] Khilko SN, Corr M, Boyd LF, et al. Direct detection of major histocompatibility complex class I binding to antigenic peptides using surface plasmon resonance. Peptide immobilization and characterization of binding specificity. *The Journal of Biological Chemistry*, 1993, 268(21): 15425-15434.

[7] Li Y, Wark AW, Lee HJ, et al. Single-nucleotide polymorphism genotyping by nanoparticle-enhanced surface plasmon resonance imaging measurements of surface ligation reactions. *Anal Chem*, 2006, 78(9): 3158-3164.

[8] Narod SA, Foulkes WD. BRCA1 and BRCA2: 1994 and beyond. *Nature Reviews Cancer*, 2004, 4(9): 665-676.

[9] Jiang T, Minunni M, Wilson P, et al. Detection of TP53 mutation using a portable surface plasmon resonance DNA-based biosensor. *Biosens Bioelectron*, 2005, 20(10): 1939-1945.

[10] Levine AJ. p53, the cellular gatekeeper for growth and division. *Cell*, 1997, 88(3): 323-331.

[11] Wang Y, Zhu X, Wu M, et al. Simultaneous and label-free determination of wild-type and mutant p53 at a single

surface plasmon resonance chip preimmobilized with consensus DNA and monoclonal antibody. *Anal Chem*, 2009, 81（20）: 8441-8446.

[12]Uludag Y, Tothill IE. Cancer biomarker detection in serum samples using surface plasmon resonance and quartz crystal microbalance sensors with nanoparticle signal amplification. *Anal Chem*, 2012, 84（14）: 5898-5904.

[13] Tang DP, Yuan R, Chai YQ. Novel immunoassay for carcinoembryonic antigen based on protein A-conjugated immunosensor chip by surface plasmon resonance and cyclic voltammetry. *Bioprocess and Biosystems Engineering*, 2006, 28（5）: 315-321.

[14]Jung SH, Jung JW, Suh IB, et al. Analysis of C-reactive protein on amide-linked *N*-hydroxysuccinimide-dextran arrays with a spectral surface plasmon resonance biosensor for serodiagnosis. *Anal Chem*, 2007, 79（15）: 5703-5710.

[15] Parsons ID, Persson B, Mekhalfia A, et al. Probing the molecular mechanism of action of co-repressor in the *E. coli* methionine repressor-operator complex using surface plasmon resonance（SPR）. *Nucleic Acids Research*, 1995, 23（2）: 211-216.

[16] Ding X, Cheng W, Li Y, et al. An enzyme-free surface plasmon resonance biosensing strategy for detection of DNA and small molecule based on nonlinear hybridization chain reaction. *Biosens Bioelectron.* 2017, 87: 345-351.

[17] Mayr LM, Bojanic D. Novel trends in high-throughput screening. *Current Opinion in Pharmacology*, 2009, 9（5）: 580-588.

[18] Danielson UH. Fragment library screening and lead characterization using SPR biosensors. *Current Topics in Medicinal Chemistry*, 2009, 9（18）: 1725-1735.

[19] Wilde F, Link A. Advances in the design of a multipurpose fragment screening library. *Expert Opinion on Drug Discovery*, 2013, 8（5）: 597-606.

[20] Giannetti AM. From experimental design to validated hits a comprehensive walk-through of fragment lead identification using surface plasmon resonance. *Methods in Enzymology*, 2011, 493: 169-218.

[21] Wartchow CA, Podlaski F, Li S, et al. Biosensor-based small molecule fragment screening with biolayer interferometry. *Journal of Computer-aided Molecular Design*, 2011, 25（7）: 669-676.

[22] de Kloe GE, Bailey D, Leurs R, et al. Transforming fragments into candidates: small becomes big in medicinal chemistry. *Drug Discovery Today*, 2009, 14（13-14）: 630-646.

[23] Geschwindner S, Dekker N, Horsefield R, et al. Development of a plate-based optical biosensor fragment screening methodology to identify phosphodiesterase 10A inhibitors. *Journal of Medicinal Chemistry*, 2013, 56（8）: 3228-3234.

[24] Proll F, Fechner P, Proll G. Direct optical detection in fragment-based screening. *Anal Bioanal Chem*, 2009, 393（6-7）: 1557-1562.

[25] Christopher JA, Brown J, Dore AS, et al. Biophysical fragment screening of the beta1-adrenergic receptor: identification of high affinity arylpiperazine leads using structure-based drug design. *Journal of Medicinal Chemistry*, 2013, 56（9）: 3446-3455.

[26] Sipova H, Homola J. Surface plasmon resonance sensing of nucleic acids: a review. *Analytica Chimica Acta*, 2013, 773: 9-23.

[27]Bai Y, Feng F, Zhao L, et al. Aptamer/thrombin/aptamer-AuNPs sandwich enhanced surface plasmon resonance sensor for the detection of subnanomolar thrombin. *Biosens Bioelectron.* 2013, 47: 265-270.

[28]Lin PH, Chen RH, Lee CH, et al. Studies of the binding mechanism between aptamers and thrombin by circular

dichroism，surface plasmon resonance and isothermal titration calorimetry. *Colloids and Surfaces B，Biointerfaces*，2011，88（2）：552-558.

［29］Mani RJ，Dye RG，Snider TA，et al. Bi-cell surface plasmon resonance detection of aptamer mediated thrombin capture in serum. *Biosens Bioelectron*，2011，26（12）：4832-4836.

［30］Anraku K，Fukuda R，Takamune N，et al. Highly sensitive analysis of the interaction between HIV-1 gag and phosphoinositide derivatives based on surface plasmon resonance. *Biochemistry*，2010，49（25）：5109-5116.

［31］Lee JH，Kim BC，Oh BK，et al. Highly sensitive localized surface plasmon resonance immunosensor for label-free detection of HIV-1. *Nanomedicine：Nanotechnology，Biology，and Medicine*，2013，9（7）：1018-1026.

［32］Vaisocherova H，Snasel J，Springer T，et al. Surface plasmon resonance study on HIV-1 integrase strand transfer activity. *Anal Bioanal Chem*，2009，393（4）：1165-1172.

［33］Markgren PO，Schaal W，Hamalainen M，et al. Relationships between structure and interaction kinetics for HIV-1 protease inhibitors. *Journal of Medicinal Chemistry*，2002，45（25）：5430-5439.

［34］Boehm HJ，Boehringer M，Bur D，et al. Novel inhibitors of DNA gyrase：3D structure based biased needle screening，hit validation by biophysical methods，and 3D guided optimization. A promising alternative to random screening. *Journal of Medicinal Chemistry*，2000，43（14）：2664-2674.

［35］Gambari R，Feriotto G，Rutigliano C，et al. Biospecific interaction analysis（BIA）of low-molecular weight DNA-binding drugs. *The Journal of Pharmacology and Experimental Therapeutics*. 2000，294（1）：370-377.

［36］Ananthanawat C，Hoven VP，Vilaivan T，et al. Surface plasmon resonance study of PNA interactions with double-stranded DNA. *Biosens Bioelectron*，2011，26（5）：1918-1923.

［37］Neumann T，Junker HD，Schmidt K，et al. SPR-based fragment screening：advantages and applications. *Current Topics in Medicinal Chemistry*，2007，7（16）：1630-1642.

［38］Karabchevsky A，Tsapovsky L，Marks RS，et al. Study of immobilization procedure on silver nanolayers and detection of estrone with diverged beam surface plasmon resonance（SPR）imaging. *Biosensors*，2013，3（1）：157-170.

［39］Yang L，Jiang H，Xing X，et al. A biosensor-based quantitative analysis system of major active ingredients in *Lonicera japonica* Thunb. Using UPLC-QDa and chemometric analysis. *Molecules*，2019，24（9）：1787-1801.

［40］Chen L，Lv D，Chen X，et al. Biosensor-based active ingredients recognition system for screening STAT3 ligands from medical herbs. *Analytical Chemistry*，2018，90（15）：8936-8945.

［41］Chen L，Cao Y，Zhang H，et al. Network pharmacology-based strategy for predicting active ingredients and potential targets of *Yangxinshi* tablet for treating heart failure. *Journal of Ethnopharmacology*，2018，219：359-368.

［42］Zhang Y，Shi S，Guo J，et al. On-line surface plasmon resonance-high performance liquid chromatography-tandem mass spectrometry for analysis of human serum albumin binders from *Radix Astragali. Journal of Chromatography A*，2013，1293：92-99.

［43］Drescher DG，Selvakumar D，Drescher MJ. Chapter one—analysis of protein interactions by surface plasmon resonance. In：Donev R，editor. Advances in protein chemistry and structural biology，Academic Press，2018：1-30.

第八章 生物素靶标垂钓

第一节 生物素标记小分子探针探测靶标蛋白的原理

临床上常借助活性小分子化合物与靶标蛋白质特定位点的相互作用，改变其结构和功能，从而发挥生物活性和药理作用来预防和治疗疾病。因此，研究生物活性小分子的靶标蛋白具有举足轻重的意义。在中药研究中，明确有效成分的作用靶标对阐明中药药效机制至关重要。中药往往具有多成分、多靶点、多途径的复杂调控机制，中药来源的活性分子通常结构复杂，生物活性广泛。中药活性分子靶点信息的确定有利于阐明中药多组分协调网络调控机制和设计开发靶向药物。

近几十年来，科学家们一直致力于小分子药物作用靶点鉴定及其互作方式研究，先后开发并完善了一系列技术，如蛋白质微阵列[1]、同位素示踪法[2]、酵母双杂交法、网络生物信息学[3]、蛋白质组学技术[4]等。特别是蛋白质组学技术是后基因组时代的标志性成果，为活性小分子化合物靶标的发现、鉴定及验证等提供了工具。化学小分子探针技术的出现，可有效地避免蛋白质微阵列和酵母双杂交技术的缺点，如：①对重组蛋白的依赖性；②无法观察活细胞中蛋白状态；③蛋白容易失活等。化学小分子探针技术是从化学生物学角度开发的靶点研究手段，对功能蛋白研究非常有效，受到天然药物化学、药物化学和中药学等学科研究人员的青睐。

基于化学小分子探针的蛋白质组学探测靶标蛋白的实验技术主要有两大类，一类是蛋白质活性表达谱技术（activity-based protein profiling，ABPP）[5]，该技术通过具有结构和活性特异性化学小分子探针，去探索蛋白质的结构和功能，以期阐明复杂蛋白质组中某些酶家族的功能；另一类是以化合物为中心的化学蛋白质组学技术（compound-centric chemical proteomics，CCCP）[6]，该技术通过将有生物活性的小分子化合物结合到与其生物相容的惰性载体上来研究蛋白质的功能。基于 ABPP 技术设计的具有酶活性的化学小分子探针已成功对多个重要的酶家族功能进行了研究，如蛋白激酶、半胱氨酸蛋白酶、精氨酸蛋白酶、金属水解酶等。基于CCCP 技术，以活性小分子药物为核心，采用蛋白质亲和层析方法，可以大规模、有效地钓取细胞或组织提取物中有活性小分子作用的蛋白，抑或是发现活性小分子新的作用靶点[7, 8]。

近 20 年来，随着亲和树脂技术、凝胶电泳以及质谱技术的不断进步，借助小分子探针技术探测靶标蛋白的方法也得到了飞速发展，并且在药物发现中的作用日渐凸显。小分子探针探测靶蛋白的主要原理：利用小分子与靶标蛋白的紧密结合作用，通过在小分子上连接生物素、荧光素、同位素、光亲和基团、固相载体以及其他可被检测到的分子等，从而对结合的靶标蛋白进行有效标记或分离，进一步通过凝胶电泳和质谱等手段确认靶标蛋白及其变化。

具体来说，生物素标记小分子探针探测靶标蛋白的原理如图 8-1 所示。

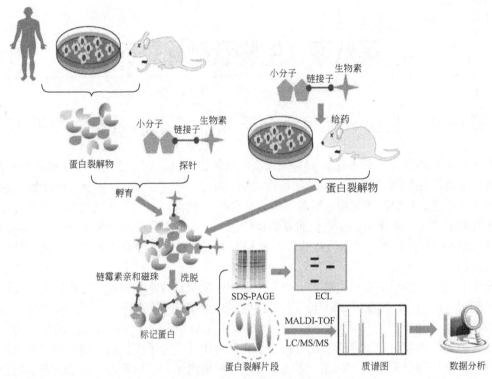

图 8-1 生物素标记小分子探针探测靶标蛋白的原理

生物素标记小分子探针探测靶标蛋白实验模式可分为两种，一种是先提取人或实验动物的组织或细胞，然后在体外由生物素标记的小分子探针孵育，得到小分子探针与靶标蛋白复合物的蛋白混合液；另一种是直接用生物素标记的小分子探针去处理活细胞或动物，然后直接提取细胞和组织蛋白（生物素标记的小分子探针与靶标蛋白复合物包含在内）。两种方式得到的蛋白混合液，进一步经链霉亲和素磁珠或者琼脂糖磁珠，将生物素标记的小分子-靶标蛋白复合物吸附，再使用洗脱液进行洗脱，得到标记的靶标蛋白。随后可通过 SDS-PAGE 或质谱技术来确定靶标蛋白及其与活性小分子的作用位点。

第二节 生物素标记小分子探针制备方法

生物素标记小分子探针的制备方法可以分为两类，一类是传统生物素标记探针，即把生物素直接标记到小分子上；另一类是改进型生物素标记探针，即先将可与生物素连接的官能团标记到小分子上，再经"点击化学"等反应将生物素引入[9]。

一、传统生物素标记小分子探针的基本结构

生物素标记小分子探针由三个基本部分组成：一个可与蛋白质特异性结合的活性基团（reactive group），一个用于富集、纯化和探测靶标蛋白的报告基团（reporter group）即生物素，一个用于连接活性基团和报告基团的连接基团或连接子（linker），如图 8-2 所示。

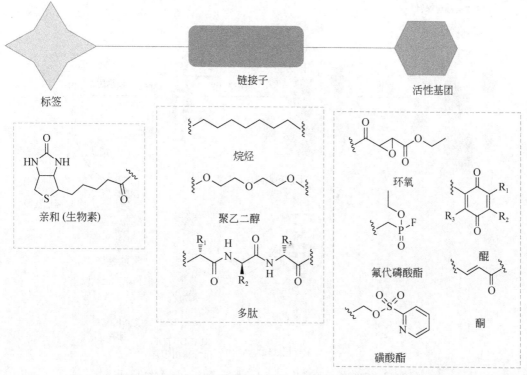

图 8-2 生物素标记小分子探针的基本结构（报告基团-连接子-活性基团）

（一）报告基团–生物素

生物素，又叫维生素 B_7，是目前使用最广泛的一种报告基团。它能够与链霉亲和素蛋白特异性结合，结合常数为 $10^{-15} M^{-1}$。生物素标签既可在胶内与链霉亲和素（streptavidin）发生免疫共沉淀反应，从而使靶标蛋白被检测到，又可与链霉亲和素-琼脂糖磁珠紧密结合进而富集纯化靶标蛋白，具体工作流程如图 8-3 所示。生物素标签为快速而简便地富集纯化靶标蛋白提供了可能，同时由于生物素与链霉亲和素蛋白结合力强，该特点有助于低丰度靶标的检测，但也会导致膜通透性差、难洗脱等缺点。一般情况下，生物素标记探针–蛋白复合物可在 8M、pH 为 1.5 的盐酸胍溶液（guanidine-HCl）或是 SDS-PAGE 溶液中解析[10, 11]。

（二）活性基团

活性基团是小分子发挥生物活性的关键部位，也是分子探针的核心部位。活性基团可通过共价修饰靶标蛋白的氨基酸残基或强分子间作用力（如氢键、离子键、范德瓦耳斯力等），让小分子探针与靶标蛋白特异性地紧密结合，形成小分子-靶标蛋白复合物，进而进行后续检测、纯化及靶标富集和结构鉴定。在以化合物为中心的蛋白质组学技术研究中，活性基团多是具有生物活性的有机小分子或是天然产物。

在设计分子探针时，对于活性基团需要注意以下事项：①在研究小分子化合物的作用靶点和作用机制时，首先要明确小分子化合物的药效基团。在制备分子探针时，要保证药效基团不受影响，然后将连接子和生物素连接上，对其进行结构修饰。②对于合成好的分子探针，也要进行生物活性的验证，必须要与母化合物的生物活性保持一致，方可进行靶点垂钓及验证实验。

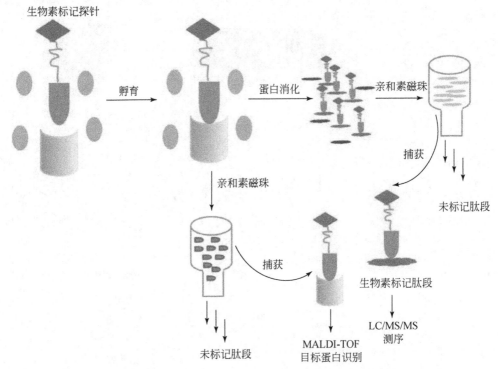

图 8-3　生物素标签富集、纯化、鉴定靶标蛋白及肽段流程

（三）连接子

连接子的主要作用是将生物素与活性基团分开，以免由于位阻效应影响各个基团发挥功能。连接子的引入可为两个基团提供足够的立体空间，这样既有利于活性基团与蛋白之间相互作用，又有利于生物素的亲和纯化。常用的连接子有聚乙二醇、多肽片段以及长链烷基等。其中长链烷基能够有效提高分子探针的脂溶性，令小分子探针更易于透过细胞膜进入细胞内；而聚乙二醇有较强的亲水性，有助于改善分子探针的水溶性，含有聚乙二醇的分子探针可减少非靶标蛋白的非特异性结合，增加亲和色谱垂钓靶蛋白的特异性。多肽连接子因其有适当的刚性和长度，可用于大分子靶蛋白的垂钓。另外，值得注意的是，在设计连接子时，长度要合适，如果太短的话，不利于小分子探针探测含量低、亲和力差的靶蛋白。

二、改进型生物素标记探针

为了克服报告基团-生物素分子量大，细胞膜通透性差，进而影响分子探针进入细胞，阻碍其在细胞内分布的困难，生物交叉偶联探针（bio-orthogonal probe）和可断裂探针应运而生。

（一）Bio-orthogonal 探针

Bio-orthogonal 探针具有高效、快速和生物相容性好等特点，其优势在于分两步完成靶蛋白标记和生物素的引入，从而有效避免了生物素对靶蛋白标记的影响[12]，具体工作流程如图 8-4 所示：先合成含有叠氮或炔基官能团的小分子化合物探针，然后将其与活细胞孵育，在胞内与靶标蛋白结合，最后利用 Bio-orthogonal 反应将生物素标签连接上形成完整的分子探针-蛋白复合物。

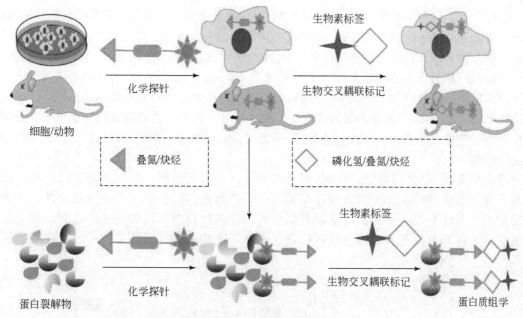

图 8-4 bio-orthogonal 探针标记原理

点击反应是 bio-orthogonal 反应最常用的方法,该方法最早由 2001 年诺贝尔化学奖获得者美国化学家 Sharpless 提出,主要是通过末端炔与叠氮在 Cu(I)催化下发生 3+2 环加成反应生成稳定的三氮唑化合物[13](图 8-5)。其常规步骤如下:①在活性小分子上连接炔基或叠氮基,合成小分子探针,并检测其活性;②将分子探针与活细胞进行孵育,在特定条件下,让分子探针与靶标蛋白共价结合;③细胞裂解物在 Cu(I)的催化下,与含有叠氮基或炔基的生物素发生生物交叉偶联反应,形成生物素标记小分子探针-靶蛋白复合物。

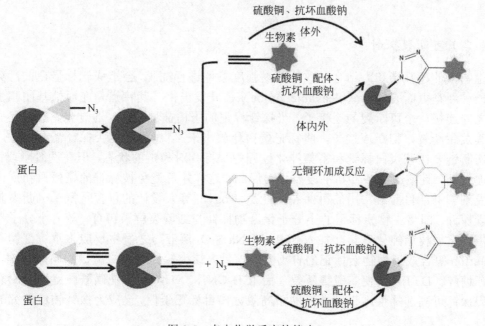

图 8-5 点击化学反应的策略

近年来，为了减少使用铜离子带来的细胞毒性，环张力促进的叠氮-炔基环加成反应（strain promoted azide-alkynecycloaddition，SPAAC）被开发出来。该反应的优点是：不需要使用催化剂就可以发生，因此也称无铜点击化学（copperfree click chemistry）反应。光催化四氮唑-烯烃环加成反应是另一类新型的光点击化学反应（photoclick reaction），该反应是在紫外光的照射下，四氮唑会快速产生 1，3-偶极子的活泼中间体，从而与烯烃进行环加成反应，生成稳定的连接产物（图 8-6）。这种方法的优势在于在反应的全程中，四氮唑修饰的小分子在反应前一直处于荧光猝灭的状态，发生环加成后，荧光又会自动恢复，有利于对反应过程的监控和对靶点的观察。

点击化学反应相比其他反应的优点总结如下：①可在细胞、组织和器官内发生，在原位水平鉴定和垂钓药物分子的直接作用靶点；②产率高，反应的副产物少且毒性小；③具有良好的立体选择性；④实验方法相对简单，条件也比较温和，特别是产物对水和氧的环境敏感度差；⑤可避免有机溶剂残留问题；⑥反应产物在生理条件下稳定，有良好的生物相容性。

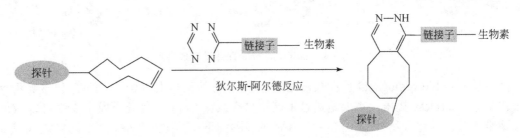

图 8-6　光催化四氮唑-烯烃环加成反应

除了点击反应，施陶丁格连接反应（Staudinger reaction）也是 bio-orthogonal 的反应策略之一，它主要是利用芳基膦酸酯类化合物与叠氮官能团特异性生成稳定的酰胺键的反应。

（二）可断裂探针

生物素的超强亲和力结合导致需要高强度条件进行洗脱，会造成靶标蛋白的污染和损失。一种新型可断裂探针（cleavable probe）被开发出来，其特点是在活性基团和生物素基团之间连接一个可断裂的连接子，当探针标记的蛋白被洗脱时，通过光、酸及还原剂等诱发其发生断裂，切断连接子，将标记蛋白释放出来[14]。设计这类探针需要注意：引入的可切断链要在靶蛋白标记和富集纯化过程中保持相对稳定的状态，但在洗脱阶段，又可完全被切断，且使用的条件和手段要相对温和，这样才可避免被标记的靶蛋白和质谱分析过程受到影响。目前最常用的可断裂探针是 Bogyo 等人设计的包含重氮苯可断裂基团的生物素探针，即将生物素标记的小分子化合物探针与细胞裂解液孵育，随后小分子探针标记的蛋白质经树脂纯化富集，加入 100mM $Na_2S_2O_4$ 溶液与之发生反应将重氮键切断。此外，Barton 等合成了生物素标记的青蒿素类探针，该类探针含有二硫键和磺酰胺键，其中二硫苏糖醇（DTT）可使二硫键断裂，而 ICH_2CN 和 NH_4OH 可使磺酰胺键发生断裂。因可断裂探针可高选择性地识别并有助于高效分离目标靶蛋白，已成为探针领域研究的热点之一。

（三）生物素标记小分子探针制备的注意事项

在化学层面：①生物素标记小分子探针的合成和纯化方法需简单且易于操作；②小分子探针可以稳定存在，尤其在溶媒介质中要有一定的稳定性；③小分子探针要兼顾水溶性和透膜性：水溶性好易于在反应体系（水相）中与靶标蛋白充分结合，透膜性是为了更好地结合细胞、组织和器官内的靶标蛋白。

在生物活性层面：要确保合成的生物素标记小分子探针能够保持原小分子的生物活性。为了提高成功率，需首先对小分子化合物进行构效关系分析，确定小分子的活性官能团，然后在不改变活性官能团的前提下设计合成探针。最后，要对合成的小分子探针进行生物活性验证，只有活性与原化合物相当或高于原化合物时，才能将其用于靶蛋白探测。

在靶标蛋白鉴定方面：可通过蛋白质组学或质谱技术对蛋白质进行鉴定。如通过SDS-PAGE技术对比实验条带和对照条带，明确差异条带，并对差异条带上的蛋白进行鉴定。现有的质谱技术还不能对所有蛋白进行检测，需要借助特异性蛋白酶，如糜蛋白酶、胰蛋白酶等对条带上的蛋白质进行消化酶解，再通过质谱对多肽片段进行鉴定解析。鉴定酶解后的多肽片段方法有两种，一种是平行反应监测（parallel reaction monitoring，PRM），这种技术是在高分辨率、高精密度质谱的基础上形成的靶向蛋白质组学技术，可对目标肽段，特别是发生翻译后修饰的肽段进行检测。具体实验流程如图8-7所示。

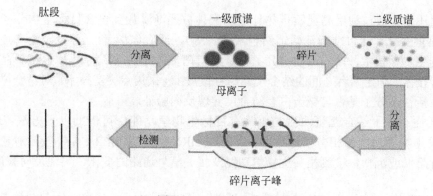

图8-7　PRM实验流程图

另一种是混合蛋白鉴定，也称为鸟枪蛋白质组学（shotgun proteomics），即蛋白混合物先经过液相色谱分离，特异性酶解多肽质谱图和多肽二级质谱裂解图综合分析得到多肽的氨基酸序列，最终对比数据库检索并鉴定蛋白，具体方法如图8-8所示。

在靶标验证方面，主要进行以下两方面的工作：

（1）寻找活性小分子与靶蛋白直接作用的证据。

（2）活性小分子与靶蛋白结合后是否可以发挥预期的生物学功能。针对验证活性小分子探针与靶蛋白是否结合，可采用以下方法：①借助肽指纹图谱分析，找到活性小分子修饰的多肽片段，并对比数据库检索找到对应的靶蛋白；②利用表面等离子体共振（surface plasmon resonance，SPR）技术或等温滴定量热法（isothermal titration calorimetry，ITC）检测小分子化合物与靶蛋白的结合作用；SPR是一种高灵敏度的光学探测技术，在小分子检测领域应用广泛，目前基于SPR原理设计的ProteinOn XPR36蛋白质互作阵列系统以及bioacore系列蛋白互作检测系统，可检测出小分子与蛋白质相互作用亲和性、特异性和动力学参数等。相比之下ITC无须用荧光标记或固定化技术对结合配偶体进行修饰。该方法通过测量结合过程中的热传

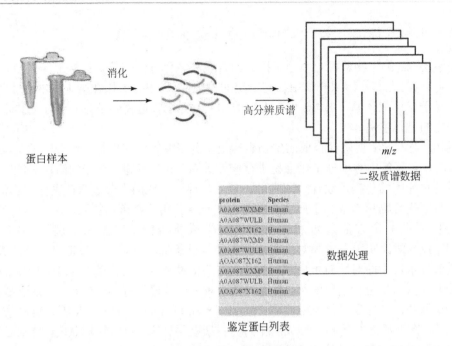

图 8-8　shotgun 实验流程图

递，如吸收还是释放，利用高灵敏量热计测得配体被逐渐滴加到包含目标生物分子的样品池过程中的热量变化，即可准确地确定结合常数（K_d）、反应化学量（n）以及焓和熵等；③采用现代结构生物学技术，培养活性小分子化合物与靶蛋白的共晶，利用 X 射线单晶衍射技术或冷冻电镜技术，确定两者之间的结合及其结合位点；④采用点突变技术，对结合位点进行突变，再观察活性小分子是否与靶蛋白有结合，实现反向验证。

　　针对活性小分子结合靶蛋白后是否具有目标生物学功能，可借助以下方法：①正向直接验证相关生物学功能和相关信号通路；②通过 siRNA 或 CRISPR/CAS9 技术对靶蛋白的编码基因进行敲低或沉默，检测相关生物学功能及相关信号通路的变化，实现反向验证。

第三节　生物素靶标垂钓在中药靶点鉴定中的应用

　　随着生物素靶标垂钓技术的不断成熟，生物标记小分子探针在临床药物新靶点鉴定、中药及其他天然活性化合物靶点鉴定以及小分子先导化合物靶点鉴定等领域被广泛应用。本节将主要介绍一些最新和最经典的应用实例。

一、生物素标记小分子探针在临床药物新靶点鉴定中的应用

　　目前很多临床一线使用药物与其靶点作用的特异性较差，存在脱靶效应，从而导致了副作用的产生，影响了其临床疗效。因此，弄清楚这些药物的直接作用靶点，既可揭示其产生毒副作用的机制，又可为药物的结构优化、研发新型药物以及治疗靶点提供帮助。

　　奥利司他是临床上常用的一种减肥药，其靶蛋白为脂肪酸合成酶（fatty acid synthease, FAS）。近期研究发现奥利司他能够抑制肿瘤，但其靶点及毒副作用尚不清晰。Yang 等[15]将炔基连接到奥利司他的分子上，制成相应的小分子探针（图 8-9）。随后利用 bio-orthogonal 反应将含有叠氮基的生物素和罗丹明引入到小分子探针上，借助罗丹明标记探针通过荧光定位，

发现奥利司他主要分布在内质网上。随后利用生物素标记的小分子探针与靶蛋白结合，用链霉亲和素磁珠进行富集纯化，随后用 SDS-PAGE 技术将靶蛋白从胶条上分离，并进行 Strepavidin 免疫显色。最后利用质谱分析胰酶消化后的肽段，鉴定靶蛋白。结果发现奥利司他的靶蛋白除了脂肪酸合成酶外，还有 GAPDH 和 β-tubulin 等 8 个新靶点。

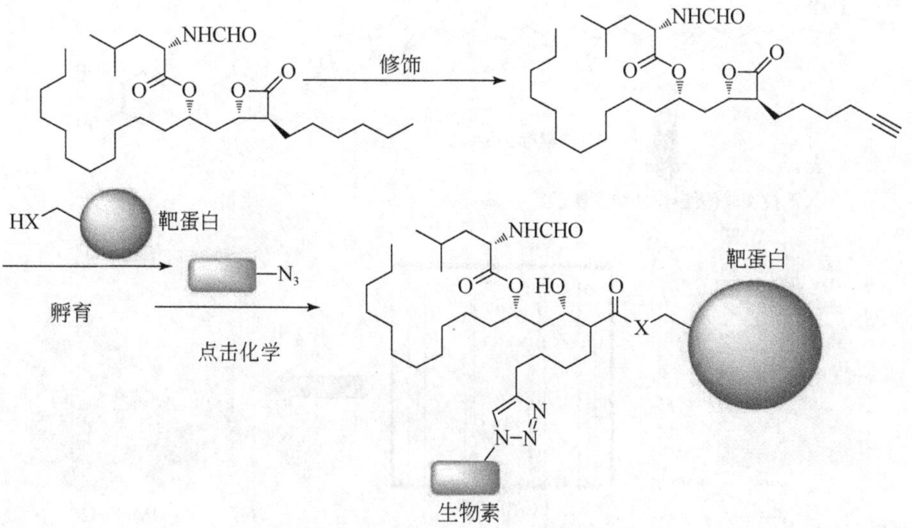

图 8-9 生物素标记小分子探针在奥利司他靶点鉴定中的应用

二、生物素标记小分子探针在中药活性化合物靶点鉴定中的应用

中药及天然活性化合物结构多样，且大多数具有良好的生物活性，比如抗肿瘤、免疫调节、心肌保护和抗感染活性等，因此，阐明这些活性小分子的作用靶点及生物活性机制十分重要。然而，由于中药及天然活性化合物的结构通常较复杂，其靶点鉴定十分困难。生物素标记小分子探针是目前鉴定中药及天然活性化合物作用靶点的一种有效手段。
北京大学药学院屠鹏飞教授课题组[16]利用生物素标记中药小分子探针成功鉴定了中药苏木活性成分苏木酮A（sappanone，SA）抗神经炎症的靶蛋白为肌苷-5-单磷酸脱氢酶2（IMPDH2）。如图8-10所示，研究人员首先在苏木酮A的7位羟基上连上一个炔基，随后利用点击化学的方法将Biotin-PGE3-azide连接到苏木酮A上，形成Biotin-SA分子探针。进一步利用pull-down实验、细胞培养条件下稳定同位素标记LC/MS/MS实验发现IMPDH2是SA的靶蛋白，SA可与IMPDH2的Cys140位共价结合，诱导其催化口袋的变构效应，从而抑制IMPDH2活性，发挥抗感染和免疫抑制的作用。

除此之外，该课题组还发现中药野菊花中野菊花内酯发挥抗感染活性的关键靶蛋白。通过设计野菊花内酯的生物素标记小分子探针，从小胶质细胞中垂钓出热休克蛋白 70（HSP70）为靶蛋白，并且发现野菊花内酯可特异性结合并修饰 HSP70 蛋白上的第 306 位半胱氨酸位点，从而调控其下游信号通路，发挥抗感染活性。

香茶菜属植物中的活性二萜类生物碱能够诱导急性早幼粒细胞白血病 NB4 细胞分化，为了确认其诱导 NB4 细胞分化的直接作用靶点，研究人员设计了生物素标记的小分子化学探针，分离得到靶蛋白，通过质谱鉴定其靶蛋白为氧化还原酶。

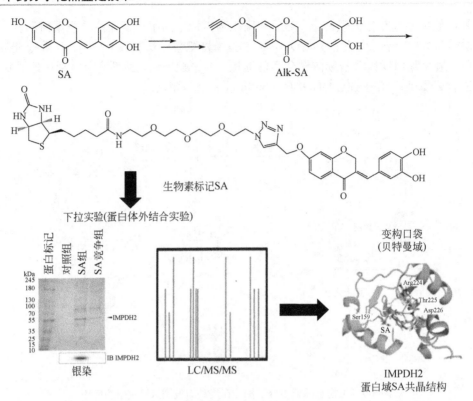

图 8-10　生物素标记分子探针技术用于苏木酮 A 靶点的鉴定示意图

咖啡酸具有较强的生物活性，但其直接作用靶点尚不明确。图 8-11 所示，研究人员[17]运用生物素标记探针技术，首先在咖啡酸的羧基上连接了一个炔基，然后把咖啡酸衍生物

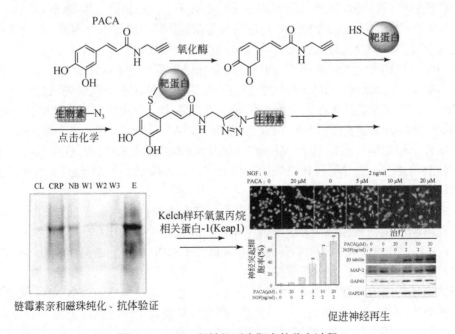

图 8-11　PACA 促神经再生靶点的鉴定过程

PACA 与细胞孵育，提取蛋白后，利用点击化学的方法将生物素连接到蛋白上，经链霉亲和素磁珠将结合蛋白分离，最终鉴定为 Kelch 样环氧氯丙烷相关蛋白-1（Kelch-like ECH-associated protein，Keap1）。PACA 通过作用于 Keap1，促进 NGF 诱导神经突触生长的作用。

淫羊藿素具有促进骨形成的作用，可以缓解骨质疏松，但其作用机制尚不明确。研究人员通过酯化反应将生物素连接到淫羊藿素上，制备成分子探针，该分子探针仍具有淫羊藿素的活性。随后利用 bioacore 垂钓法发现 G 蛋白偶联受体相关蛋白趋化因子受体 4（C-X-C chemokine receptor type 4，CXCR4）为淫羊藿素的靶蛋白。后续研究发现淫羊藿素可通过阻断 CXCR4，抑制 BMP2/ Samd1/5/9 信号通路，促进成骨细胞的成熟和矿化[18]。

青蒿素具有良好的抗疟效果，挽救了无数人的生命。Wang 等[19]利用炔基修饰青蒿素探针，采用点击化学的方式将生物素引入，成功鉴定了青蒿素抗疟的靶标蛋白，包括鸟氨酸转氨酶（ornithine aminotransferase，OAT）；二氢乳清酸脱氢酶（dihydroorotate dehydrogenase，PyrK）以及腺苷甲硫氨酸合成酶（S-adenosylmethionine synthetase，SAMS）。

Nathan 课题组[20]通过 bio-orthogonal 探针合成技术合成了鹤草酚生物素标记探针，并且确定了 v3852 为其在结核分枝杆菌中的结合蛋白。

天然活性分子腺花素具有治疗急性髓细胞性白血病（AML）的功效，但由于其作用靶点不明确，药理机制不清楚，限制了其临床应用。陈国强院士[21]采用生物素标记小分子探针技术，合成了腺花素的生物素标记分子探针，并在 AML 细胞中鉴定了与腺花素特异性结合的靶蛋白，并鉴定该靶蛋白为过氧化还原酶Ⅰ/Ⅱ。腺花素通过调控细胞内氧化还原状态，诱导 AML 细胞分化。

萜类天然产物 ainsliadimer A 和 kongensin A 分别具有抗感染和抗肿瘤活性。北京大学雷晓光教授等[22, 23]基于这两个天然产物，设计了生物素标记小分子探针，并最终鉴定了这两个天然产物在细胞内的特异性作用靶点为 IKKα/β 及热休克蛋白 HSP90。

穿心莲内酯是中药穿心莲的活性成分，其抗肿瘤药理作用明确，但其作用靶点不明确。新加坡国立大学林青松教授采用 SILAC 偶联的生物素标记探针靶标"垂钓"技术，鉴定了穿心莲内酯的靶蛋白为核因子 κB（NF-κB）及肌动蛋白（actin）。穿心莲内酯主要通过结合 NF-κB 及 actin，抑制肿瘤细胞的骨架形成，从而发挥抗肿瘤作用。

三、生物素标记小分子探针在先导化合物靶点鉴定和研究中的应用

新药开发的基础是发现先导化合物。在药物研发过程中，临床前实验不仅要阐明药物的药效，还应该明确先导化合物的作用靶点。

Wnt/β-catenin 信号通路在胚胎发育、干细胞维持以及人类多种疾病中发挥重要作用。郝小江和李林研究团队[24]通过对合成的石蒜生物碱衍生物进行筛选，发现 HLY78 是有效的 Wnt 信号通路激活剂，但其如何调控该信号通路尚不明确。于是，他们对 HLY78 进行了结构修饰，合成了含有两个生物素标记的分子探针 HLY179。然后将 HLY179 加入到 HEK293T 细胞中，孵育 24 小时，收集细胞并提取蛋白，利用链霉亲和素（streptavidin）进行 pull-down 实验和抗体识别，发现 HLY179 可特异性结合到靶蛋白 axin 上（图 8-12）。

中药是我国传统文化瑰宝，拥有上千年的历史。"多成分-多靶点"是中药治疗疾病的优势和特色，然而阐明其活性成分的作用靶点十分困难，制约着中药现代化的发展。生物素标记小分子探针在鉴定中药活性成分作用靶点过程中发挥着重要作用，为揭示中药活性成分的作用机制提供了新的研究思路。随着蛋白质组学技术的不断发展，生物素标记小分子探针技术将逐步成为药物研究的标准化实验流程，更好地为中药及新药开发服务。

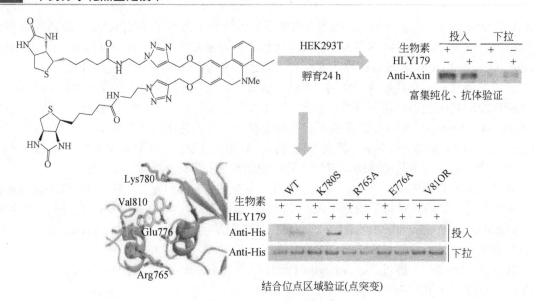

图8-12 先导化合物石蒜生物碱衍生物HLY靶点鉴定

尽管生物素标记小分子探针具有诸多优势，但也存在一定的局限性，如有些中药活性成分与靶蛋白之间并不是通过牢固的共价键结合的，而是通过氢键、范德华力等非共价结合作用，这些结合作用相对共价结合作用微弱，采用现有的生物素标记小分子探针方法很难鉴定这类中药活性成分的靶蛋白。针对这些通过离子键、偶极-偶极相互作用、范德瓦耳斯力等分子间作用力形成的复合物，可引入光亲和标记基团（photoaffinity labeling group）辅助鉴定。此外，根据中药活性分子的特点，采用不同的小分子探针，可有效地鉴定其作用靶蛋白，从而推动中医药的发展。

参 考 文 献

[1] Hall DA，Ptacek J，Snyder M. Protein microarray technology. *Mechanisms of Ageing and Development*，2007，128（1）：161-167.

[2] Bottcher T，Pitscheider M，Sieber SA. Natural products and their biological targets: proteomic and metabolomic labeling strategies. *Angewandte Chemie-International Edition*，2010，49（15）：2680-2698.

[3] Barabasi AL，Oltvai ZN. Network biology: understanding the cell's functional organization. *Nature Reviews Genetics*，2004，5（2）：101-115.

[4] Zhu H，Bilgin M，Snyder M. Proteomics. *Annual Review of Biochemistry*，2003，72：783-812.

[5] Barker CA，Farha MA，Brown ED. Chemical genomic approaches to study model microbes. *Chemistry & Biology*，2010，17（6）：624-632.

[6] Cheung AK，Jain RK. Accelerating the discovery of new drug targets with chemical proteomics. *Idrugs*，2010，13（12）：862-868.

[7] Jeffery DA.，Bogyo M. Chemical proteomics and its application to drug discovery. *Drug Discovery Today*，2004，9（2）：S19-S26.

[8] Rix U，Superti-Furga G. Target profiling of small molecules by chemical proteomics. *Nature Chemical Biology*，2009，5（9）：616-624.

[9] Frye SV. The art of the chemical probe. *Nature Chemical Biology*，2010，6（3）：159-161.

[10] Sadaghiani AM，Verhelst SHL，Bogyo M. Tagging and detection strategies for activity-based proteomics.

Current Opinion in Chemical Biology，2007，11（1）：20-28.

［11］Sato S，Murata A，Shirakawa T，et al. Biochemical target isolation for novices：affinity-based strategies. *Chemistry & Biology*，2010，17（6）：616-623.

［12］Hao ZY，Hong SL，Chen X，et al. Introducing bioorthogonal functionalities into proteins in living cells. *Accounts of Chemical Research*，2011，44（9）：742-751.

［13］Raghavan AS，Hang HC. Seeing small molecules in action with bioorthogonal chemistry. *Drug Discovery Today*，2009，14（3-4）：178-184.

［14］Verhelst SHL，Fonovic M，Bogyo M. A mild chemically cleavable linker system for functional proteomic applications. *Angewandte Chemie-International Edition*，2007，46（8）：1284-1286.

［15］Yang PY，Liu K，Ngai MH，et al. Activity-based proteome profiling of potential cellular targets of orlistat—an FDA-approved drug with anti-tumor activities. *Journal of the American Chemical Society*，2010，132（2）：656-666.

［16］Liao LX，Song XM，Wang LC，et al. Highly selective inhibition of IMPDH2 provides the basis of anti-neuroinflammation therapy. *Proceedings of the National Academy of Sciences of the United States of America*，2017，114（29）：E5986-5994.

［17］Yang CB，Zhao J，Cheng YY，et al. *n*-propargyl caffeate amide（PACA）potentiates nerve growth factor（NGF）-induced eurite outgrowth and attenuates 6-hydroxydopamine（6-OHDA）-induced toxicity by activating the Nrf2/HO-1 Pathway. *ACS Chemical Neuroscience*，2015，6（9）：1560-1569.

［18］Wei ZL. The study of biotin labeling of icaritin and fishing icaritin promote skeleton formation receptor. 2018.

［19］Wang J，Zhang CJ，Chia WN，et al. Haem-activated promiscuous targeting of artemisinin in Plasmodium falciparum. *Nature Communications*，2015，6：10111.

［20］Zhao N，Sun M，Burns-Huang K，et al. Identification of Rv3852 as an agrimophol-binding protein in mycobacterium tuberculosis. *PloS One*，2015，10（5）：e0126211.

［21］Liu CX，Yin QQ，Zhou HC，et al. Adenanthin targets peroxiredoxin I and II to induce differentiation of leukemic cells. *Nature Chemical Biology*，2012，8（5）：486-493.

［22］Dong T，Li C，Wang X，et al. Ainsliadimer a selectively inhibits IKKalpha/beta by covalently binding a conserved cysteine. *Nature Communications*，2015，6：6522.

［23］Li DR，Li C，Li L，et al. Natural product kongensin A is a non-canonical HSP90 inhibitor that blocks RIP3-dependent necroptosis. *Cell Chemical Biology*，2016，23（2）：257-266.

［24］Wang S，Yin JL，Chen DZ，et al. Small-molecule modulation of Wnt signaling via modulating the Axin-LRP5/6 interaction. *Nature Chemical Biology*，2013，9（9）：579-585.

第九章 等温滴定量热

第一节 等温滴定量热技术的原理

一、ITC 的基本原理

等温滴定量热法（isothermal titration calorimetry，ITC）是近年发展起来的一种研究生物热力学与生物动力学的重要方法。其主要是借助高自动化以及高灵敏度的微量量热仪记录和检测量热曲线，在线且无损地提供动力和热力学的相关信息。

等温滴定量热技术的本质是一种观测由于结合成分增加导致热反应的技术。ITC 技术借助检测补偿功率的改变，得出参与反应的物质总浓度的改变所对应的函数，并结合一定的数学模型获得相关的热力学参数。ITC 技术已经是现在辨别生物分子间相互作用最好的方式之一。当物质进行结合时，可能产生热量也可能吸收热量。通过 ITC 实验可得到结合常数（association constant，K_a）、解离常数（disassociation constant，K_d）、结合化学计量比（stoichiometry ratio，Δn）、焓变（enthalpy change，ΔH）和熵变（entropy change，ΔS）等热力学参数。这些信息提供了生物分子相互作用的真实写照。

ITC 利用功率补偿原理，直接测量反应所对应的热变化，拟合得出热力学系数。通俗来说就是把一种反应物制成澄清溶液，同时将这些澄清溶液放置到温控样品池内部，通过一个热电偶回路与参比池（reference cell）偶联，另一种反应物作为配体置于加样针（syringe）中。其中，样品池和参比池通过绝热装置隔开，但保持环境条件相同。在恒定温度下，加样针以一定速度向样品池中不断滴加配体，加样针还具有搅拌功能，在配体分子滴加过程中，由于热量变化造成样品池和参比池温度差异，热敏传感器将检测到的热量差异信号传递给功率补偿装置，功率补偿装置会对样品池进行热量补偿使样品池和参比池保持温度一致。仪器实时记录的热量信号是功率补偿信号，当功率补偿信号为正值时表示样品池中发生了吸热反应，当功率补偿信号为负值时表示样品池中发生了放热反应，实验原理如图 9-1 所示（参见 Malvern Panalytica 公司的 MicroCal PEAQ-ITC）。

根据测量出的热量峰曲线，仪器选择合适的模型进行数据拟合，可以直接计算溶液中两个或多个分子之间包括结合焓（ΔH）和结合位点数（n）以及结合平衡常数（K_a）和定压热容（ΔC_p）以及动力学数据等，从而得出反映吉布斯自由能（ΔG）的熵变（ΔS），其关系式如下

$$\Delta C_p = \delta \ (\Delta H) \ /\delta T \tag{9-1}$$

$$\Delta G = -RT \ln K_a = \Delta H - T \Delta S \tag{9-2}$$

其中，R 是摩尔气体常数，T 是热力学温度。ITC 测量的 K_a 范围在 $10^2 \sim 10^9$ L/mol。通过计算结合过程的希尔常数还可以确定相互反应类型。根据 Ross 和 Subramanian 的观点可知体系中存在两类结合反应。第一类结合：$\Delta H > 0$（吸热），$\Delta S > 0$（熵增），$T \Delta S > \Delta H$，熵增效应较大并决定该过程的 $\Delta G < 0$，故表现为熵驱动过程，疏水相互作用是熵驱动的主要推动力。

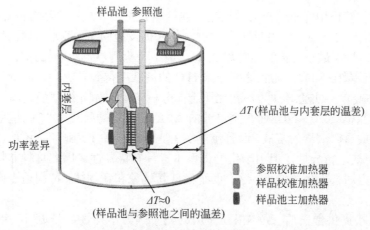

图 9-1　ITC 工作原理

第二类结合：$\Delta H<0$（放热），$\Delta S>0$（熵增），$|\Delta H|>|T\Delta S|$，放热和熵增效应均导致该过程的 $\Delta G<0$，故表现为以焓驱动为主的焓-熵补偿驱动过程，氢键、静电相互作用是焓-熵补偿驱动的主要推动力。因此，我们可以简单地理解为，焓变的主要贡献是氢键和范德华力等非共价键。疏水性相互作用有利于熵变，而分子构象变化则使自由度降低，不利于熵变。在原则上，焓驱动的优化更有利于形成高特异性化合物，然而实际却极难实现。这是因为熵驱动主要由于疏水性相互作用推动更容易。

　　需要注意的是，分子间的亲和力只是分子间相互作用全景中的一部分，即使 ΔG 相同，具体的分子间作用力却可能完全不同。图 9-2 所示，A，B，C 三个热力学反应的 ΔG 相同。但是 A 反应表明分子间的主要作用力是氢键，而且构象变化不利于分子间的相互作用；B 反应则体现出疏水作用主导分子间的作用力；C 反应的分子间作用力则是氢键和疏水性作用的共同结果。

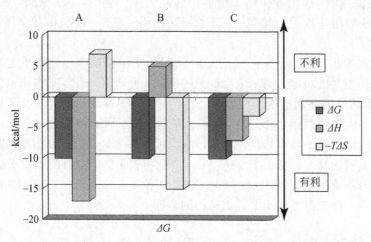

图 9-2　ΔG 相同的三种不同分子间作用力类型

二、ITC 的特点

　　ITC 具有许多独特之处。它对被研究体系的溶剂性质、光谱性质和电学性质等没有任何限制条件，即具有非特异性的独特优势。ITC 不需要固定或改变反应物，因为结合热的产生是自发的。获得物质相互作用完整的热力学数据，包括结合常数（K_a）、结合位点数（n），结合焓（ΔH）、恒压热容（ΔC_p）和动力学数据（如酶促反应的 K_m 等）。样品用量小，方法灵敏度和精确度高。ITC 最小可检测热功率 2nW，最小可检测热效应 0.125μJ，生物样品最小用量 0.3μg，温度范围 2～80℃，而且这些年来 ITC 的灵敏度得到了提高，降低了响应时间（小于 10 s）。操作简单，实验时间短，相比于选择分析方式，如分析型超速离心法（AUC），典型的 ITC 实验只需要 30～60s，而一个单纯的 AUC 实验则需要几个小时甚至几天才能完成。测量时不需要制成透明澄清的溶液，而且量热实验完毕的样品未遭破坏，还可以进行后续生化分析。尽管 ITC 缺乏特异性，但由于生物体系本身具有特异性，因此这种非特异性方法有时可以得到用特异方法得不到的结果，这有助于发现新现象和新规律，特别适于研究生物体系中的各种特异过程。

ITC 可以直接提供蛋白质-配体相互作用的完整热力学特性，是近 10 年间在蛋白质研究中发展最快的技术之一。与其他方法不同的是，ITC 不需要蛋白质的固定化和（或）修饰，因为热量的吸收或释放是几乎所有的生物化学反应的固有性质。目前，等温滴定量热技术在生物分子相互作用研究领域日益普及的原因主要有以下 4 点：①实验操作简单易行，只需极少量就能获得大量的热力学数据；②在某些情况下，测量一系列分子相互作用的结合常数可能是相近的或不好区分的，但是，通过它们的焓变值和熵变值就可以进一步区分；③虽然 ITC 实验不能够直接提供生物分子相互作用时热力学信息与复合体结构之间的相互关系，但是可以通过比较蛋白质发生构象变化前后的数据从而得到合理的结论；④恒压热容与物质界面内表面变化的关系已被证明是解释生物分子间相互作用中结构和热力学两方面的有用工具，ITC 在不同的实验温度下均可直接测定恒压热容的精确值。随着高灵敏度仪器的发展，ITC 将有助于我们更好地解释生物分子间相互作用在各种生命现象中的重要作用。等温滴定量热技术可用于几乎所有类型的生物分子间相互作用，如蛋白质-蛋白质相互作用（包括抗原-抗体相互作用和分子伴侣-底物相互作用）、蛋白质折叠/去折叠、蛋白质-小分子相互作用以及酶-抑制剂相互作用、酶促反应动力学、药物-DNA/RNA 相互作用、RNA 折叠、蛋白质-核酸相互作用、核酸-小分子相互作用、核酸-核酸相互作用以及生物分子-细胞相互作用等。

生物分子之间的相互作用是生命现象发生的基础，因此，研究生物分子之间的相互作用有助于阐明生物反应发生的机制，揭示生命现象的本质。近年来，研究生物分子相互作用的技术不断出现，ITC 技术在几乎所有的反应中都适用，在热力学参数的测定上甚至是至今为止唯一的方法。对于分子间较弱的相互作用，ITC 技术依然可以检测，不但样品需求量小，反应时间也短，并且在不固定以及不修饰的状态下，样品也可保持完好。但需要指出的是，虽然可以利用生物体系本身具有的特异性来弥补 ITC 的非特异性的局限，但 ITC 仍旧不适用于酶和蛋白质的特异性识别及细胞的选择性识别。除此之外，即使是非常符合测定要求的样品，若在反应中无显著的热效应，ITC 也可能无法提供有用的数据。

第二节　等温滴定量热技术的发展应用

ITC 是研究分子间相互作用的一种可靠方法。ITC 的一个经典应用研究就是在结构信息已经明确的情况下，研究体现广阔生物学功能的蛋白质和配体相互作用的结构和热动力学之间潜在的关系，这对于理解生物分子相互作用及优化配体结合的亲和力都非常重要。此外，ITC 能够提供精确的结合热动力学，特别适用于药物设计，能够优化药物及靶点的相互作用，促进潜在新型有效药物的发展以用于临床。

一、蛋白与蛋白的相互作用

蛋白与蛋白的相互作用（protein-protein interactions，PPI）在许多基本的生物过程中起着关键作用，例如酶活动的调节，细胞成分的组装以及信号传导。ITC 是测量 PPI 热力学性质的最重要的定量手段，并且正在成为 PPI 复杂结构研究的必需工具。

黄嘌呤氧化酶（XO）和铜锌超氧化物歧化酶（Cu，Zn-SOD）是功能相关蛋白。有研究用 ITC 技术检测了牛乳 XO 与牛红细胞铜锌超氧化物歧化酶间相互作用的热力学过程[1]。黄嘌呤氧化酶和铜锌超氧化物歧化酶的结合是有利的焓降低和不利的熵减共同驱动的，表现出较强的熵焓补偿和较弱的温度依赖性的吉布斯自由能变化。意想不到的是，在所有温度下两者均表现出较大的正摩尔热容变化（3.02kJ/(mol·K)），表明氢键或长程静电相互作用是结合的主要力量，而较大的不利熵变表明长程静电力在联结中不起重要作用。以上结果表明，黄嘌呤氧化酶以高亲和力与铜锌超氧化物歧化酶结合，而氢键是结合的主要力量[1]。

肉毒杆菌神经毒素由肉毒梭菌产生，能够引起肉毒杆菌中毒的神经麻痹综合征。Jin 等人报道了 B 型肉毒杆菌神经毒素的受体结合结构域和作为神经毒素受体的 synapotagmin Ⅱ 的管腔结构[2]。ITC 数据表明，神经毒素重链的羧基末端结构域以 1∶1 的化学计量比紧密结合到 synapotagmin Ⅱ 的管腔结构域上，并且是吸热和熵驱动的。该相互作用的热容约为 -326cal/(mol·K)，这与疏水效应驱动的蛋白质相互作用一致。在 pH5.7 时进行 ITC 滴定，模拟酸性体内环境，热力学没有产生明显变化，表明内在 pH 的变化不影响神经毒素与其蛋白质受体的结合[2]。

小泛素相关修饰物（SUMO）通过一个或多个 SUMO 分子链翻译后修饰调节广泛的细胞过程。类泛素作用是通过几种酶的顺序作用实现的，其中 E2 酶 Ubc9，主要在 E3 酶的帮助下，将 SUMO 从 E1 转移到靶标上。在这个过程中，Ubc9 不仅与 SUMO 形成硫酯键，而且还与 SUMO 以非共价方式相互作用。Knipscheer 等人表明，这种非共价相互作用促进了靶标上端 SUMO 链的形成，例如 Sp100 和 HDAC4[3]。ITC 确定了 Ubc9 和 SUMO1 之间相互作用的亲和力，测得 K_D 值为（82±23）nM。然而，SUMO2 结合反应的热交换太小，ITC 无法测量。因此，在这两个系统中，亲和力的平衡是以不同的方式维持的，反映了泛素和 SUMO 相似但并不相同[3]。

蛋白磷酸酶 2A（PP2A）是一种主要的蛋白丝氨酸/苏氨酸磷酸酶，参与许多细胞生理学功能活动[4]。DNA 肿瘤病毒 SV40 的小 T 抗原（ST）通过目前尚不明确的机制破坏 PP2A 的功能，从而促进细胞转化。Chen 等人描述了 PP2A 的 ST 调节机制，并使用 ITC 定量测量了 ST 与 PP2A 之间的结合亲和力。他们结合亲和力数据和结构特征构建了模型，展示了 ST 如何干扰 PP2A 的正常功能。ST 对 PP2A 核心酶的结合亲和力低于 B56。因此，在体外 ST 不能有效地取代 PP2A 全酶中的 B56。值得注意的是，ST 通过其 N 端的 J 结构域抑制 PP2A 磷酸酶活性。这些发现表明 ST 可能主要通过抑制 PP2A 核心酶的磷酸酶活性发挥作用，而对 PP2A 全酶的组装影响较小[4]。

最近发现的钙调蛋白与 MAPK 磷酸酶-1 之间的相互作用建立了 Ca^{2+} 信号转导和 MAPK 级联之间的重要联系。Ca^{2+} 信号和 MAPK 级联是植物细胞中最重要的两条信号通路。Rainaldi 等人表征了大豆钙调蛋白异构体与来自 MAPK 磷酸酶-1 的钙调蛋白结合域的合成肽的结合[5]。利用 ITC，他们发现在 Ca^{2+} 存在下，合成肽首先以 nM 级别的亲和力与钙调蛋白的 C 端结合，而在较高的合成肽浓度下，第二个多肽以较低的亲和力与 N 端结合。热力学分析还表明，由于疏水和静电作用力的共同作用，Ca^{2+} 负载的钙调蛋白与合成肽结合复合物的形成由结合焓驱动[5]。

两种蛋白质的结合可以被描述为一个两步骤的过程，首先，形成相遇复合物，然后去融合建立紧密的复合物。Kiel 等人设计了一组具有优化静电导向的 RAS 效应蛋白突变体，即鸟嘌呤核苷酸解离刺激剂（RalGDS）[6]。ITC 和其他生物物理方法的检测结果表明，结合最快的 RalGDS 突变体（M26K，D47K，E54K），与 RAS 的结合比野生型快 14 倍，紧密 25 倍。在进一步形成最终复合物时，增加的库仑力可被降低的电荷抵消，保持解离速率几乎不变。ITC 量化的焓和熵变化的相互补偿也反映了这一机制。更快结合的 RalGDS 突变体对 RAS 的结合常数与最典型的 RAS 效应器 Raf 的结合常数相似，这表明该设计方法可用于信号转导途径之间的切换[6]。

HSP90 分子伴侣对 ATP 的水解需要一组连接的构象开关，并由 ATP 结合到 HSP90 二聚体中的 N 端结构域触发。影响这些构象切换的 HSP90 突变体对 ATP 酶的活性有很强的影响。ATP 酶的活性由 HSP90 及其分子伴侣特异性调节，直接影响构象开关。使用 ITC 和其他生物物理方法，Siligardi 等人分析了 HSP90 突变体通过共同伴侣 Aha1，Sti1 和 Sba1 对 ATP 酶的结合和调控作用[7]。Sti1 结合 HSP90 并阻止 ATP 酶活性受突变体的影响。在 AMP-PNP 存在下，Sba1 与具有相似亲和力的野生型和 ATP 酶高活性突变体结合，但它与高活性突变体的结合非常弱，尽管它们也具有与野生型相似的亲和力。出乎意料的是，在所有情况下，Sba1 与 HSP90 均以 1∶2 的化学计量比结合。对与分子伴侣混合物形成的复合物分析表明，Aha1 和 p50^{cdc37} 能够同时与 HSP90 结合，但没有直接相互作用。Sba1 和 p50^{cdc37} 独立结合于 HSP90-AMP-PNP，但不结合在一起。这些数据表明，Sba1 和 Aha1 通过影响 ATP "盖子"的构象状态和 N 端二聚化调控 HSP90，而 Sti1 则不是这样[7]。

阐明氢键在抗原-抗体结合中的作用同时需要结构和热力学信息。Yokota 等人研究了 HEL 与其抗体 HyHEL-10 可变区片段（FV）之间的相互作用[8]。他们构建了三个抗体突变体，并研究了突变体 FVs 和 HEL 之间的相互作用。ITC 的结果表明，突变显著地减少了焓的不利变化，尽管这也在一定程度上抵消了一些有利的熵变。X 衍射结晶表明，配合物具有几乎相同的结构，包括界面水分子的位置。ITC 和 X 衍射结晶的结果表明，界面水分子氢键结合的焓变有助于 FV-HEL 的相互作用，尽管熵的损失有部分抵消，这也表明氢键促进了抗原-抗体复合物的形成[8]。

二、蛋白-DNA/RNA 的相互作用

ITC 已被用于与 DNA 和 RNA 相关的研究。在蛋白-DNA/RNA 相互作用方面已有研究报道。由于简便且所需样品较少，凝胶位移分析和柱分析是分析 DNA/RNA-蛋白质相互作用最常用的方法。然而，ITC 具有自身的优势，快速、自动化，且可以提供焓变、熵变、化学计量比和结合常数的直接热力学信息。Minetti 等人利用 ITC 研究了双功能修复酶，大肠埃希菌甲酰胺嘧啶糖基化酶（FPG）与一系列 13-聚 DNA 双链的结合，并将其作为确定糖基化酶介导的 DNA 修复的热力学特征的初始步骤[9]。ITC 结合研究在 5～15℃之间进行，发现结合自由能相对独立于温度，而反应焓和熵强烈依赖于温度。它们的相互作用完全是一个熵驱动的过程，结合焓则是强烈不利的。FPG 和 DNA 双链之间热力学研究的结构和能量信息促进了对识别和修复的分子作用理解[9]。

Buczek 等人使用 ITC[10]检测了在不同温度和盐浓度下端粒 DNA 片段与α蛋白 N 端结

构域结合的化学计量比、焓变化、熵变和解离常数。该研究合成了端粒 DNA 片段，并报道了端粒末端与α蛋白亚基结合的热力学参数。他们的结果表明，除了片段 d（T4G4T4G4），每个片段都与蛋白质形成单价蛋白质复合物，而 d（T4G4T4G4）具有两个串联重复的 TTTTTGGGG 端粒基序，同时具有高亲和力结合位点和低亲和力结合位点。熵变和焓变对结合反应的相对贡献与 DNA 长度有关，负热容变化也与此有关。这些结果对于理解完整端粒核蛋白复合物组装的早期、中间和后续阶段以及如何通过端粒酶延伸端粒 DNA 都非常重要。

利用 ITC，Ziegler 等人观察到一种细胞穿透肽（CPP）HIV-1 Tat（47～57）[11] 对双链鲑鱼精子 DNA 具有高亲和力，其特征解离常数为 126nM。这种结合是放热的，在较高的温度下，解离常数和反应焓进一步降低。高熵值可能反映了聚电解质结合和缩合过程中结合水和反离子的释放，光散射数据也支持这一点。有利的负焓和有利的正熵都驱动结合反应，并且在更高的温度下更有利于结合[11]。

Loregian 等人使用 ITC 分析了人巨细胞病毒 DNA 聚合酶 UL44 与几种不同的双链 DNA 的结合特征。UL44 以二聚体的形式与 DNA 结合，这种结合是熵驱动的，同时存在对 DNA 长度的依赖，这与电泳迁移率分析的结果也是一致的。他们还得出与 UL44 相互作用的最小 DNA 长度。热力学研究加深了对人类巨细胞病毒 DNA 聚合酶辅助蛋白如何与 DNA 相互作用的理解，也为其合成机制研究提供了信息[12]。

Recht 等人利用 ITC 技术确定了 *A.aeolicus* 的 30SrRNA 亚基中心域组装热力学过程[13]。他们观察到，S15，S6 和 S18 的结合具有协作性，但从每个结合的焓变发现 S8 和 S11 的结合独立于所有其他蛋白。这些结果表明，*A.aeolicus* 依赖蛋白质结合的中央结构域组装与大肠埃希菌组装[13] 相似，但不完全相同。

Volpon[14] 等人通过 ITC 实验检测 TcUBP1 与短单链 RNA 的结合。TcUBP1[14] 是一种锥虫细胞质 RNA 结合蛋白，包含单一和保守的 RNA 识别基序结构域，参与了富 U mRNA 的选择。RNA 的结合反应是由较大的负焓变化驱动的，表明可能存在氢键、范德华力和（或）静电相互作用。考虑到 RNA 的极性和带电性质，氢键/静电相互作用对结合反应贡献可能很大。除此之外，结合还伴随着较大的负熵变化，表明由于 RNA 和蛋白质侧链形成复合物的平移和旋转自由度的减少，RNA 结合期间的有序度增加。

三、蛋白和小分子的相互作用

了解蛋白质-小分子相互作用的分子基础对于新药研发至关重要。从 ITC 获得的蛋白质-小分子相互作用的热力学信息有助于理解结合模式，有助于新型药物的开发。

阿魏酸（ferulic acid，FA）是中药当归中的有效成分之一。细胞色素 *c* 在细胞凋亡中起着至关重要的作用。有研究通过 ITC 和几种生物物理方法，研究了牛心脏细胞色素 *c* 与 FA 的相互作用机制，以及在生理 pH 下两者的结合对蛋白质天然状态稳定性的影响[15]。ITC 和荧光光谱测量表明 FA 以中等亲和力与细胞色素 *c* 结合，并以静态方式猝灭蛋白的内在荧光。细胞色素 *c* 与 FA 的相互作用是由有利的熵增加和第一个结合位点的不利的焓降低共同驱动的。差示扫描量热法和圆二色法测得细胞色素 *c* 在 FA 存在下的熔融温度分别比无 FA 时提高了 4℃和 5℃。综上所述，这些结果表明 FA 在生理 pH 下结合并稳定细胞色素 *c*。此外，FA 与细胞色素 *c* 的结合抑制了细胞色素 *c* 诱导的人肝癌细胞株 SMMC-7721 的凋亡。该研究数据加深了对药物-蛋白质相互作用机制的理解，并有助于阐释 FA 抑制凋亡而细胞色素 *c* 诱导凋亡的机制[15]。

双环霉素是唯一与转录终止因子 rho 具有弱结合亲和力的天然抑制剂。rho 是一种利用 ATP 水解终止新生 RNA 转录物的六聚体解旋酶，是许多细菌的必需蛋白。Brogan 等人利用

ITC 揭示了关于双环霉素类似物和 rho 相互作用的信息[16]。他们设计的双环霉素配体 5a-（3-formylphenylsulfanyl）-dihydrobicyclomycin 抑制 rho 的活性比双环霉素高一个数量级[16]。

生物体依赖蛋白磷酸化传递细胞内信号。蛋白质的磷酸化经常引起构象变化，这是触发下游细胞事件的原因。Engel 等人开发了一些针对疏水 PIF 口袋的特异性低分子量化合物，具有通过调节磷酸化依赖的构象转变而变构激活磷酸肌醇依赖性蛋白激酶 1（PDK1）的活性[17]。然后利用 ITC 技术检测了化合物 1 与 PDK1 的相互作用，发现化合物 1 与 PDK1 以 1∶1 的化学计量比结合，并具有微摩尔级别的结合亲和力。这些结果显示出利用新的相互作用模式开发靶向 AGC 激酶药物的可能性，并可能用于开发其他具有调节蛋白磷酸化构象转变能力的化合物[17]。

A 型肉毒杆菌（botulinum A）轻链的小分子抑制剂研发集成了经验指导、基于结构的建模和化学信息学相结合的有效策略。利用 ITC 技术，Burnett 等人研究了小分子 NSC 240898 和肉毒杆菌 A 轻链之间的相互作用[18]。该抑制剂与肉毒杆菌 A 轻链的相互作用具有 1∶1 的化学计量比和较低的亲和力。此外，这种相互作用在很大程度上是熵驱动的，而焓的驱动相对较低。熵变的主要驱动表明相互作用主要依赖于疏水表面和溶剂的释放[18]。

大肠埃希菌异柠檬酸裂解酶调节子（IclR）调节乙醛酸旁路操纵子的表达。IclR 包括一个与操作子序列相互作用的 DNA 结合域和结合未知小分子的 C 端结构域。Lorca 等人利用 ITC 鉴定了乙醛酸和丙酮酸能够结合到 IclR 的 C 端结构域[19]。乙醛酸的 Ic1R 的 C 端结构域解离常数低于丙酮酸。Ic1R 的 C 端结构域与结合化合物的滴定遵循放热变化曲线，产生类似乙醛酸或丙酮酸的 S 型结合曲线。反应的化学计量比为 0.5，每个 Ic1R 二聚体结合一个配体分子。采用化学筛选与功能分析和结构研究相结合的策略，Lorca 等人还发现了两个对 Ic1R 具有拮抗效应的小分子。这两个小分子能够调节 aceBAK 操纵子的 Ic1R 依赖性的转录[19]。

生物体动用相当数量的遗传和代谢资源调控金属离子。其中涉及用于吸收、运输、储存和导出必需金属离子的蛋白质。Wilcox 的一篇综述阐述了最近许多关于金属离子与蛋白质结合的研究，这些研究即使用 ITC 技术量化金属-蛋白质相互作用的热力学[20]。细胞朊蛋白是已知的铜离子结合蛋白。Thompsett 等人使用了 ITC 和竞争性金属捕获分析两种技术，以确定铜离子对野生型小鼠 PrP 和一系列突变体的亲和力[21]。研究证实，野生型 PrP 与铜具有更高的亲和力，这表明存在特定的铜离子结合位点，且达到飞摩尔级。在生理 pH 下，四个飞摩尔级到纳摩尔级的高亲和力结合位点均位于蛋白质的八聚体重复区域内。在全长蛋白中检测到第五个铜离子结合位点，其亲和力低于八聚体重复区域的铜离子结合位点，该结合位点由残基 111 处的组氨酸调节。去除八聚体重复序列将导致该第五位点和野生型蛋白中未检测到的重复区域之外的第二个结合位点的亲和力的增强。铜离子的高亲和力结合允许 PrP 在细胞外环境中有效地竞争铜离子。将 PrP 与铜离子结合的亲和力与已知功能的蛋白质的铜离子结合亲和力进行比较，发现它们与细胞外铜离子缓冲液或酶的功能在一定程度上兼容，例如超氧化物歧化酶类的活性[21]。

第三节　等温滴定量热技术的实验设计和中药分子靶点鉴定及机制研究中的应用

一、ITC 的实验设计

一个完整的等温滴定量热实验，从样品制备到滴定实验受很多因素的影响。取得优质 ITC

实验数据的关键步骤包括：①干净的样品池和良好的仪器性能；②匹配的样品；③符合要求的样品浓度、滴定比例和最低放热量。对于 ITC 来说，好的数据来自好的样品准备。好的样品准备也要注意以下三点：①透析蛋白或者置换蛋白的缓冲液；②准确地测量蛋白浓度；③确保样品池和滴定针中的背景溶液完全匹配。

ITC 实验要求滴定物与被滴定物的缓冲液体系必须匹配，包括缓冲液的成分，pH 值及盐浓度等。对缓冲液不匹配的滴定物与被滴定物可以通过透析的方式进行缓冲液置换，最好将大分子和配体均透析到同一缓冲液中。如果配体太小无法透析，则先透析大分子然后用透析尾液溶解配体。极其微小的 pH 值，盐浓度的差异，会导致极大的背景噪音热信号，即稀释热，从而干扰分子间相互作用的特异性信号。如图 9-3（参见 Malvern Panalytica 公司的 MicroCal PEAQ-ITC 示例），透析前的强放热峰就是由于缓冲液的 NaCl 浓度差异所致。

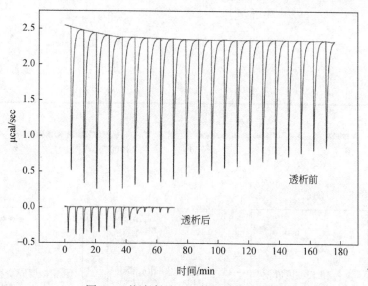

图 9-3 盐浓度对 ITC 数据信号的干扰

与盐浓度的不匹配相同，有机溶剂也会对 ITC 的热信号产生极大的影响。很多小分子配体可能都需要使用 DMSO 来配制。因此，如果小分子配体必须使用有机溶剂如 DMSO，则用透析尾液稀释含 DMSO 的配体母液，然后在蛋白溶液中加入相应量的 DMSO，以保持滴定物与被滴定物的缓冲液体系匹配。有研究采用拟南芥中两种不同类型的蛋白质 CPC 蛋白和 GL3 蛋白进行不同方式的透析，利用 ITC 分别检测不同处理的样品分子的稀释热，结果表明对不同类型的蛋白质需要采用不同的方法才能达到最佳的效果，最大限度地减少噪声。对于小分子量蛋白宜采用缓慢透析的方法防止透析过度，而对于分子量比较大的蛋白宜采用快速透析的方法防止透析不彻底[22]。

至于 pH，使用高浓度配体时，如毫摩尔级或以上，可能出现 pH 不匹配。为了防止 pH 不匹配造成的结果干扰，要用酸或者碱滴定回要求的 pH，或者提高缓冲液浓度直到配体的 pH 不再改变。使用合成多肽进行实验时，需要考虑到有机溶剂和 TFA 残留问题，如果有必要用碱性溶液回滴调整 pH。缓冲体系的 pH 范围 2～12，绝大部分添加剂可以使用。但去垢剂浓度需要低于去垢剂的临界胶束浓度 CMC（除非研究对象就是胶束）。避免使用 DTT，原因在于 DTT 不稳定而且容易氧化，会造成很强的背景放热。尽量使用 β-巯基乙醇或 TCEP，不过，需要注意的是 TCEP 在磷酸缓冲液中不稳定（如 PBS）。如果需要添加较黏的添加剂，如甘油，尽量控制在最低浓度。

样品的用量是另一个影响 ITC 实验成败的关键因素。如果知道滴定物与被滴定物大概的 K_D 范围,可以参照表 9-1 准备样品的浓度。如果不清楚,一般可以尝试 20μM 的蛋白和 200μM 的小分子配体进行预实验滴定。决定样品浓度是否符合 ITC 实验的标准还是要看具体的 C 值范围,即最终用于滴定的蛋白浓度与所得 K_D 值的比值(C = [蛋白浓度] $/K_D$)。C=10~100 最优,C=5~500 良好,C=1~5 和 500~1000 能接受,C<1 或 C>1000 则需要调整样品浓度(图 9-4 参见 Malvern Panalytica 公司的 MicroCal PEAQ-ITC 示例)。

表 9-1 根据 K_D 值估算样品用量

预估的 K_D 值(μM)	蛋白浓度(μM)	配体浓度(μM)	C= [蛋白浓度] $/K_D$
<0.5	10	100	>20
0.5~2	20	200	10~40
2~10	50	500	5~25
10~100	30	$40K_D$	0.3~3
>100	30	$20K_D$	<0.3

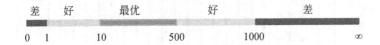

差	好	最优	好	差
0 1		10 500		1000 ∞

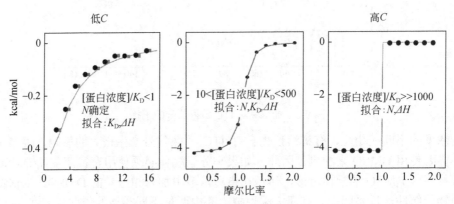

图 9-4 根据 C 值确定样品用量

ITC 滴定时还要注意最低滴定热量的问题。第 2 个,即第 1 个完整的峰的热量大于 2.5μcals 为理想。C 值较高时,第 2 个峰的热量至少也要 1μcals,如果 C<5,则热量要大于 2.5μcals。

二、ITC 在中药分子靶点鉴定及机制研究中的应用

随着 ITC 技术的发展,中药的分子靶点及机制研究也越来越多地运用到 ITC 技术。ITC 为非共价平衡的相互作用提供了一条热力学表征的直接途径。最初,ITC 在中药中的应用是鉴定中药代表性化合物与目标蛋白的相互作用。如阿魏酸(ferulic acid,FA)是中药当归中主要的活性成分之一,有研究应用 ITC 技术分析细胞色素 c 与 FA 相互作用的机制以及在生理 pH 两者的结合对蛋白质稳定性的影响。该研究中 ITC 直接测定了 FA 与细胞色素 c 的结合亲和力,并且发现 FA 与细胞色素 c 存在两个结合位点。从热力学角度说,熵变和少部分的焓变驱动 FA 与细胞色素 c 在第一个位点的结合,而在第二结合位点,则主要由焓变驱动[23]。

　　雷公藤甲素、雷公藤内酯和雷公藤内酯醇是传统中草药雷公藤的有效成分。虽然这些化合物被发现具有显著的抗感染、免疫抑制和抗肿瘤作用，但其作用的分子机制，特别是它们的分子靶点仍不清楚。由于雷公藤甲素、雷公藤内酯和雷公藤内酯醇的化学结构与类固醇激素相似，有研究试图从类固醇激素受体（或"核受体"）中识别潜在的靶蛋白。在这项研究中，首先使用反向对接策略，12 个核受体被反向对接到雷公藤内酯醇上，并根据结合能得分进行排序。在此基础上，选择人雌激素受体α（ERα）作为雷公藤内酯醇的潜在相互作用蛋白，并通过分子对接和分子动力学模拟进一步评估了三种化合物与 ERα-LBD（配基结合域）的结合方式。为了进一步验证计算机模拟的结果，研究人员采用ITC技术验证了ERα-LBD与这三种化合物的相互作用。ITC 测定表明，这三个化合物都能与 ERα-LBD 结合，但亲和力较弱。相比之下，雷公藤内酯的亲和力最高，雷公藤内酯醇的亲和力最弱（图 9-5）[24]。该研究利用 ITC 技术验证了雷公藤甲素及其类似物的靶标蛋白，为这些化合物的应用提供了有用的信息。

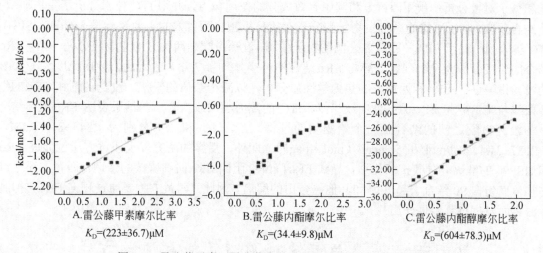

图 9-5　雷公藤甲素、雷公藤内酯和雷公藤内酯醇的 ITC 谱图

（请参见本章文献［24］）

　　在中医临床，苦参常用于慢性乙型肝炎的治疗，具有清热除湿的功效。氧化苦参碱是从苦参中提取的主要生物活性成分之一，在我国临床常用的治疗慢性乙型肝炎的氧化苦参碱注射液中占 90% 以上。有研究构建了氧化苦参碱结合肽的文库。泛醌-细胞色素 c 还原酶结合蛋白（UQCRB）是氧化苦参碱的候选结合蛋白之一。氧化苦参碱和 UQCRB 的三维结构建模表明，它们的结合界面匹配并且氧化苦参碱插入 UQCRB 更深的口袋中。SPR 测得的亲和力常数（K_D）为 4.2mM，ITC 实验的 K_D 为 3.9mM，化学计量比固定为 1，与 SPR 的结果吻合。获得的热力学数据表明氧化苦参碱与 UQCRB 的结合是由强焓作用力驱动的，可能为氢键或者极性作用。该研究利用 ITC 技术确定了氧化苦参碱与 UQCRB 的特异性分子相互作用。UQCRB 与氧化苦参碱的结合表明 UQCRB 是氧化苦参碱治疗慢性乙型肝炎的潜在靶点。这些结果为氧化苦参碱的作用机制提供了新的认识，为慢性乙型肝炎的治疗策略提供了新的见解[25]。

　　临床应用中药还是以复方为主，中药复方才是中医整体观和辨证论治的集中体现。但是针对中药复方的分子靶点研究存在较大的困难。近年来，随着分子靶点鉴定技术的丰富和进步，研究人员也越来越多地聚焦于中药复方的靶点和分子机制研究。ITC 技术也越来越多地在中药复方的分子靶点鉴定中被应用。例如，黄连解毒汤中以沉淀物形式存在的化合物是稳定的，沉淀物含量达到整个汤剂的 2.63%，具有良好的神经保护作用。然而，目前还没有关于它们具体来源的研究。有研究采用 ITC 分析了黄连解毒汤中黄芩和黄连的结合热及热力学参数（ΔH，ΔS，ΔG，n，K_a）。黄芩与黄连水煎液之间的滴定过程观察到巨大的能量变化，表明黄芩与黄连的主要成分之间存在化学反应。由于液质联用结果表明沉淀物的主要成分分别为黄芩苷和小檗碱，因此该研究还利用 ITC 技术测定了黄芩苷和小檗碱之间的热力学反应。结果表明，黄芩与黄连煎液之间的反应是放热反应，黄芩苷与小檗碱的反应是自发的焓驱动的化学反应，其结合比为 1∶1。本研究从分子热力学的角度探讨了单组分的反应类型，并为中药复方中主要化学成分及其治疗价值的研究提供了新的视角[26]。

自 1740 年以来，西黄方一直用于乳腺癌的中医药治疗。目前，对西黄方的潜在分子靶点和机制知之甚少。一项研究表明，西黄方的提取物在体外和体内都能抑制乳腺癌细胞的生长，并且它优先抑制雌激素受体阳性（ER$^+$）乳腺癌细胞的生长。该研究通过基于网络的系统生物学和分子对接分析，预测西黄方和其中有效成分的作用靶点，并用 ITC 技术分析了蛋白质-配体结合反应。基于网络的系统生物学和分子对接分析预测西黄方的主要靶标是 ERα 和 HSP90。ITC 实验则研究了 ERα 和西黄方之间的相互作用。没药甾酮是西黄方的主要成分之一，与 ERα 结合的对接分数为 7.65（雌二醇与 ERα 结合的对接分数为 7.73）。因此，使用纯度大于 95% 的没药甾酮进行 ERα 和西黄方的热力学性质分析，以减少杂质的干扰。没药甾酮和 ERα 的结合曲线与雌二醇和 ERα 的结合曲线相似。ITC 的热力学曲线拟合后的结果表明 ERα 配体结合域与没药甾酮之间的结合是一个焓驱动的过程。K_a，ΔH 和 ΔS 分别为（348±24.4）/M，（-2037±24.4）cal/mol 和 5.06cal/（mol·deg）。此外，后续的研究发现西黄方通过促进 ERα 和 HSP90 的解离介导其抗癌作用，导致 ERα 降解并阻断 ERα 向细胞核的转运。西黄方还通过与热休克蛋白 90 结合引起 ERα 和其他癌蛋白的解离。因此，西黄方主要通过靶向 ERα，抑制雌激素而发挥抗乳腺癌作用[27]。

第四节　等温滴定量热图谱解析和评判方法

一、基线位置

样品池和参比池的温度直接影响基线位置。样品池温度升高，基线向负轴迁移，温度降低则向正轴迁移，参比池的情况刚好与样品池相反。因此，在进行 ITC 实验时我们要保证样品和参比物的温度一致。除此之外，仪器自身的因素也会影响基线位置。仪器的安装环境如果处于阳光直射的位置或者正对空调出风口会使基线位置发生变化。如果滴定针弯了或者高度不对，也会影响基线位置。滴定针的搅拌速率不同，基线位置也相应不同。

事实上，基线初始位置（DP）是诊断数据质量信息最简单，也是最有效的方法。滴定过程中如果有气泡释放会出现特征性的图谱。如果样品中有较大的气泡释放，会突然出现一个尖锐的峰，如图 9-6A，严重影响最终的热力学曲线拟合。如果样品中含有微小的气泡，会使得噪声信号较高，如图 9-6B（参见 Malvern Panalytica 公司的 MicroCal PEAQ-ITC 示例）。因此，一定要避免量热池中存留有气泡。可以采取的措施包括在实验前对样品进行脱气处理，并在加样时注意正确的加样方法。使用上样针缓慢吸取蛋白样品 300μL 以上，若有气泡轻弹赶走气泡。插入样品池，针尖接触到样品池底部后抬起 1mm，缓慢注入样品，可以上下抽打或左右搅拌排除气泡（如果样品黏度比较大则不建议此操作）。加样时可以加至溢出样品池，随后用上样针将溢出的样品吸走。如果在实验中发现有气泡干扰，可以选择重新上样，或者用上样针轻轻碰触样品池底部和轻微扰动以赶走气泡，然后重新放入滴定针滴定。

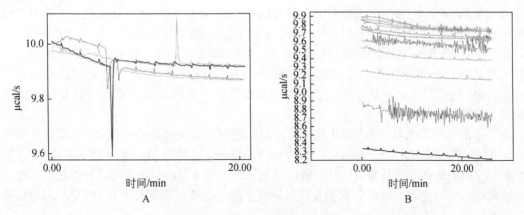

图 9-6　气泡对基线的影响

A. 滴定过程中有较大气泡释放；B. 样品中含有微小气泡的图谱

如果滴定间隔时间不足，基线位置也会受到影响。因为在进行一次滴定后，需要一定的时间才能完全回到基线，即达到新的平衡。如果两次滴定的时间间隔不足，基线就会出现漂移。此时，就要增加两次滴定之间的时间间隔，这个操作是可以在实验过程随时调整的。

如果样品池里存在难以洗净的黏性蛋白或者样品池本身不干净，基线会出现不规则的大的波动（图 9-7A，B，C），或者基线逐渐走低（图 9-7D），或者基线跳跃（图 9-7E，演示示例来源于 Malvern Panalytica 公司的 MicroCal PEAQ-ITC），这时需要用 Decon 90 反复清洗样品池，有必要的情况下可以执行加热清洗的程序设定。如果清洗后问题依然存在，可能需要调整一些样品的生化条件，如改变反应条件或者溶液的 pH、盐浓度、辅因子等。

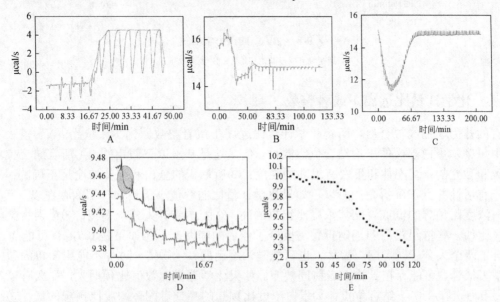

图 9-7　难以洗净的蛋白或者样品池较脏对基线的影响

A～C. 基线不规则的大波动；D. 基线逐渐走低；E. 基线跳跃

二、非典型的热力学曲线

最终得到的热力学曲线无法拟合出良好的热力学参数是 ITC 实验最为常见的问题，其中的影响因素很多。最常见的原因是缓冲液不匹配，如缓冲液中含有机溶剂。小分子化合物在滴定前通常都会使用 DMSO 辅助溶解，而 DMSO 在滴定时会引起大量放热，无法拟合热力学曲线。另外，不匹配的缓冲盐浓度也会造成异常放热掩盖真实热力学情况（图 9-3）。因此，在进行 ITC 实验前要确保样品池和滴定针中的添加成分是一致的。对于纯化蛋白，要了解纯化的方法和重新溶解时所用的溶液成分。为了排除盐的干扰，一定要经过透析。除此之外，pH 也需要注意，尽量控制在 0.1 的差别以内，尤其是弱相互作用以及配体浓度在 500μM 以上时。

除了异常的放热现象，热力学曲线还可能出现没有明显饱和趋势的现象，即拟合不出典型的结合曲线（图 9-8，演示示例来源于 Malvern Panalytica 公司的 MicroCal PEAQ-ITC）。缓冲液不匹配也可能造成这种现象。另外，则可能是 c 值过低，即放热量太低，可能是由于样品之间的结合比预期的更弱，可以尝试提高样品浓度，或者改变实验温度至少 10℃，因为焓变与温度关系很大。

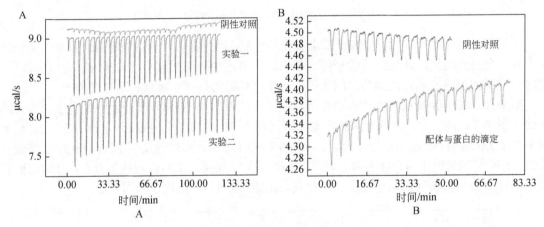

图 9-8 非典型的热力学曲线

A. 滴定没有明显的饱和趋势；B. 滴定放热量过低

三、化学计量比远离 1 或者整数

有的热力学曲线拟合后，所得化学计量比远离 1 或者整数。化学计量比"N"值表示样品池中每摩尔蛋白溶液的平均结合位点数目。但是这是基于以下假定的：①所有结合位点都是一致和独立的；②配体和蛋白有很高的纯度；③所标识的蛋白和配体浓度是正确的；④蛋白分子有活性并且正确折叠。所以，如果化学计量比的数值小于预期，那么存在以下可能：①蛋白浓度比预想的低或者配体浓度比预想的高；②配体或者大分子不纯；③错误折叠的蛋白质（比如一些重组蛋白的正确折叠需要分子伴侣的辅助）；④如果是 0.5，有可能 1 个配体结合了两个大分子（考虑二聚体，也可能是浓度问题）；⑤结合过程不能用简单的独立结合模型去拟合，可能存在异构或者协同效应。如果化学计量比数值比预期大，那么有以下可能：①蛋白上存在多个结合位点；②蛋白浓度比预想的高或者配体浓度比预想的低；③结合过程不能用简单的独立结合模型去拟合。

四、分裂震荡峰型

有的时候还会得到分裂峰型（图 9-9，Malvern Panalytica 公司的 MicroCal PEAQ-ITC 示例）热力学曲线，这表明热量信号的响应值低于 0。此时要根据放热吸热的热量预估设置合理的基线初始位置，不要让信号至低于 0。但是，需要注意的是，部分 ITC 的正常数据也有同时放热和吸热的现象，这是由分子间作用的机制决定的。

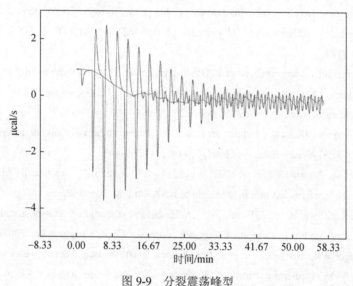

图 9-9 分裂震荡峰型

参 考 文 献

［1］Santos HA，Manzanares JA，Murtomaki L，et al. Thermodynamic analysis of binding between drugs and glycosaminoglycans by isothermal titration calorimetry and fluorescence spectroscopy. *European Journal of Pharmaceutical Sciences：Official Journal of the European Federation for Pharmaceutical Sciences*，2007，32（2）：105-114.

［2］Jin R，Rummel A，Binz T，et al. Botulinum neurotoxin B recognizes its protein receptor with high affinity and specificity. *Nature*，2006，444（7122）：1092-1095.

［3］Knipscheer P，van Dijk WJ，Olsen JV，et al. Noncovalent interaction between Ubc9 and SUMO promotes SUMO chain formation. *The EMBO Journal*，2007，26（11）：2797-2807.

［4］Chen Y，Xu Y，Bao Q，et al. Structural and biochemical insights into the regulation of protein phosphatase 2A by small T antigen of SV40. *Nature Structural & Molecular Biology*，2007，14（6）：527-534.

［5］Rainaldi M，Yamniuk AP，Murase TV，et al. Calcium-dependent and-independent binding of soybean calmodulin isoforms to the calmodulin binding domain of tobacco MAPK phosphatase-1. *The Journal of Biological Chemistry*，2007，282（9）：6031-6042.

［6］Kiel C，Selzer T，Shaul Y，et al. Electrostatically optimized Ras-binding RA$_1$ guanine dissociation stimulator mutants increase the rate of association by stabilizing the encounter complex. *Proceedings of the National Academy of Sciences of the United States of America*，2004，101（25）：9223-9228.

［7］Siligardi G，Hu B，Panaretou B，et al. Co-chaperone regulation of conformational switching in the HSP90 ATPase cycle. *The Journal of Biological Chemistry*，2004，279（50）：51989-51998.

［8］Yokota A，Tsumoto K，Shiroishi M，et al. The role of hydrogen bonding via interfacial water molecules in antigen-antibody complexation. The HyHEL-10-HEL interaction. *The Journal of Biological Chemistry*, 2003, 278 (7): 5410-5418.

[9] Minetti CA, Remeta DP, Zharkov DO, et al. Energetics of lesion recognition by a DNA repair protein: thermodynamic characterization of formamidopyrimidine-glycosylase (Fpg) interactions with damaged DNA duplexes. *Journal of Molecular Biology*, 2003, 328 (5): 1047-1060.

[10] Buczek P, Horvath MP. Thermodynamic characterization of binding Oxytricha nova single strand telomere DNA with the alpha protein *N*-terminal domain. *Journal of Molecular Biology*, 2006, 359 (5): 1217-1234.

[11] Ziegler A, Seelig J. High affinity of the cell-penetrating peptide HIV-1 Tat-PTD for DNA. *Biochemistry*, 2007, 46 (27): 8138-8145.

[12] Loregian A, Sinigalia E, Mercorelli B, et al. Binding parameters and thermodynamics of the interaction of the human cytomegalovirus DNA polymerase accessory protein, UL44, with DNA: implications for the processivity mechanism. *Nucleic Acids Research*, 2007, 35 (14): 4779-4791.

[13] Recht MI, Williamson JR. RNA tertiary structure and cooperative assembly of a large ribonucleoprotein complex. *Journal of Molecular Biology*, 2004, 344 (2): 395-407.

[14] Volpon L, D'Orso I, Young CR, et al. NMR structural study of TcUBP1, a single RRM domain protein from *Trypanosoma cruzi*: contribution of a beta hairpin to RNA binding. *Biochemistry*, 2005, 44 (10): 3708-3717.

[15] Yang F, Zhou BR, Zhang P, et al. Binding of ferulic acid to cytochrome C enhances stability of the protein at physiological pH and inhibits cytochrome C-induced apoptosis. *Chem Biol Interact*, 2007, 170 (3): 231-243.

[16] Brogan AP, Widger WR, Bensadek D, et al. Development of a technique to determine bicyclomycin-rho binding and stoichiometry by isothermal titration calorimetry and mass spectrometry. *Journal of the American Chemical Society*, 2005, 127 (8): 2741-2751.

[17] Engel M, Hindie V, Lopez-Garcia LA, et al. Allosteric activation of the protein kinase PDK1 with low molecular weight compounds. *The EMBO Journal*, 2006, 25 (23): 5469-5480.

[18] Burnett JC, Ruthel G, Stegmann CM, et al. Inhibition of metalloprotease botulinum serotype A from a pseudo-peptide binding mode to a small molecule that is active in primary neurons. *The Journal of Biological Chemistry*, 2007, 282 (7): 5004-5014.

[19] Lorca GL, Ezersky A, Lunin VV, et al. Glyoxylate and pyruvate are antagonistic effectors of the *Escherichia coli ICLR* transcriptional regulator. *The Journal of Biological Chemistry*, 2007, 282 (22): 16476-16491.

[20] Quinn CF, Carpenter MC, Croteau ML, et al. Isothermal titration calorimetry measurements of metal ions binding to proteins. *Methods in Enzymology*, 2016, 567: 3-21.

[21] Thompsett AR, Abdelraheim SR, Daniels M, et al. Brown DR. High affinity binding between copper and full-length prion protein identified by two different techniques. *The Journal of Biological Chemistry*, 2005, 280 (52): 42750-42758.

[22] 贾继阳, 徐爽, 申兰兰, 等. 等温滴定热技术检测蛋白质间相互作用方法的优化. 首都师范大学学报（自然科学版）, 2019, 40 (3): 38-43.

[23] Yang F, Zhou B-R, Zhang P, et al. Binding of ferulic acid to cytochrome enhances stability of the protein at physiological pH and inhibits cytochrome C-induced apoptosis. *Chemico-Biological Interactions*, 2007, 170 (3): 231-243.

[24] Liu X, Wang K, Duan N, et al. Computational prediction and experimental validation of low-affinity target of triptolide and its analogues. *Rsc Advances*, 2015, 5 (44): 34572-34579.

[25] Sun YH, Zhang XY, Xie WQ, et al. Identification of UQCRB as an oxymatrine recognizing protein using a T_7 phage display screen. *Journal of Ethnopharmacology*, 2016, 193: 133-139.

[26] Wang H，Li T，Xiang H，et al. Origin and formation mechanism investigation of compound precipitation from the traditional Chinese prescription *Huang-Lian-Jie-Du-Tang* by isothermal titration calorimetry. *Molecules*，2017，22（9）：1456-1468.

[27] Hao J，Jin Z，Zhu H，et al. Antiestrogenic activity of the *Xi-Huang* formula for breast cancer by targeting the estrogen receptor alpha. *Cellular Physiology and Biochemistry*，2018，47（6）：2199-2215.

第十章 亲和色谱技术

第一节 亲和色谱法的基本理论

亲和色谱（affinity chromatography，AC）是一种利用生物分子，特别是生物大分子与亲和色谱固定相表面配位体之间存在的特异性亲和吸附作用，来选择性分离生物分子的方法[1-3]，作用原理见示意图 10-1。利用亲和色谱只需简单步骤即可从粗提物中得到高纯度的活性物质。亲和色谱技术是目前药物、蛋白等生物分子分离纯化的重要方法之一，已成功应用于单克隆抗体、细胞分裂素、纤溶蛋白和人类生长因子的分离[4]。

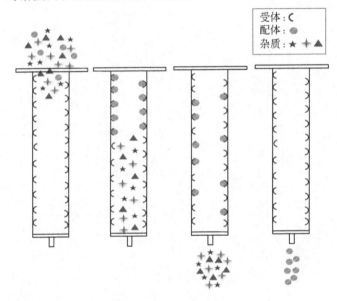

图 10-1 亲和作用原理示意图

一、亲和色谱的发展历史

历经上百年的发展，亲和色谱已成为一项较为成熟的技术，广泛应用于各个领域，如有机合成、医药卫生、石油化工、生理生化，乃至太空探索等。[5] 早在 1910 年，为了研究抗原和抗体的相互作用，德国药理学家 Starkenstein 将蔗糖酶抗体吸附在高岭土上，开启了亲和色谱的时代。1924 年，苏联学者 Engelhardt 提出了分离生物活性物质的方法，即"固定化配体原理"，这成为了亲和色谱分离方法的根本。[6] 随后的 60 年间，亲和色谱技术发展迅速，出现了葡聚糖凝胶、纤维素、琼脂糖、苯乙烯树脂等基体材料及各种配基的固定化方法，科研人员陆续使用该技术分离纯化了抗体、淀粉酶等。1959 年，Porath 和 Flodin 将葡聚糖 Sephadex 基体引入亲和色谱中，使亲和色谱技术得到了快速发展。[6] 1970 年，Cuatrecases 成功地解决了配位体的立体可接受性问题，提出了"空间间隔臂"概念和方法。自从 1972 年德国科学家 Wulff 提出分子印迹色谱方法，亲和色谱技术便扩展到了药物筛选研究领域。随后的 30 年间，研究人员相继提出了共价色谱法、电荷转移色谱法[6]、染料配位色谱法[7-8]、定位金属离子亲和色谱法[9]、包合配合物色谱法等。1978 年，瑞典科学家 Ohlson 使用 10μm 球形刚性硅胶微粒载体，制备了键合人血清蛋白抗体配位体的高效亲和固定相，从而发展了高效液相亲和色谱法（high performance liquid affinity chromatography，HPLAC），使得亲和色谱的发展跨入了一个新的时代。近十几年来，随着高效液相色谱技术的迅猛发展，HPLC 色谱柱制备技术以及各种在线联用技术的广泛应用，科研人员开发了众多基于不同配位体的亲和色谱技术。该技术已在新型高效药物研究、分子生物学、生物工程、蛋白质组学、临床医学等领域成为常规的分离、分析和制备的有效工具[7, 10-11]。

二、亲和色谱方法分类

自 20 世纪 50 年代以来，亲和色谱作为液相色谱的一个重要分支取得了巨大的进展。尤其在生物大分子的分离纯化领域，亲和色谱作用大，其通过利用生物分子之间的特异性相互作用实现生物分子的分离。这种特异性相互作用具有高度特异性，例如抗体可与相应的抗原相结合，酶可与其特异性底物、抑制物、辅酶等结合，激素可与细胞受体形成复合物，凝集素可与细胞的表面抗原及某些糖类相结合，基因可与核酸和阻遏蛋白相互作用等。理论上，只要在固相载体上键合某一种生物特异性配体，便可以建立一种亲和色谱，用于分离纯化相应的生物大分子。

因此，根据亲和色谱固定相配位体的不同，可将其分为以下几种类型：生物特效亲和色谱法、染料配位亲和色谱法、定位金属离子亲和色谱法、包合配合物亲和色谱法、电荷转移亲和色谱法、共价亲和色谱法等。

（一）生物特效亲和色谱法

生物特效亲和色谱是利用生物活性分子间存在的可逆、特效的生物识别亲和作用，来进行生物分子的分离和纯化，原理示意图见图 10-2。生物特效配位体在生物分子分离纯化中发挥着极其重要的作用，主要应用于生物活性物质的分离，如蛋白质、多肽、核苷酸、抗原、病毒、细胞碎片等。

生物特效配位体包括生物分子、底物及抑制剂等，如核苷、核苷酸、寡聚核苷酸、RNA、DNA、蛋白质、氨基酸、多肽、酶、辅酶、外源凝集素、糖类、抗原和抗体、亲和素-生物素、激素、生物细胞、生物分子组合体和微生物等。还可以是与生物活性分子发生作用的化学药物，如阿普洛尔、四氢大麻酚及乙炔基甾体等。

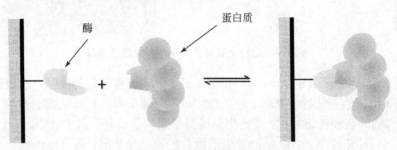

图 10-2 生物特效亲和作用原理示意图

（二）染料配位亲和色谱法

染料配位亲和色谱是利用生物分子与三嗪或三苯甲烷染料间的特殊相互作用，来进行生物分子的分离和纯化，原理示意图见图 10-3。

以琼脂糖或硅胶为亲和固定相载体，将染料配基通过共价键固定在其上面，构成亲和色谱固定相，用于分离核苷酸、核酸与核酸键合的蛋白质、生物酶（激酶、脂酶或肽酶等）。染料配基与蛋白质的结合容量大，且价格低廉，不易被物理或化学因素所降解，是一种较为理想的特异性配基。其中主要使用的染料配基为三嗪活性染料（triazine reactive dye），生物酶的天然底物与此类染料分子结构相似，因此其可以与酶或蛋白质结合。其分子中三嗪环、蒽醌环及苯环的立体排布对它们与酶分子间相互作用影响很大。[8]

蒽醌一氯三嗪活性染料 Cibacron Blue F3G-A 是最早用于亲和色谱的染料配基，它依赖分子中大环系统的疏水作用对多种酶和蛋白质有特效亲和作用。

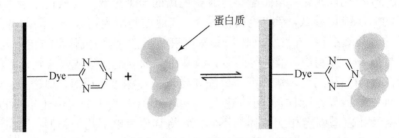

图 10-3　染料配位亲和作用原理示意图

（三）定位金属离子亲和色谱法

定位金属离子亲和色谱是先将间隔臂与不同类型的亲和色谱载体偶联，再将具有螯合作用的有机官能团或者有机螯合剂键合在它上面，再与 Fe^{2+}，Co^{2+}，Ni^{2+}，Cu^{2+}，Zn^{2+} 等金属离子结合，生成稳定的螯合物，利用螯合物中定位的金属离子与溶液中的生物分子的界面相互作用，即特效亲和作用来实现生物分子的分离与纯化，[9] 原理示意图如 10-4。

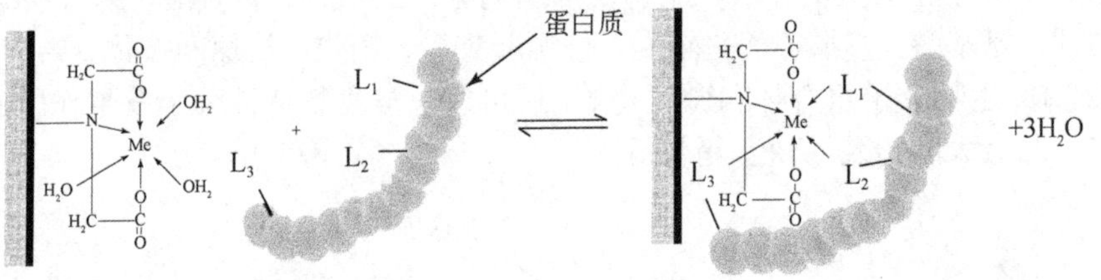

图 10-4　定位金属离子亲和作用原理示意图

多种过渡态金属离子（Fe^{2+}，Co^{2+}，Ni^{2+}，Cu^{2+}，Zn^{2+}）可以作为配基，与蛋白质或多肽上的氨基酸残基（组氨酸中的咪唑基团、色氨酸中的吲哚基）发生特殊的螯合作用，达到亲和吸附的目的。与传统的亲和色谱相比，固定化金属离子亲和色谱具有很多优点，如配基稳定性高，不易脱落；可在高盐浓度下操作，从而省去了脱盐的预处理步骤，而且可以减少非特异性吸附等。[4]

（四）包合配合物亲和色谱法

包合配合物亲和色谱是利用生物分子与环糊精、冠醚、杯芳烃及其衍生物之间的特异性包合作用，来进行生物分子的分离和纯化（图 10-5），主要用于分离手性氨基酸、脂蛋白、多肽、纤维细胞生长因子、凝固因子、生物酶及多种手性药物。[12]

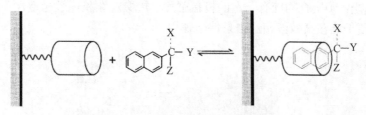

图 10-5　包合配合物亲和作用原理示意图

（五）电荷转移亲和色谱法

电荷转移亲和色谱法是利用生物分子卟啉、酞菁及其衍生物之间的电子给予和电子接收基团间的特殊静电吸引亲和作用，来进行生物分子的分离和纯化（图 10-6），主要用于分离氨基酸、多肽、蛋白质及核苷酸等生物大分子。

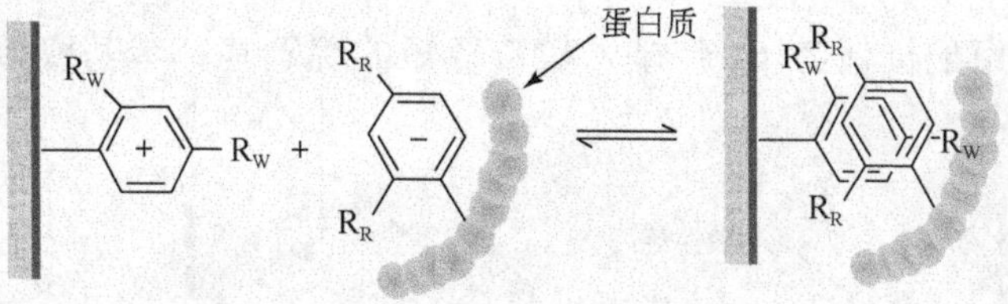

图 10-6　电荷转移亲和作用原理示意图

（六）共价亲和色谱法

共价亲和色谱是利用含二硫桥键（–S–S–）配位体与含巯基的生物活性分子的共价键结合作用，来分离纯化含硫多肽和蛋白质等生物大分子（图 10-7）。在较温和的反应条件下，该共价键结合作用是可逆的。常用的共价配位体为谷胱甘肽、N-乙酰化半胱氨酸、巯丙基衍生物、5-巯基-2-硝基苯甲酸和有机汞衍生物。

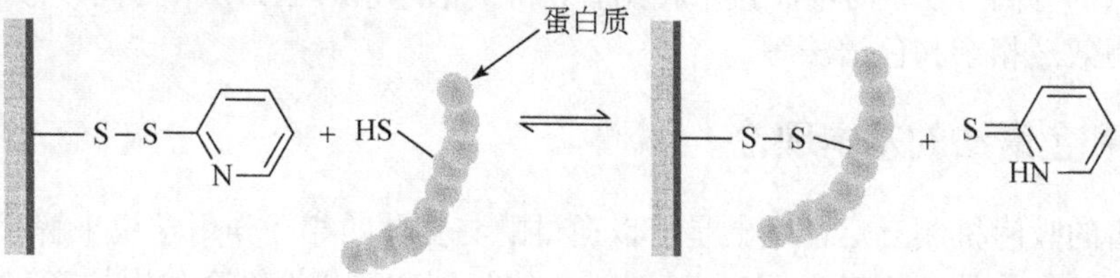

图 10-7　共价亲和作用原理示意图

（七）分子印迹亲和色谱法

分子印迹亲和色谱是利用生物分子与分子印迹聚合物的特异性分子间识别作用，实现高选择性、高效率的手性分离（图 10-8），主要用于分离氨基酸、蛋白质、核苷酸及辅酶等。[10]

理想的印迹分子聚合物应该具有以下性质：①为了确保印迹分子空穴的空间构型和互补官能团的定位，聚合物应具有一定的刚性；②为了尽快使印迹分子与其空穴的亲和作用达到平衡，聚合物应具有一定的柔韧性；③为了提高印迹分子的识别效率，印迹分子空穴中所含的亲和作用位点数量要适当；④聚合物应有一定的机械强度、热稳定性和化学稳定性（对流动相呈现出化学惰性），以便于能在高效液相色谱条件下使用。

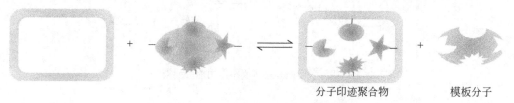

分子印迹聚合物　　　　模板分子

图 10-8　分子印迹亲和作用原理示意图

（八）疏水作用亲和色谱法

疏水作用亲和色谱法是利用水溶液中非极性基团之间的亲和作用的色谱方法。主要用于分离蛋白质和核酸（图 10-9）。

常用的疏水作用配位体为 C_4 烷基、碳链较短的烷氨基、苯基或芳氨基以及聚醚或巯烷基。

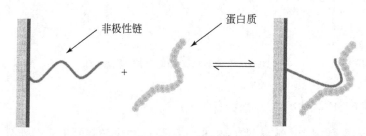

非极性链　　　　蛋白质

图 10-9　疏水作用亲和作用原理示意图

亲和色谱还可以与其他分离技术联用，形成特殊的分离技术。如它与膜分离技术联用，可以结合两种技术的优点，同时克服缺点，得到具有设备体积小、压降低、传质阻力小、配基利用率高等优点的分离方法；与电泳技术相结合，得到电泳亲和色谱法；与高效液相色谱技术相结合，得到高效液相亲和色谱法等。

三、亲和色谱法的基本理论

亲和色谱的吸附机制一定程度上是可以通过酶与受体的相互作用学说来解释，但其还受到分子间作用力和立体效应的影响。依据特异性生物识别和选择性键合作用的亲和色谱，通常需要用数学方法来描述其中的非线性吸附关系。采用亲和色谱进行纯化的过程中，配基与目标分子间存在着特异性、可逆的相互作用。其中疏水作用或离子化作用会干扰特异性的亲和吸附作用，降低分离效果。[13]下面我们将假定亲和吸附已达到平衡状态，溶质的质量转移是可控，在这种理论模型下对亲和色谱的基本理论进行阐述。

（一）锁匙结构亲和吸附络合物的化学平衡

1. 吸附络合物的化学平衡

亲和色谱固定相上键合的配位体 L 及流动相中存在的竞争性配位体 L_C 与被分离的生物活性分子 B 之间的相互作用，可用锁匙结构络合物 BL（lockand-key structural comples）的形成来表示。

当亲和色谱柱中注入生物活性分子 B 后：

固定相上生成： $$B + L \leftrightharpoons BL$$

其对应的吸附络合平衡常数为

$$K_{BL} = \frac{[BL]}{[B][L]} \tag{10-1}$$

当流动相中存在竞争性配体 L_C 时，与 L_C 之间的络合平衡常数为

$$K_{BL_C} = \frac{[BL_C]}{[B][L_C]} \tag{10-2}$$

C_{B_0} 为生物活性分子 B 的起始浓度，其与游离型体浓度 [B] 的关系为

$$C_{B_0} = [B] + K_{BL_C}[B][L_C] = [B]\left(1 + K_{BL_C}[L_C]\right) \tag{10-3}$$

由此可以导出

$$[B] = \frac{C_{B_0}}{1 + K_{BL_C}[L_C]} \tag{10-4}$$

C_{L_0} 为固定相上定位配位体 L 的起始浓度，其与固定型体浓度的关系为

$$C_{L_0} = [L] + [BL] \tag{10-5}$$

Q_L 为亲和固定相上定位配体 L 的总量

$$Q_L = C_{L_0}S \tag{10-6}$$

上述式中，S 为固定相中载体的表面积。

Q_B 为亲和固定相上吸附生物活性分子 B 的总量

$$Q_B = [BL]S = \frac{[BL]SC_{L_0}}{C_{L_0}} = Q_L\frac{[BL]}{C_{L_0}} \tag{10-7}$$

BL 的分布系数为

$$\frac{[BL]}{C_{L_0}} = \frac{[B]K_{BL}}{1 + [B]K_{BL}} \tag{10-8}$$

因此可导出

$$Q_B = Q_L \frac{[B]K_{BL}}{1+[B]K_{BL}} \tag{10-9}$$

由式（4）用 C_{B_0} 取代 [B] 得出

$$Q_B = \frac{Q_L C_{B_0} K_{BL}}{1 + C_{B_0} K_{BL} + [L_C]K_{BL_C}} \tag{10-10}$$

上述式表明，在亲和固定相上，Q_B 是 C_{B_0} 的函数，由于

$$Q_B = C_{B_0}(V_R - V_0) = C_{B_0} V_R' \tag{10-11}$$

上述式中，V_R 为生物活性分子 B 的保留体积；V_0 为亲和色谱柱的死体积，因此，调整保留体积 V_R' 为

$$V_R' = (V_R - V_0) = \frac{Q_B}{C_{B_0}} = \frac{Q_L K_{BL}}{1 + C_{B_0} K_{BL} + [L_C]K_{BL}} \tag{10-12}$$

将式（10）～（12）组合重排

$$\frac{1}{Q_B} = \frac{1}{C_{B_0}V_R'} = \frac{1}{Q_L} + \frac{1+[L_C]K_{BL_C}}{Q_L K_{BL} C_{B_0}} \tag{10-13}$$

由式（13）可以发现，在亲和固定相上，$\frac{1}{Q_B}$（吸附生物活性分子 B 的总量 Q_B 的倒数）与 $\frac{1}{C_{B_0}}$

（生物活性分子 B 起始浓度的倒数）之间存在线性函数关系，如图 10-10 所示。 $\frac{1}{Q_L}$ 为纵坐标

$\frac{1}{C_{B_0}V_R'}$ 上的截距。当竞争配体 L_C 不存在时，即 $[L_C]=0$，则在横坐标 $\frac{1}{C_{B_0}}$ 上的截距为 $\frac{1}{K_{BL}}$，

也即等于锁匙络合物的离解常数 K_d。

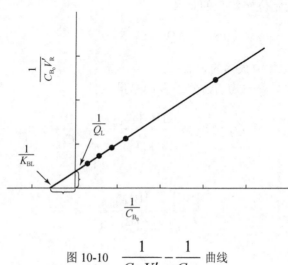

图 10-10 $\frac{1}{C_{B_0}V_R'} - \frac{1}{C_{B_0}}$ 曲线

2. 生物活性分子与单活性位定位生物大分子配位体的相互作用

当生物活性分子 B 与单活性位定位生物大分子配位体 X 生成锁匙络合物后，再用一种竞争配位体 L_C 来洗脱生物活性分子 B，分子与配位体之间相互作用存在下述络合平衡

$$B+X \leftrightarrows BX \qquad \frac{[BX]}{[B][X]}=K_{BX} \qquad (10\text{-}14)$$

$$L_C+X \leftrightarrows L_CX \qquad \frac{[L_CX]}{[L_C][X]}=K_{BX} \qquad (10\text{-}15)$$

在固定相上，Q_B 为吸附生物活性分子 B 的总量

$$Q_B=[BX]S=\frac{Q_X[B]K_{BX}}{1+[B]K_{BX}+[L_C]K_{L_CX}} \qquad (10\text{-}16)$$

上述式中，S 为固定相中载体的表面积，Q_X 为亲和固定相上单活性位定位生物大分子配位体 X 的总量。由于生物活性分子总浓度 C_{B_0} 和竞争配位体的总浓度 C_{L_C} 等于它们在游离状态的浓度，此式中用 $[B]$ 和 $[L_C]$ 代替。

可用前述相似方法导出下述关系式

$$\frac{1}{V_R'}=\frac{1}{V_R-V_0}=\frac{1}{Q_XK_{BX}}+\frac{[B]}{Q_X}+\frac{K_{L_CX}}{Q_XK_{BX}}[L_C] \qquad (10\text{-}17)$$

此时，由于 B 的浓度很小，用 $\frac{1}{V_R'}$ 对 $[L]$ 作图，则 K_{BX} 为所得直线斜率与截距的比值。

3. 生物活性分子与多活性位定位生物大分子配位体的相互作用

具有低分子量的多个生物活性分子 B 可与具有多个活性位的生物大分子配位体 X 产生相互作用，络合平衡常数如下

$$B+X \leftrightarrows BX \qquad \frac{[BX]}{[B][X]}=K_1 \qquad (10\text{-}18)$$

$$\vdots \qquad\qquad\qquad \vdots$$

$$B+B_{m-1}X \leftrightarrows B_mX \qquad \frac{[B_mX]}{[B]^m[X]}=K_1K_2\cdots K_m \qquad (10\text{-}19)$$

上述式中，K_1，K_2，K_m 为连续的各级络合物的稳定常数；m 为生物大分子配位体上的活性位数。

当亲和吸附平衡时，在亲和固定相上吸附生物活性分子 B 的总量为

$$Q_B=Q_X[B]\frac{K_1+2K_1K_2[B]+\cdots+mK_1K_2\cdots K_m[B]^{m-1}}{1+K_1[B]+K_1K_2[B]^2+K_1K_2\cdots K_m[B]^m}=Q_Xy \qquad (10\text{-}20)$$

上述式中，Q_X 为亲和固定相上具有多个活性位的生物大分子配位体的总量；y 为亲和吸附的生物活性分子 B 与具有多个活性位的生物大分子配位体 X 的摩尔比值。

如果用表观稳定常数 β_i 表示 y，其为

$$y = \sum_{i=1}^{n} \frac{N_i \beta_i [\mathrm{B}]}{1 + \beta_i [\mathrm{B}]} \qquad (10\text{-}21)$$

上述式中，由化学计量的稳定常数 K_i 可测定常数 N_i 和 β_i

$$K_i = \sum_{i=1}^{n} N_i \beta_i \qquad (10\text{-}22)$$

也可用前述相似方法导出下述关系式：

$$V_R' = V_R - V_0 = \frac{Q_B}{[\mathrm{B}]} = Q_X \sum_{i=1}^{n} \frac{N_i \beta_i}{1 + \beta_i [\mathrm{B}]} \qquad (10\text{-}23)$$

此时，若用 $\dfrac{1}{V_R'}$ 对[L]作图，其不呈线性，表明在生物大分子配位体上存在的多个活性位，它们与生物活性分子 B 形成亲和吸附络合物具有不同的稳定常数。

（二）吸附等温线

当采用亲和色谱柱进行分离时，能与配体产生特异性亲和作用的目标生物大分子被吸附在色谱柱上，而不能与配体产生亲和作用的组分很快便从色谱柱中流出，随后目标生物大分子被流动相洗脱。基于配位体上活性位的立体布局及其与作用物活性位的相互匹配，生物活性分子与亲和固定相上的配体间相互作用具有特异性，其分离过程也遵循液、固相间吸附分离的一般性规律。

在实际应用中，特异性亲和作用常受到离子键作用、疏水作用及氢键作用的干扰，导致亲和吸附过程中产生不可逆吸附，使被分析组分的保留时间改变，分离效果会随着进样量的变化而变化。

上述现象，导致亲和色谱吸附等温线或多或少呈现弯曲，不再是理想的线性。大多数亲和色谱吸附等温线为凸形的朗格缪尔（Langmuir）型吸附等温线。由图 10-11 可知，凸形曲线中随着流动相中样品浓度的增大，其吸附量会缓慢减小，从而导致色谱峰极大值前移，保留时间（或保留体积）减小。

此外，当色谱峰极大值向谱带的前沿移动时，还会造成峰形拖尾，从而使其与相邻峰的分离度降低。

Langmuir 吸附模型是一种最简单的理想吸附模型，它把吸附过程看作是单一的化学过程，即一个分子只能与一个吸附位点发生相互作用。[13] 同时，吸附的分子是单分子层排布，并且各处吸附能力相同。当无竞争配位体存在时，生物活性分子在亲和固定相上的吸附量 Q_B，可由前述式（10-10）简化成

$$Q_B = \frac{Q_L C_{B_0} K_{BL}}{1 + C_{B_0} K_{BL}} \qquad (10\text{-}24)$$

由图 10-12 可知，对于亲和固定相，只有当流动相中生物活性分子的浓度很低时，或者是在无

限稀释的理想情况下，吸附等温线才能呈线性。在此线性范围内，样品的保留时间与进样量无关。

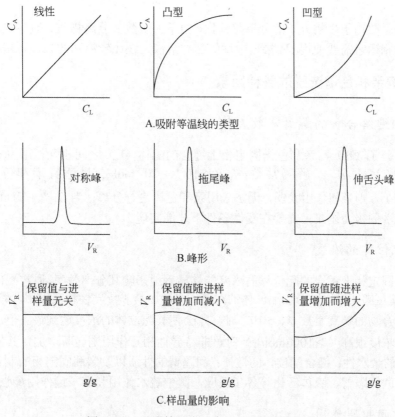

图 10-11 吸附等温线对峰形和保留值的影响

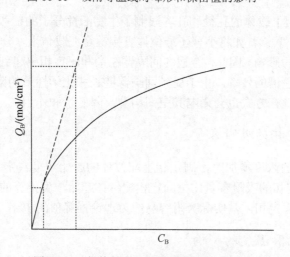

图 10-12 朗格缪尔吸附等温线的线性部分

蛋白质的多位点吸附特性，以及盐浓度对溶质吸附过程的影响，不能通过上述 Langmuir 吸附模型来描述。亲和色谱的基本理论中还包括亲和吸附速度、吸附动力学及亲和键合动力学等，并涉及动力学研究的数学模型和算法，偏理论计算，在本书中不再作详细描述。

第二节　流动相与固定相

亲和色谱主要用于生物分子的分离与纯化，由于大多数被分离物质具有生物活性，因此亲和色谱的流动相通常需要使用pH接近中性的缓冲溶液，在比较温和的条件下进行洗脱。

一、影响亲和色谱洗脱的各种因素

（一）锁匙络合物的解离常数 K_D

生物活性分子（B）与亲和色谱固定相上键合的配体（L）之间相互作用生成络合物，具有一定的解离常数 K_D。解离常数 K_D 在 $10^{-4} \sim 10^{-8}$ mol/L 最适宜亲和色谱分离。当 $K_D > 10^{-3}$ mol/L，则亲和作用太弱，无法采用亲和色谱进行分离；当 $K_D < 10^{-8}$ mol/L，则亲和作用非常高，洗脱极为困难，需要在变性条件下才能实现。

（二）配位体的浓度

亲和色谱固定相上键合的配位体的浓度能够显著地影响其分离效率。通常配位体的浓度达到20μmol/L就足够了。如果增加配位体的浓度，会增加其非特异性相互作用，降低分离效果。只有当锁匙络合物的解离常数 $K_D > 10^{-4}$ 时，才会使其配位体的浓度达到最大值。

当配位体浓度很高（>100μmol/L）时，非特异性相互作用则显著增加，其依赖于多种因素：载体自身的亲水性；键合配位体的性质；间隔臂的性质以及亲和固定相的制备过程（如键合配位体、偶联间隔臂、载体活化等各步反应，其中疏水作用和离子键作用最强）。

（三）空间阻碍作用

首先，亲和固定相上载体的孔径和孔容限制了生物活性分子的扩散，因此采用的载体应具有大于30nm的大孔。其次，如将小分子配位体直接键合在载体上，分离过程中形成的锁匙络合物会受到空间位阻的影响。因此，合适的间隔臂在亲和固定相中起到了非常重要的作用，其可以显著地增强亲和色谱的效率。由于受到间隔臂链长和化学性质的限制，其通常是一个 C_6 链。最后，配位体的键合方式也会影响其空间构型，降低亲和作用。

（四）亲和固定相的吸附容量

当生物活性分子的浓度增加时，固定相上配位体的起始浓度决定了亲和固定相的吸附容量。实际上，亲和固定相的吸附容量比按固定相配位体起始浓度推算的容量要小得多。以天然高聚物为载体的亲和固定相，其实际吸附容易约为理论推算值的1%。

（五）平衡时间和温度的影响

由于受到生物大分子扩散速度及色谱柱中存在的涡流扩散和纵向扩散的影响，同时配位体碰撞的生物大分子数目相当少，蛋白质活性位又必须紧紧对准亲和配位体，导致配位体与生物大分子之间的吸附平衡是以很慢的速度来达到的。因此，在实际操作中，对于弱亲和作用的样品，应该将样品和固定相平衡一段时间，再进行洗脱。

亲和吸附作用会随着温度的升高而减弱。在亲和色谱分析过程中，温度升高会导致分子迁移速度加快，有利于解吸，进而有利于生物大分子的洗脱。因此在实际应用中应尽量采用可以控制温度的色谱柱，可在 4℃进样，在 25℃进行洗脱。

二、缓冲溶液流动相的组成

亲和色谱与普通的正、反相色谱不同，为了保持洗脱下来的生物大分子具有活性，它使用的流动相皆为弱酸或弱碱及其盐的水溶液，pH 为 6～8。1966 年，为了满足生物研究的需要，Good 等设计并制备了一系列 pK_a=6.15～8.35 范围的新型氢离子缓冲溶液，（表 10-1、表 10-2）。

表 10-1 常用酸、碱缓冲体系适用的 pH 范围

缓冲体系的组成	适用的 pH 范围	缓冲体系的组成	适用的 pH 范围
HCl/KCl	1.0～2.2	Na_2HPO_4/Na_3PO_4	8.0～11.0
甘氨酸/HCl	2.2～3.6	谷氨酸/NaOH	8.6～10.6
柠檬酸/柠檬酸钠或 NaOH	3.0～6.2	$Na_2B_4O_7/Na_2CO_3$	9.0～11.0
NaH_2PO_4/Na_2HPO_4	5.0～8.0	$Na_3HPO_4/NaOH$	11.0～11.9
Bis、Tris/HCl	5.8～7.2	$Na_2B_4O_7/NaOH$	9.3～11.7
Bis、三羟甲基氨基丙烷/HCl	6.3～9.5	CHES [2-（环己基氨基）乙基磺酸]	9.5～11.0

表 10-2 部分 Good's 氢离子缓冲物

中文名称	英文缩写	pK_a（20℃）	中文名称	英文缩写	pK_a（20℃）
2-吗啉乙磺酸	MES	6.15	三（羟甲基）甲胺基乙磺酸	TES	7.5
N,N-双（2-羟乙基）-2-氨基乙烷磺酸	BES	7.15	N-2-羟乙基哌嗪-N-2-乙磺酸	HEPES	7.55
N-（2-乙酰氨基）-2-亚氨基二乙酸	ADA	6.6	3-［N,N-二（羟乙基）氨基]-2-羟基丙磺酸	DIPSO	7.6
哌嗪-N,N'-双（2-乙磺酸）	PIPES	6.8	N-三（羟甲基）甲氨基-2-羟基丙磺酸	TAPSO	7.7
N-（2-乙酰氨基）-2-氨基乙磺酸	ACES	6.9	哌嗪-1，4-羟基二丙磺酸	POPSO	7.85
3-（N-吗啉代）2-羟基丙磺酸	MOPSO	6.95	N-（2-羟乙基）哌嗪-N'-2-羟基丙磺酸	HEPPSO	7.9
3-（N-吗啉代）丙磺酸	MOPS	7.01	N-（2-羟乙基）哌嗪-N'-（3-丙磺酸）	EPPS	7.85

三、亲和色谱固定相的组成

在应用亲和色谱法对生物大分子进行分离时，最关键的就是它的固定相。其制备方法比其他液相色谱法的固定相更为复杂，对每个组成部分都有一定的要求。

亲和色谱固定相是由载体、间隔臂、配位体三个部分组成。

（一）载体

亲和固定相的载体应具有以下特性：亲水但不溶于水；大孔但必须有一定的强度；化学性

质稳定但易于化学改性；表面积大但呈现惰性，无非特异性吸附。常用的亲和固定相载体有：无机氧化物（如 SiO_2，Al_2O_3. ZrO_2 等）、生物聚合物（如葡聚糖、琼脂糖）和高分子聚合物（如聚丙烯酰胺、甲基丙烯酸酯共聚物）等。SiO_2、ZrO_2 与高分子合成聚合物载体性能比较见表 10-3。

表 10-3　SiO_2、ZrO_2 与高分子合成聚合物载体性能比较

载体性质	载体 SiO_2	载体 ZrO_2	载体高分子合成聚合物
可控制粒径	++	++	++
可控制平均孔径	++	++	++
大的比表面积	++	++	++
抗溶胀性	++	++	+
机械稳定性	++	+++	+
化学稳定性（酸、碱）	+	++++	+++
热稳定性	+	+++	+
化学改性的适应性	++++	++	++
表面能的均匀性	++	+	+++

　　上述无机氧化物与合成聚合物载体在性能方面各有优缺点，因此研究人员渐渐地将二者的优点组合，开发出了新型的复合物载体材料，如 ZrO_2-UF（脲醛树脂）复合微球、有机硅杂化 SiO_2 微球。[10] 此外，具有顺磁性的载体材料也可作为亲和色谱的固定相，用于分离生物活性分子。

（二）间隔臂

　　间隔臂是亲和色谱固定相的一个重要的组成部分，又可称为空间臂（extension arms），它对配位体与生物大分子间的亲和作用力的强弱有很大的影响（图 10-13）。

　　大多数生物大分子的活性作用位点在分子表面裂隙深处，当亲和固定相上的配位体直接连接在载体表面时，其与生物大分子进行偶联时会产生空间位阻作用，导致大分子与配位体不能偶联。因此，需要在载体与配位体间连接适当长度的间隔臂，使配位体具有适当的柔韧性与合适的空间取向，以便于与生物大分子进行特异性的生物识别。无论对大分子或小分子配位体，间隔臂的使用都同等重要。

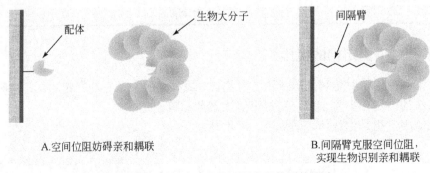

A.空间位阻妨碍亲和耦联　　　　　　B.间隔臂克服空间位阻，
　　　　　　　　　　　　　　　　　　实现生物识别亲和耦联

图 10-13　间隔臂对生物识别亲和作用的影响

间隔臂通常是具有 $NH_2(CH_2)_nR$ 通式的 ω-氨烷基化合物，R 可为氨基、羧基或者配体自身。此类化合物结构中所含的 n 个亚甲基具有疏水作用。间隔臂的长度最短为四个亚甲基，长度约为 5Å，当间隔臂为 6～8 个亚甲基，长度约为 7～10Å 时，亲和作用力最强。但如果间隔臂的长度继续增加，亚甲基的数量超过 8 个，长度大于 10Å 时，则亲和作用力迅速减弱。

（三）配位体

配位体是亲和吸附过程中，可与生物大分子形成"锁匙络合物"的主体，是亲和色谱固定相中的关键组件。配位体主要有以下几种类型：生物特异性配位体、染料配位体、定位金属离子配位体、包合配合物配位体、电荷转移配位体、共价配位体、分子印迹配位体、疏水作用配位体。在制备亲和固定相时，配位体之间应有一定的距离，并且键合容量应适当，既要防止目标生物大分子与一个以上的配位体偶联，又要防止非特异性吸附效应的产生。

第三节 亲和色谱法在中药活性成分筛选中的应用

中药种类繁多，配伍复杂，中药发挥药效作用过程中蕴含着独特的药理机制和规律，其中活性成分是发挥治疗作用的物质基础。因此，为了研究中药药理作用机制，我们首先要分离并鉴定其中的活性成分，进而再寻找与其直接作用的特异性靶点。然而，传统的中药活性成分分离方法周期长、过程繁琐，且在后期的活性筛选中命中率相对较低。亲和色谱可以将化合物的分离与高通量药物筛选技术相结合，以与活性成分特异性结合的靶点为配位体，将其键合到亲和色谱固定相上，当中药提取物经过固定相时，与配体特异性结合的活性成分将被保留，从而有目的地分离活性化合物。同时，由于化合物在亲和色谱固定相上的保留特性（保留时间或容量因子）与其活性显著相关，因此可以在线对其进行活性检测，不仅可以提高中药活性成分的分离筛选速度，也在一定程度上对其药理作用机制进行揭示，大大地提高了中药研究的效率。本节将介绍几种常用的亲和色谱技术及其在中药研究领域的应用实例。

一、酶为亲和配位体的色谱

酶（enzyme）是存在于生物体内的一类能够推动新陈代谢、促使一切与生命有关的化学反应顺利进行的物质，催化效率极高，具有高度的特异性，近些年，随着生物医学技术的快速发展，固定化酶技术的成熟，以酶为配位体的亲和色谱技术被广泛用于各种酶（α-糖苷酶、酪氨酸酶、胰蛋白酶、胆碱酯酶及血管紧张素转化酶等）抑制剂的筛选。[14-18]

研究人员以 α-葡萄糖苷酶（AGH）作为配位体，将其固定在 CNBr 活化琼脂糖凝胶上，然后将剩余的活性氰酸酯基团用伯胺阻断，得到固定化 AGH 亲和材料，再将其与绿茶的提取物进行孵育，之后再联用 UHPLC-MS，搭建了集"成分分离-活性筛选-结构鉴定"于一体的 AGH 抑制剂筛选平台，最终从绿茶提取物中筛选出 3 个强 AGH 抑制剂（EGCG、GCG、ECG），同时证实了绿茶中含量较大的三个化合物（GA、EGC、EC）不是 AGH 抑制剂。体外酶学实验进一步验证了上述结果。绿茶中 AGH 抑制剂筛选过程如图 10-14 所示。[19] 此外，江正瑾等研究人员以乙酰胆碱酯酶（AChE）为配位体，以含有环氧反应基团的甲基丙烯酸酯基毛细管整体柱作为固定相，结合液质联用技术，构建了一个在线配体垂钓平台，成功地从延胡索提取物中筛选出 8 个具有 AChE 结合亲和力的化合物。[20] 黄燕等研究人员以戊二醛（GA）为交联剂固定化的血管紧张素转化酶（ACE）为配位体，以壳聚糖微球为固定相载体，结合高效液相色谱技术，快速筛选出了中药地龙和山楂中的 5 个 ACE 抑制剂。[21] Ng 等研究人员以 N-乙酰基葡萄糖转移酶为配位体，采用前沿亲和色谱法，结合液质联用技术，从两个三糖化合物库中筛选出了 15 个 *N*-乙酰基葡萄糖转移酶抑制剂，成功建立了高通量筛选 *N*-乙酰基葡萄糖转移酶抑制剂的方法。[22]

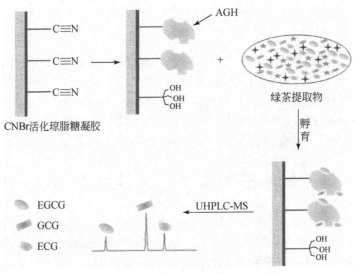

图 10-14　绿茶中 AGH 抑制剂筛选过程

二、受体为亲和配位体的色谱

近年来，随着药物作用靶点的逐步揭示，越来越多的研究人员尝试以受体作为亲和色谱固定相配位体，建立亲和色谱筛选模型，使得中药提取物中能与受体发生特异结合的成分保留在色谱柱中，不能与受体结合的成分则随着洗脱剂流出，从而快速、有效地筛选中药中的活性物质。目前，以受体为亲和色谱固定相配位体，用于中药有效成分筛选的模型有肾上腺素受体亲和色谱模型和烟碱受体亲和色谱模型等。

西安交通大学的研究人员以猪重组 β_2-肾上腺素受体（β_2-AR）为亲和配位体，以大孔硅胶为固定相载体，制成亲和色谱柱，并联用四级杆飞行时间质谱（Q-TOF-MS），从中成药活血胶囊提取物中分离到有舒血管作用的 β_2-AR 拮抗剂阿魏酸，羟基红花黄色素 A（HSYA）和柚皮苷。[23]

此外，亲和色谱还可以用于药物靶点的筛选。例如，人参中的主要活性成分之一——人参皂苷 Rg_1 具有抗衰老、增强免疫力、神经保护等广泛的药理活性，但其作用机制和作用靶点尚不清楚。为了寻找其作用靶点，研究人员将 Rg_1 环氧活化琼脂糖凝胶 6B（epoxyactivatedSepharoseTM6B，EAS6B）偶联，制备出以 Rg_1 为亲和配位体的固定相，从 PC12 细胞裂解液中筛选出 1 个 Rg_1 的结合蛋白，为进一步研究人参皂苷 Rg_1 的药理作用机制奠定了基础。[24]

三、细胞膜色谱

细胞膜色谱是 1996 年由贺浪冲教授提出的，它将细胞膜作为配位体固定在特定的载体材料上，将含有待分离药物的缓冲溶液作为流动相，用液相色谱的方法研究活性成分与细胞膜受体的相互作用，动态模拟药物在体内的作用过程。同时，可以结合液质联用，实现中药活性成分的在线分离与鉴定。细胞膜色谱技术拓展了中药活性成分筛选的新思路。由于不同组织部位细胞膜上受体、离子通道及酶的种类存在差异，因此可以针对不同的药理活性，选择相应的细胞膜作为亲和色谱固定相配位体用于研究。目前主要的细胞膜色谱模型有以下几种：胰岛β细胞膜、血管细胞膜、红细胞膜、心肌细胞膜等。上海第二军医大学的研究人员以 HepG2 细胞膜为亲和色谱固定相配位体，结合液质联用技术，对川柏和苦参的提取物进行了分析，分离并鉴定出其中的小檗碱、四氢帕马丁、苦参碱及氧化苦参碱等抗肿瘤活性成分，并通过体外实验进行了验证。[25]

四、分子印迹亲和色谱

分子印迹色谱中所采用的分子印迹聚合物（MIP）稳定性较高，与高效液相的兼容性更好，流动相也不用局限于缓冲盐溶液，与紫外、MS 等检测器匹配度更高，可以承受较高的流速，大大缩短了分离时间。MIP 主要是基于目标分子的构型不同来进行选择的，因此具有很高的特异性，能够高效地富集结构类似物，但其与药理活性的相关性较差。

中药成分结构复杂，活性成分含量低，传统的分离方法很难有效的筛选到活性好的化合物。以目标活性成分类似物为模板分子，制备 MIP，结合液质联用技术，能够对中药中的目标活性成分进行快速的分离和鉴定。[26]福建中医药大学的研究人员以没食子酸丙酯为模板分子制备 MIP，并联用液相及质谱技术，对中药丹参的提取物进行了分离筛选，最终从中分离出来具有抗血小板凝聚活性的化合物原儿茶酚酸。[27]

此外，随着亲和色谱技术的快速发展及中药作用机制研究日趋深入，除了上述的典型的亲和色谱模型，还有各种各样的亲和色谱模型被用于中药有效成分的分离筛选，如血浆蛋白亲和色谱、核酸适配体亲和色谱、脂筏色谱、凝集素亲和色谱、免疫亲和色谱、金属离子亲和色谱、染料配基亲和色谱及亲和膜色谱等。[28-29]

参 考 文 献

[1] 于世林. 亲和色谱方法及应用. 北京：化学工业出版社. 2008.

[2] 孙彦. 生物分离工程. 北京：化学工业出版社，2004：193-226.

[3] 师贤，王俊德. 生物大分子的液相色谱分离和制备. 北京：科学出版社，1999：51-115.

[4] 刘望才，朱家文. 亲和色谱技术研究进展. 上海化工，2007，32（4）：27-29.

[5] 李绍平，赵静，钱正明，等. 色谱技术在中药有效成分辨识中的应用进展. 中国科学杂志，2010，40（6）：651-667.

[6] 冯颖淑，童珊珊，徐希明，等. 亲和色谱应用于天然活性成分筛选的研究进展. 中国中药杂志，2015，40（6）：1032-1037.

[7] Hage DS，Anguizola JA，Bi C，et al. Pharmaceutical and biomedical applications of affinity chromatography：recent trends and developments. *J Pharm Biomed Anal*，2012，69：93-105.

[8] Cruz C，Boto REF，Drzazga AK，et al. NMR Screening of new carbocyanine dyes as ligands for affinity chromatography. *J Mol Recognit*，2014，27（4）：197-204.

[9] Karakus C，Uslu M，Yazici D，et al. Evaluation of immobilized metal affinity chromatography kits for the purification of histidine-tagged recombinant cagA protein. *J. Chromatogr. B Anal. Technol Biomed Life Sci*，2016，1021：182-187.

[10] Ohlson S，Hansson L，Larsson PO，et al. High performance liquid affinity chromatography（HPLAC）and its application to the separation of enzymes and antigens. *FEBS Lett*，1978，93（1）：5-9.

[11] 陈芳有，罗永明，吴样明，等. 亲和色谱技术在天然药物研究中的应用. 中国实验方剂学杂志，2014，

20（11）：230-234.

[12] Josson JA，Mathiasson L，et al. Membrane-based techniques for sample enrichment. *J Chromatography A*，2000，902（1）：205-213.

[13] 陈昱初，赵露，徐希明，等. 亲和色谱及其数学模型在中药活性成分研究中的应用. 中国中药杂志，2019，44（1）：40-47.

[14] Li Y，Chen Y，Xiao C，et al. Rapid screening and identification of α-amylase inhibitors from Garcinia xanthochymus using enzyme-immobilized magnetic nanoparticles coupled with HPLC and MS. *J Chromatogr B Analyt Technol Biomed Life Sci*，2014，960（1）：166-173.

[15] Zhang A，Ye F，Lu J，et al. Screening α-glucosidase inhibitor from natural products by capillary electrop- horesis with immobilised enzyme onto polymer monolith modified by gold nanoparticles. *Food Chem*，2013，（3）：1854-1859.

[16] Jiang TF，Liang TT，Wang YH，et al. Mmobilized capillary tyrosinase microreactor for inhibitor screening in natural extracts by capillary electrophoresis. *J Pharm Biomed Anal*，2013，84：36-40.

[17] Min W，Cui S，Wang W，et al. Capillary electrophoresis applied to screening of trypsin inhibitors using microreactor with trypsin immobilized by glutaraldehyde. *Anal Biochem*，2013，438（1）：32-38.

[18] Vilela AFL，da Silva JI，Vieira LCC，et al. Immobilized cholinesterases capillary reactors on-flow screening of selective inhibitors. *J Chromatogr B Anal Technol Biomed Life Sci*，2014，968：87-93.

[19] Deng SR，Xia LB，Xiao HB，et al. Screening of α-glucosidase inhibitors from green tea extracts using immobilized enzymes affinity capture combined with UHPLC-QTOF MS analysis. *Chem Commun*，2014，50：2582-2584.

[20] Wang LH，Zhao YM，Zhang YY，et al. Online screening of acetylcholinesterase inhibitors in natural products using monolithbased immobilized capillary enzyme reactors combined with liquid chromatography-mass spectrometry. *J Chromatogr A*，2018，1563：135-143.

[21] 黄燕，田清清，李谭瑶，等. 亲和色谱法筛选中药中血管紧张素转化酶抑制剂. 中国科学杂志社，2009，39（8）：760.

[22] Ng ESM，Yang F，Kameyama A，et al. High-throughput screening for enzyme inhibitors using frontal affinity chromatography with liquid chromatography and mass spectrometry. *Anal Chem*，2005，77（19）：6125-6133.

[23] Wang S，Zhao K，Zang W，et al. Highly selective screening of the bioactive compounds in huoxue capsule using immobilized β$_2$-adrenoceptor affinity chromatography. *Anal Biochem*，2014，457：1-7.

[24] 刘倩，寇俊萍，黄娅琳，等. 以人参皂苷 Rg$_1$ 配基的亲和谱介质的制备与初步应用. 中国药科大学学报，2010，41（5）：451-455.

[25] 方艺霖，张艺，肖小河，等. 细胞膜色谱技术用于中药活性成分筛选的研究进展. 中草药，2008，39（7）：3-5.

[26] Chen X，Cao Y，Lv D，et al. Comprehensive two-dimensional HepG2/cell membrane chromatography/ monolithic column/time-of-flight mass spectrometry system for screening anti-tumor components from herbal medicines. *J Chromatogr A*，2012，1242：67-74.

[27] Huang M，Pang W，Zhang J，et al. A target analogue imprinted polymer for the recognition of antiplatelet active ingredients in *Radix salviae miltiorrhizae* by LC/MS/MS. *J Pharm Biomed Anal*，2012，58（1）：12-18.

[28] 赵强，乐晓春. 核酸适配体亲和色谱的研究进展. 色谱，2009，27（5）：556-565.

[29] 陈亮，陈婷，徐强. 免疫亲和色谱特异性剔除中药方剂四逆散中的柚皮苷. 色谱，2006，24（3）：243-246.

第十一章 质 谱 技 术

第一节 质谱发展历史

中药分子靶点是中药分子与生命体内生物大分子的直接结合部位,主要包括蛋白酶、受体、离子通道和核酸（DNA 和 RNA）等生物大分子[1],所以对这些生物大分子的定量分析与鉴定成为中药分子靶点鉴定研究中必不可少的工作[2]。相比于其他分析仪器,质谱在定量分析与鉴定过程中具有灵敏度高,样品用量少,分析速度快,鉴定和分离可以同步进行的优点,所以在中药分子靶点鉴定研究中有着举足轻重的作用。

在 1886 年,E. Goldstein 在试验低电压放电过程中观察到了带有正电荷的粒子,接着 W. Wein 发现在磁场环境中正电荷粒子束可以发生偏转,他们这些发现为接下来质谱的诞生提供了前提条件。

英国物理学家 J. J Thomson 被誉为现代质谱学之父,他于 1912 年研制出了一台简易的质谱装置。他利用了低压放电离子源所产生的带电的高速正离子束,通过一组磁场和电场,这时候不同质核比的正离子能够按照不同的质量发生曲率不同的抛物线轨道偏转,被检测器上的感光板依次记录下来。他运用质谱法首次发现了元素的稳定同位素,即 ^{20}Ne 和 ^{22}Ne。这为后来的质谱学科的发展奠定了基础,而且 Thomson 作为一个物理学家,能在质谱发展的初期就看到未来它在化学分析中的应用前景,这点更为难能可贵。

在很长一段时间内,研究质谱的工作人员都把很大一部分精力集中放在了使用质谱法去分析和分离同位素的工作上。比如在 40 年代利用质谱法分析了核燃料 ^{235}U 和 ^{238}U。而在有机化学领域利用质谱的先驱之一是 R. Conrad,他一生发表了很多有机化合物的质谱图谱。有机质谱的研究工作在 20 世纪 50 年代后期才真正展现蓬勃生机,在这一段时间,有机质谱研究工作朝两个不同方向发展,一个是研究有机化合物裂解机制,另外一个是利用质谱图谱来推导出化合物的分子结构。质谱发展到了 20 世纪 60 年代,部分科学家意识到了可以利用质谱来得到大量有机分子的结构信息,这一认识又进一步促进了有机质谱的发展,这一时期出现了大量的有机质谱专著[3]。

自 1912 年第一台简易质谱装置面世以来,在接下来的几十年里,各种质谱技术飞速发展。1942 年,第一台商用质谱仪面世;1953 年 Paul 和 Steinwedel 提出了四级滤质器,同年飞行时间质谱仪原型被 Wiley 和 Mclarens 设计出来;1954 年,Inghram 和 Hayden 报道了串联质谱系统（MS/MS）。伴随着质谱科技的迅猛发展和质谱技术日益成熟,各大仪器厂商也在不断推出响应更高、性能更好的质谱仪。

第二节 质谱技术基本原理

质谱仪一般是由四个部分组成:进样系统——根据不同的电离形式需要,把测试样品导入离子源;离子源——通过特定的技术手段使待测化合物电离从而形成离子,并且使电离出来的离子汇聚成特定的离子束;质量分析器——将进入分析器的不同分子量的离子利用电磁场的作用按时间先后,运动轨道稳定与否或空间位置不同等方式进行筛选;检测器——用来捕获和记录被分析器分离后的化合物信号响应。最后计算机系统通过软件对设备进行控制、数据采集及处理。

一、进样系统及接口技术

进入质谱的样品有两种导入形式,即直接进样和通过接口进样。

(一)直接进样

直接进样法就是将不易挥发的化合物样品直接放在探针上,然后送入质谱仪的真空腔内,通过对探针加载大电流使之加热,使得装有样品的探针温度快速上升至数百摄氏度,化合物受热后立即蒸发成气体。该蒸气由于受到真空腔内真空差的作用,就会被直接吸入离子源中进行离子化。这种方法对较低挥发性、较好热稳定性的样品比较适用。

对于难挥发的样品,常采用进样杆进样。将待测化合物放置在进样杆顶部的样品槽中,通过样品在真空条件下加热的方式引入待测物。也可以使用激光装置来辅助解吸进行,利用这种解吸方法能够与电子轰击电离方式、场电离方式以及化学电离方式相结合,对于分析受热易分解或比较难挥发的物质比较适用。

(二)热喷雾接口

这种组件由电离室、雾化器和真空系统三部分组成,雾化器一般是一根金属材质的毛细管。液相色谱分离物[4]通过毛细管时会受热喷出,然后就会形成细小的雾状液滴,由于电解质的存在,溶液中就会有一定含量的离子,因此细微的小雾滴也会带电。伴随着蒸发,雾滴不断变小,这样局部就会形成强电场,样品发生场解吸电离,解吸产生的离子将进入质量分析器进行分离。对于液体流量高达 2mL/min 的样品或者含水量较大的流动相,可以采用热喷雾接口技术,这种接口技术可用于测定各种极性样品。由于需要较高温度去加热溶剂使之挥发,所以化合物有可能会受热分解。

(三)电喷雾接口

溶剂带着离子型或极性分子流过毛细管,并通过一个施加高压的针尖喷口,样品雾化成微小的带有电荷的雾滴,溶剂用干燥的气体除去,带电化合物通过小孔或者毛细管直接进入仪器进行分离。由于样品离子化后可以带多个电荷,这使得大分子也可以用质量分析器或四极杆进行分离检测,因此分子量高达几十万道尔顿的物质也可以用电喷雾接口进行质谱分析。

(四)离子喷雾接口

其原理和结构与电喷雾极为类似,所不同的只是在电喷雾系统中加以辅助气流以帮助雾化。和电喷雾相比,利用离子喷雾能够增加流动相流速,但是离子喷雾技术中使用的必须是挥发性的流动相体系。

(五)粒子束接口

将色谱分离物转换成气溶胶,然后去除流动相,将得到的中性化合物分子引入离子源中,使用化学电离或者电子轰击的方式将化合物离子化,这样会得到经典的化学电离质谱图或者电子轰击电离质谱图，其中后者含有丰富的样品分子结构信息。但待测化合物的极性，热稳定性以及分子的大小对这种接口有一定限制，因此这种接口常用来分析相对分子质量小于 1000 道尔顿的有机小分子。

（六）解吸附技术

将粒子诱导解吸技术与 Micro LC 相结合，在流动相中加入极其微量的难挥发液体，得到的混合溶液通过毛细管引入到离子源中，当流动相蒸发后形成液膜，接着被离子或者高能量原子轰击，进而被离子化。利用解吸附得到的质谱图信噪比大大提高。

二、离子源

能够使中性化合物分子或者原子发生电离，并能够把电离出来的粒子束流引出的装置。在质谱仪中，化合物离子化效率的高低很大程度上取决于离子源的性能和灵敏度。离子化方式比较常见的有两种：一种是化合物以气体状态在离子源中被离子化，另一种是带电离子从溶液中或者固体表面溅射出。

（一）电子轰击电离

汽化后的样品进入到离子源以后，由于受到了具有一定加速度的电子流轰击，样品会形成带正电的离子。加速电子流所带有的能量要远大于化合物分子自身的电离能，因此，化合物分子会发生电离或断键。发生较大碎裂的分子对供试药物的结构解析和鉴定是十分有利的，电子轰击质谱能够提供非常丰富的有机化合物结构信息，并且电离的重现性比较好。研究者也可以深入了解化合物的电离规律，目前科学家建立的化合物的标准质谱图库已有数万种，可为后来的研究者提供检索功能。其缺点在于对难挥发和热稳定性差的样品不太适用，且对混合组分的分析和药物纯度检查是不利的。

（二）化学电离

在离子源中引入反应气体，并施加一定的电压。在具有一定能量的电子流作用下气体将发生裂解或电离。化合物分子与电离后的气体离子发生分子–离子反应，通过交换质子的过程使得化合物电离。

（三）快原子轰击

快原子轰击是将样品溶解在低挥发性的液体基质中，然后将中性原子束（如氙等惰性气体）经过强电场加速，然后对准样品化合物轰击。原本就存在于基质中的离子以及通过粒子束轰击所生成的化合物离子共同进入气相，在加有电场的通道中导入质量分析器进行分析。若用气体离子束（如铯或氙）进行轰击，这样得到的谱图被称作为液相二次离子质谱（LSIMS）。由于快原子轰击属于软电离技术，被分析样品无须经过气化而直接电离。所以对于不易气化、极性强和加热易分解的化合物，常用快原子轰击质谱法分析。

（四）场电离和场解吸

场电离（field ionization，FI）离子源由两个相距很近的阴极和阳极组成。把强电压加在电极中间，这样阳极端能够产生很强的电场（电压高达 $10^7 \sim 10^8$ V/cm）。靠近阳极端的气体化合物发生电离进而形成带正电的分子离子，再经过电场加速后到达质量分析器进行分离。对于液态的样品可采用场解吸（field desorption ionization，FD）来实现离子化。把金属丝放在待测化合物溶液中，等到溶剂完全挥发后再把沾有样品的金属丝送入离子源中，通过对待测化合物提供能量使样品解吸附，在高电场的发射区化合物分子实现离子化。因而场解吸在生物活性组分、药物及其代谢产物或分解产物的研究分析工作中是一种非常重要而且十分有效的分析工具。

（五）大气压电离源

LC/MS（液相色谱和质谱仪联用）最常用到的离子源就是大气压电离源（atmospheric pressure ionization，API）。目前用到最多的有三种大气压电离源：大气压电喷雾（APESI），大气压化学电离（APCI）和大气压光电离（APPI）。电喷雾电离技术的原理是，采用强静电场（3～5kV），形成带有多电荷的雾状小液滴，经过溶剂不断地挥发和雾滴不断地裂分后，产生带有单个电荷的化合物离子。在化合物电离的过程中，会生成多重质子化的化合物离子。由于带有多个电荷，所以可对各种大小分子量的化合物进行分析，既能对小分子化合物进行分析，也可对多肽、蛋白质等分子量较大的化合物进行分析。

（六）基质辅助激光解吸离子化

波长为 775～1250nm 的真空紫外光辐射产生解吸作用和光致电离，获得有结构信息的化合物碎片以及分子离子。这种离子化方式适用于不易气化、结构复杂的大分子，并引入辅助基质减少过分碎裂。常用于分子量高达 10^5Da 的大分子化合物分析，这种离子化方式局限性较大，一般只用于飞行时间分析器使用，实际使用会根据分析目的不同使用不同的波长和基质。

（七）电感耦合等离子体离子化

电感耦合等离子体离子化（inductively coupled plasma，ICP）的原理就是施加强大功率的射频信号在电感线圈上，这样在线圈内部就会形成温度高达 10 000 ℃的等离子体。等离子体包含了中性原子或分子、自由电子、离子[5]。总体上不带电荷的等离子气体，其核心温度达到了几千甚至一万摄氏度，经由气体的推动，保证了等离子体的持续电离和平衡。待测样品通过蠕动泵送入雾化器从而形成气溶胶，接着由载气把气态样品送入等离子体焰炬中心区，样品会经过一系列的蒸发、分解、激发和电离等过程。大多数样品中的元素经过高温的等离子体后会形成一价正离子，接着离子会进入质量分析器开始筛选分离。由于在高温条件下化合物的分子结构会遭到破坏，因此 ICP 只适用于分析样品的元素信息。

三、质量分析器

质量分析器是根据不同方式把在离子源中形成的样品离子按质荷比不同分开的仪器部件，它位于检测器和离子源之间，用于检测化合物离子的质量数以及化合物的丰度。分辨率和所能测量化合物质荷比的范围是质量分析器两个重要的参数。

（一）单聚焦质量分析器

单聚焦质量分析器的主要核心部件为一个固定半径的圆形管道，一块扇形磁铁置于其垂直方向，可以产生稳定、均匀的磁场，在磁场作用下，从离子源形成的离子束由线性运动转变为弧形运动。由于离子检测器和狭缝固定，即离子在进行曲线运动时的弧形半径是固定的，在磁场的作用下，质荷比不同的离子将向着不同的方向偏转，从而形成发散的离子束。由于不同质荷比的化合物离子在磁场中的曲率半径不同，因此通过改变磁场的强度，使不同质核比的化合物离子依次到达离子检测器，使离子从时间上被分开。

（二）四极杆分析器

因其由四根相互平行的柱状电极构成而得名。离子束进入四极杆分析器后，通过四极杆发生聚焦，一组射频电压和一组直流电压分别作用在四根电极上，相邻两个电极之间的电位相反。由于受到电场作用，从离子源引入的离子束从四极杆中间穿过，只有经过预选的质核比离子才能以设定的频率平稳地通过四极杆，其他未经选定的质荷比离子则与四极杆发生碰撞湮灭，即达到"滤质"的作用。当碎片离子的共振频率与四支电极的频率相同时，才可通过电极间的孔隙到达检测器，通过改变射频电压的扫描频率就能让不同质荷比的离子通过四极杆。由于四极滤质器体积小，结构紧凑，扫描速度快，因此目前市场最成熟、应用最广泛的小型质谱仪就是四极杆质谱仪。

（三）飞行时间分析器

其原理是离子源中产生的离子被一个电流脉冲瞬间引出，再经过直流电压加速，这些进入漂移管的离子动能相同，但是质量却不同。如果离子的运动距离固定，则质量不同的化合物离子在漂移管中的运动时间不同，质量较小的化合物离子最先到达检测器。样品离子以离散包的形式进入到漂移管腔体中，离子运动的起始位置被统一，这样就可以依次去测定离子的运动时间[6]。从原理可知，飞行时间质谱仪检测待测化合物离子的质荷比是没有大小限制的，因此对分析蛋白质等生物大分子非常适用。

（四）离子阱分析器

由两个双曲面结构的端盖电极以及位于两个电极之间的环电极构成。端盖电极通常会直接接地或者被加上直流电压，对环电极施加一定射频电压，就可以形成离子阱。通过控制射频电压的大小，特定质量的离子就会被离子阱所捕获。捕获的离子可以暂存在离子阱里，等到离子阱储存的离子达到一定数量后，增加环电极上的射频电压，暂存的离子将按质量大小从离子阱中依序离开，最后打到末端的电子倍增管上检测到。离子阱质谱仪在医学、环境科学、物理学等众多领域中都发挥着重要作用。

（五）傅里叶变换分析器

离子在特定强度的磁场中做圆周运动，其运行轨道受到了电场的共振变换限制。当拥有相同的回旋频率和变换电场频率时，离子运动速度稳定增加，离子做圆周运动的半径将逐渐增大，并且动能也逐渐增加。当离子做圆周运动的半径足够大的时候停止激发，所有运动的离子一起回落，一个自由衰减信号在检测器上形成，即像电流（image current），被电学仪器放大和记录。获得的像电流是包含了所有离子自由感应衰减信息的信号，对这个信号频率解析得到待测离子的相对分子质量。将频率谱和时间通过电脑利用傅里叶变换得到质谱图。这种方法的优点是计算出来的质荷比可以很精确并且分辨率也非常高。

四、检测器

质谱仪的检测器有非常多种类型，本章节仅对质谱上比较常用的检测器作简单介绍。

（一）电子倍增管及其阵列

独立的电子倍增管空间分辨力几乎为零，为了满足质谱学发展的需求，人们就将电子倍增管不断改进，逐渐朝着微型化及高集成化发展，研制出了多通道板检测器。这种检测器在很多仪器中发挥了非常重要的作用。除了微型电子倍增管检测器外，很多在光谱学中广泛使用的检测器（比如电偶耦合器件 CCD）[7] 也逐渐在质谱领域中得到使用。

（二）感应电荷检测器

感应电荷检测器通常也被称作为成像电流（image current）检测器，经常和粒子回旋共振（ICR）质量分析器一起联用。由于单独使用时检测器灵敏度和感应效率很低，但是当其和 ICR 一起联用时，由于 ICR 可以在不破坏离子的情况下反复测量，因而联用时灵敏度相对较高。

（三）离子计数器

离子计数器的检测限非常低，经常被用作校正离子源或者表征离子化效率。对普通的电子倍增管而言，一个离子能够在 11^{-7} 秒这么短的时间内引发高达上百万的电子，这么高的灵敏度，足够应对有机物检测、生物化学研究等绝大多数领域的质谱使用。但对于某些地球化学的研究，甚至宇宙化学的研究来说，就需要用到灵敏度更高的离子计数器质谱。

（四）法拉第收集器

法拉第盘（杯）是一种非常简单也是早期使用较多的检测器。这种检测器是利用一个放在特定电路中且具有特定结构的金属片，然后去收集落在上面的离子或者电子。再对收集到的电子或离子信号进行一系列处理，最终得到质谱。通常情况下，法拉第盘是没有增益的，所以它的灵敏度非常低，它的用途也因此受到了限制。但是在某些比较特殊的场合，这种检测器还是得到了一定的应用，比如美国 Hieftje 等就利用了这种检测器的特点研究出了阵列检测器。

五、数据处理和应用

质谱在药物分析领域应用非常广泛，它可以为药物提供分子结构解析、化合物定性或者定量分析。当中性分子获得或者失去一个电子时，得到的分子离子质核比和这个中性分子的相对分子质量一样。通过高分辨率质谱仪检测，能够得到这个分子离子的精确质量数，再通过一系列的计算可以得到该分子的分子式，或者通过对质谱图库比对获得准确的分子式和分子量。由于分子离子的键能较低，因此很容易形成多种碎片离子，由此可推断其化学键的断裂方式，得到化合物的分子结构相关信息。

质谱经常用来做化合物的定量分析，它的精度，选择性以及准确度比大多数分析仪器高。质谱用来做定量分析时常常会用到内标法或者外标法，前者分析化合物的精度要比后者高。定量分析中经常会选用和待测物相似结构的化合物或者同位素化合物作为内标。同位素内标的成本更高，但是分析准确度也比前者更高。当同位素化合物作为内标使用时，要求必须在整个进样、分离以及离子化过程中不会丢失被标记的同位素化合物。在使用 LC/MS 和 FAB 质谱进行化合物定量分析时，通常都需要使用比较稳定的同位素内标来标定。分析化合物以及内标离子的相对丰度都是选择特定的离子监测方式来测定。选择特定离子进行扫描监测相对于全范围扫描来说，大大增加了对离子的选择性和灵敏度。

对未知待测样品的质谱图进行解析，可以按照下面的程序操作。

（一）解析分子离子

首先对每一个离子峰的质荷比数进行标记，对于高质荷比区的峰要尤其注意。

识别分子离子峰。首先假定哪些分子离子峰有可能出现在质谱图的高质荷比区，然后判断这种假设和相邻的碎片峰的关系是不是合理，接着判断其是否符合氮律。假如二者都一致，则可认为假设的分子离子峰正确。

根据两个峰之间的 Δm 值及同位素峰簇的相对强度比，推断待测样品是否含有 Cl、Br、S、Si 等元素及 F、P、I 等无同位素的元素。

推导分子式，计算不饱和度。一般用同位素峰簇的相对强度去推导计算出分子式或由高分辨质谱仪测得精确分子量。

化合物分子结构的信息可以通过分子离子峰的相对强度来大致了解。化合物分子结构相对越稳定，则离子峰强度就越大。对于 200 左右的相对分子量的化合物，若谱图中的分子离子峰为强峰或者是基峰，但是碎片离子峰相对较少、则表明该样品化合物分子稳定性非常高，有可能为芳烃或稠环化合物。

（二）解析碎片离子

由丢失的中性碎片及化合物的特征离子峰可以大致了解化合物的结构信息。若在待测样品质谱图中出现了很多 C_nH_{2n+1} 碎片峰，则此待测样品有可能含有长链烷基。如果 m/z 为 77，66，65，51，40，39 等较弱的碎片离子峰出现在质谱图中，则说明该待测样品中含有苯基。若出现质荷比为 91 或 105 的强峰或基峰，则说明该样品含有苯甲酰基或苄基。若谱图的质荷比中部出现强峰或基峰，但是其余的碎片离子峰却非常少，则该样品可能是由两个较稳定的部分组成，但这两个部分却由较易断裂的化学键连接在一起。

按照以上步骤得到化合物大部分的信息，然后再根据分子式以及化合物的不饱和度，就能够推导化合物的可能结构。

六、串联质谱及联用技术

（一）串联质谱

串联质谱是用两个或以上的质谱连接在一起使用。串联质谱技术是通过对一级或者上级质谱所产生的离子再进一步裂解产生次级质谱，并对所产生的次级质谱进行质量分析的一种技术手段。串联质谱可根据实现方式的不同大致分为两类：一类是空间串联质谱（tandem in space），这是使用多个质量分析器在空间上串联从而实现多级质谱的功能；另一类是时间串联质谱（tandem in time），它是利用一些特定的质量分析器可以储存离子的特性，在同一质量分析器上，通过时间顺序来实现多级质谱分析的功能。

1. 时间串联质谱

时间串联质谱需要质量分析器具有捕获并驻留离子的特性，如离子阱、傅里叶变换离子回旋共振就是这类质量分析器。它们通过将离子喷射出质谱质量分析器的分析区，对离子做进一步的裂解，从而获得次级质谱，这一个过程可以重复进行，这样可以检测到几代子离子的碎片离子，因此时间型质谱可进行多级子离子实验。它的局限性在于不能实现多级质谱的另外一些重要性能如母离子扫描或中性丢失实验等。

2. 空间串联质谱

两个质谱串联就能组成最简单的空间串联质谱,其中第一级质谱(MS1)的作用就是将样品离子进行预分离,或者对离子加上一定的能量,再由第二级质量分析器(MS2)去分析检测结果。目前市场上使用最多的三重四极杆质谱就是串联质谱。三重四级杆质谱的 MS1 和 MS2 分别处于第一级和第二级,第二级四极杆的主要作用是将经过 MS1 后出来的离子轰击打碎,这些打碎后的离子碎片进入 MS2 后开始进行分析。目前市场出现了多种串联质谱,如飞行时间-飞行时间(TOF-TOF)串联质谱以及四极杆-飞行时间串联质谱(Q-TOF)等,质谱在科学领域的应用范围得到了很大扩展。

(二)联用技术

色谱能够为质谱仪引入待测样品,而且色谱自身能够分离纯化待测化合物,因此质谱和色谱一起联用能够分析分离复杂的样品体系。因为利用色谱技术能够获得不同化合物在色谱柱中的保留时间,而质谱能够分析出化合物的结构信息以及分子质量,故能够非常有效的鉴别和测定复杂体系或混合物中的化合物。

1. 气相色谱和质谱联用(GC/MS)

由于气相色谱与质谱的工作压力相差几个数量级,人们在刚开始联用时想了很多方法去解决这个差异,比如使用了各种气体分离器去减少两个仪器之间的压力差。随着高速真空泵在分析仪器中的应用以及毛细管气相色谱的普及,现在气相色谱分离出来的样品能够直接进入质谱仪进行分析。气相色谱质谱联用技术在各个领域均有广泛应用(比如环保行业、石油化工、电子行业、医药行业、农业及食品安全等)。

2. 液相色谱和质谱联用

液相色谱和质谱联用(HPLC/MS)技术在目前的生物分析行业应用十分广泛。样品和流动相在质谱的离子源中分离,接着样品被离子化,离子碎片会进入到质量分析器中进行分离,最后经过质谱检测器收集信号后得到质谱图。液质联用技术充分利用了液相和质谱的各自优势,将液相能够分离各种复杂化合物的能力,与质谱所具有高灵敏度以及检测样品分子量与结构信息的各种优点相结合。液质联用主要用于生物样品分析(药物与其代谢产物)及生物大分子分析。

3. 毛细管电泳和质谱联用(CE/MS)和芯片和质谱联用(Chip/MS)

毛细管电泳(CE)分离的流出物能够直接进入质谱,也可以加入流动相。毛细管电泳-质谱联用相比 LC/MS 具有进样量少,柱效更高的优点。微流控芯片技术近些年发展比较快,这是在一块芯片上集成了分离、过滤、衍生等许多种实验室技术的微型化技术,它的优点是微型化、高通量,目前在实验室已经实现了芯片和质谱联用,但并没有在市场上广泛应用。

4. 超临界流体色谱和质谱联用(SFC/MS)

常用二氧化碳在超临界状态下作流动相的 SFC 适用于分离分析小极性和中等极性化合物样品,SFC 和 MS 联用可通过离子源和色谱柱中间的分离器实现。

5. 等离子体发射光谱和质谱联用

等离子体发射光谱和质谱联用（ICP/MS）是在 20 世纪 80 年代开始发展的同位素和无机元素分析技术，它把等离子体的特性与质谱的优点相结合而形成一种灵敏度非常高的分析技术[8]。ICP/MS 所使用的质量分析器、离子检测器和数据采集系统与 GC-MS 相类似。ICP-MS 使用最多的就是四极杆质量分析器，也有采用具有高分辨的飞行时间质谱以及三重四级杆质谱。ICP-MS 既可用于元素分析，也可快速测定同位素组成。

七、质谱技术未来展望

众所周知，质谱的核心部件之一就是离子源，质谱仪的灵敏度很大程度上取决于离子源的离子化效率。质谱的动态范围还远远不能满足当前的实际应用需求，混合物样品检测，总会丢失低丰度组分，这从一开始的离子化的竞争性抑制，就出现了这个问题。因此，改善优化离子源是提高质谱动态范围的根本之道。

进入 21 世纪后，随着科学技术的迅猛发展，人们对分析测试技术的要求也越来越高。现代仪器分析科学中，分析工作人员追求的目标就是高通量、原位、在线、实时、非破坏、高灵敏度、低耗损、高选择性[9]。在众多的分析方法中，质谱学方法是同时具有以上优点且得到了广泛应用的方法。

质谱和核磁共振、光谱等分析方法目前是平行关系，很少有交叉领域。事实上，这些分析方法和质谱法之间的交叉研究领域，值得我们去研究探索。

第三节 蛋白质组学

蛋白质组学的概念首先于 1994 年由 Marc Wilikins 等学者们提出，蛋白质组学泛指一个生命体内（病毒、细胞、动物、植物等）所有的蛋白质。从分析化学的观点看，蛋白质组学是针对一个蛋白质组做定性、定量及功能的分析，定性分析包含鉴定蛋白质的序列、翻译后修饰蛋白质相互作用等，定量分析则着重比较蛋白质组在不同状态下的表达量差异。然而，蛋白质组在数量及结构上的复杂性远超过基因组，人类 30 000 个基因[1]所能表达的蛋白质可能超过 100 000 个，再加上翻译后修饰，其整体复杂度难以估计。现今质谱技术的快速发展使其俨然成为蛋白质组学的主流方法之一，这使得蛋白质定性分析可快速、灵敏、可靠地进行。另外，针对不同状态下的蛋白质表达进行定量分析，近来也随质谱技术的发展带来许多的突破。目前以质谱技术为主的技术平台及相关应用极广。

一、质谱多肽测序与蛋白质鉴定

在 2000 年前后，质谱分析技术逐渐取代以埃德曼降解（Edman degradation）反应为基础的蛋白质测序法，成为多肽测序与蛋白质鉴定的主要化学分析工具。早在 20 世纪 80 年代，即有学者开始尝试以串联质谱作为多肽测序的工具，累积了以碰撞诱导解离得到多肽碎片质量，继而推算氨基酸序列的丰富知识[10]。随着蛋白质序列数据库通过基因组测序完成而完整地建立，加上计算机储存以及运算能力大幅提升，以多肽串联质谱分析数据来检索蛋白质序列的数据库和各种软件工具蓬勃发展。与此同时，质谱分析技术大幅改进，兼具快速分析、高灵敏度、高质量分辨率与准确度的特性，能快速且正确地大规模测定多肽与鉴定蛋白质。因此，质谱分析成为研究蛋白质的重要工具。

以质谱仪为基础的蛋白质分析策略，在概念上可分为"自下而上"（bottom-up）与"自上而下"（top-down）两种方法。前者发展较早，是以水解酶将蛋白质降解为多段多肽，将这些多肽离子化并以串联质谱分析，再组织获得的多肽序列得到蛋白质身份信息。后者则是以质谱直接离子化蛋白质并以串联质谱直接裂解蛋白质分析得到序列信息。"自下而上"鉴定法发展成熟，已经被广泛使用，故本节内容将着重于此。

（一）蛋白质定性的早期发展历史与从头测序法

20世纪80年代，埃德曼降解法被广泛运用于多肽测序，主要使用异硫氰酸苯酯，在弱碱性下，将末端氨基酸转变为苯胺硫甲酰基的衍生物；在弱酸性下，衍生物与其连接氨基酸之间的肽键（peptide bond）将会断裂，形成乙内酰苯硫脲环状衍生物，利用有机溶剂可将环状衍生物中的氨基酸萃取出来，进一步分析其为何种氨基酸[11]。若要鉴定一段多肽序列，必须重复此过程，将氨基酸按顺序切割下来定序。

Biemann等于1984年提出利用质谱数据确认蛋白质序列与DNA序列的关系，他们认为质谱分析极有潜力被应用于蛋白质序列分析。当时包含Biemann在内的许多研究团队进行了大量的研究，试图利用质谱技术测定蛋白质序列，其中最受瞩目的策略是以串联质谱分析蛋白质以水解酶降解后得到的多肽，利用所得到的多肽碎片数据推测多肽的氨基酸序列，再组织回蛋白质的序列，此方法后来被称为"从头测序"（de novo sequencing），以区别目前更普遍应用的检索数据库测序。顾名思义，以质谱数据检索序列数据库定序，必须依赖蛋白质序列数据库；相对地，从头测序即由多肽碎片数据，重新从头组合出多肽的序列，完全不依赖序列数据库。

从头测序是将蛋白质水解为多肽后，双串联质谱仪先选取特定质荷比的多肽作为前体离子[12]，送入碰撞室后，前体离子与氦气或氮气等气体分子发生碰撞，将碰撞动能转变成分子内能，造成前体离子的化学键断裂，产生的碎片离子进入第二段质量分析器，测得多肽碎片质谱。各种碎片离子的命名如图11-1所示，a、b、c系列离子属于断裂在不同多肽主干位置的胺端碎片，x、y、z则为羧端碎片，数字代表碎片离子上的氨基酸支链数目。

一般情况下，多肽测序时所进行的串联质谱采用低能碰撞；在这样的条件下，多肽主干最容易在肽键（peptide bond）断裂，也就是氨基酸缩合反应形成的酰胺键（amide bond）上，所以产生的碎片离子多以b, y离子为主。如图11-2所示，由同一系列碎片离子（如y_1, y_2, y_3, …）间的质量差，比对各个氨基酸残基的质量，可推算出碎裂前的多肽是由哪些氨基酸序列组合而成。进行推算时，会以信号最强的碎片离子作为起始点向高、低质荷比展开，以进行质量差的计算及氨基酸的比对。图中的m/z 603.0即为起始点，往右比对每一个信号的差值是否符合某个氨基酸残基的质量，可以比对出m/z 716.2时出现了113.2的质量差，与氨基酸L或I吻合，代表在此有一个氨基酸应该是L或I，在图11-2中以（L/I）注记。继续利用此方式往高、低质荷比方向，依序比对至最后一个吻合的信号峰（m/z 304.2及1047.5），可以推论出以下氨基酸序列：AV（Q/K）（L/I）SED，但此时仍不知胺端与羧端的方向。利用质谱所得到多肽前体离子的质荷比与其所带的电荷数，可计算出此多肽的分子量（molecular weight）为645.2×2-2=1288.4Da，所以质子化（protonation）的多肽质量为1288.4+1=1289.4Da。在图11-2的例子中，推算多肽序列的起始端或结尾端时，须考虑可能的氨基酸质量组合、质子化、氢原子转移（hydrogen shift）等，所以304.2Da可拆解为E, R, OH, 2H，其质量分别为129Da，156Da，17Da，2Da，加总后与304.2Da符合，再考虑质子化多肽质量为1289.4Da。推算剩余

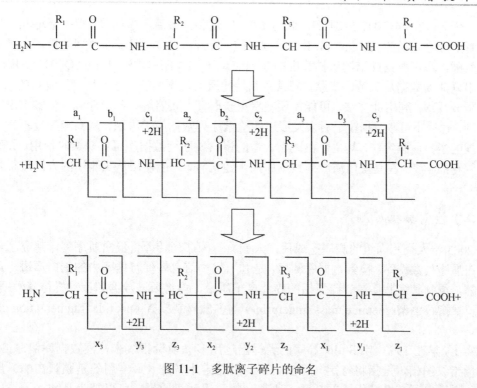

图 11-1 多肽离子碎片的命名

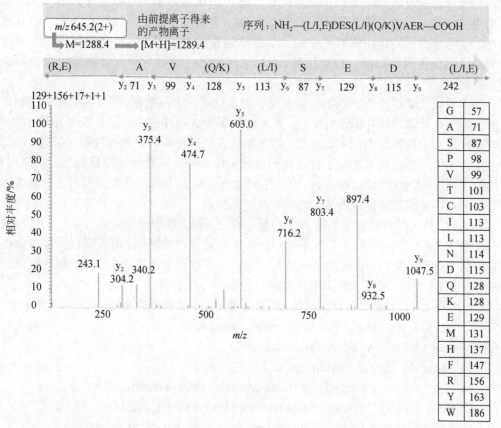

图 11-2 从头测序的过程

的序列。因为 1289.4-1047.5=241.9，此为 L/I，E 之和。最后考虑胰蛋白酶（trypsin）的水解作用位置必须在精氨酸（arginine，R）或赖氨酸（lysine，K），即多肽序列的羧端必须为精氨酸或赖氨酸，所以根据此谱图所推算出的序列应为（L/I，E）DES（L/I）（Q/K）VAER。

以串联质谱数据从头测序多肽，需具备充足的质谱及蛋白质知识，且对于复杂的谱图，推算过程十分烦琐，利用此方法，可能需要花费很长时间，才能解出部分序列，要鉴定出完整的多肽序列，往往不可求。相较于后来发展出的检索序列数据库的方法，从头测序较不适合作为一个常规的蛋白质鉴定法，其适合在缺乏合适的蛋白质序列数据库可供检索时使用，如研究某些品种兰花的学者，在其蛋白质序列数据库尚未建构时，只能使用从头测序的方法进行蛋白质鉴定。

（二）检索数据库测序

自 2003 年人类基因组的测序完成后，人们将基因序列转译为蛋白质序列，建立了一个完整的蛋白质序列数据库。检索数据库测序，是利用生物信息软件将据库中的蛋白质进行计算机仿真水解，得到其多肽质量、碎裂后的碎片离子质量，再将质谱数据和计算机仿真数据比对，即多肽质量指纹图谱（peptide mass fingerprint）与多肽碎裂模式（peptide fragmentation pattern）测序法。

事实上，早在 1993 年，Stults 等就已经提出运用多肽质量指纹来检索数据库测序的概念。多肽质量指纹图谱，是指将特定一个蛋白质，以特定水解酶（最常用的是胰蛋白酶）反应成多肽后，测量出所有多肽组成的质量，所得到的一组质量数据，可以视为是独一无二的，就像人类指纹一般。也就是说，不同序列的蛋白质，它的多肽质量指纹就会不同，具有极高的特异性，即将质谱仪测量由水解产生的"多肽质量指纹谱图谱"，与利用数据库序列计算产生"理论多肽质量指纹图谱"进行比对，最后以比对算法配合统计评估法找出最有可能为正确蛋白的比对。

多肽碎裂模式测序法为先以串联质谱仪取得多肽碎片谱图数据，再与数据库中已知序列蛋白质的水解后多肽理论碎片图进行比对。在多肽碎裂模式测序法中，假设多肽在碎裂后所产生的裂解碎片具有一定的规则，所以其比对的对象是多肽碰撞碎裂后的碎片离子质量，这是与多肽质量指纹不同之处，此方法除了有较高的定性正确率外，可直接定性复杂的蛋白质混合物，这使得整体蛋白的定性效能大幅提升。检索序列数据库与从头测序最大的不同在于数据库中的蛋白质序列是由基因序列翻译而来，而非所有氨基酸的全部排列组合。且真正存在于自然界中的蛋白质序列，只占所有排列组合序列中的极小部分。利用基因序列翻译而建立的蛋白质序列数据库较接近真实情况，排除了多数不可能存在于自然界中的序列，所以蛋白质序列数据库中含有有限的多肽序列数目，且这些序列具有一定的概率存在于自然界中，所以利用蛋白质序列数据库进行搜索比对，大幅提升了蛋白质鉴定的效率与正确性。

目前在网络上可以找到许多比对软件，可进行前述的检索数据库测序，列举数个供读者参考：

（1）Comet MS/MS（http：//comet-ms.sourceforge.net/）

（2）Mascot（http：//www.matrixscience.com/）

（3）MS Amanda（https：//ms.imp.ac.at/）

（4）MS-Fit（https：//prospector.ucsf.edu/prospector/mshome.htm）

（5）OMSSA（https：//ftp.ncbi.nih.gov/pub/lewisg/omssa/CURRENT/）

（6）Protein Prospector（http：//prospector.ucsf.edu/prospector/mshome.htm）

（7）X!Tandem（www.thegpm.org/tandem/）

（三）蛋白质鉴定流程与注意事项

利用质谱分析法鉴定蛋白质，已发展出许多标准化的流程，以下以图 11-3 流程为例说明。第一个步骤即从生物样本中提取出蛋白质，依样本复杂度、目标蛋白质浓度设计不同的提取方法，例如磷酸化[13]蛋白质含量极低，可利用具有特异性的抗体进行免疫沉淀（immunoprecipitation），在样本中浓缩、富集（enrichment）进行蛋白质分离，让复杂的蛋白质样本依分子量（molecular weight）、等电点（isoelectric point）分开，也有浓缩、纯化蛋白质的功能。接着将要分析的蛋白质，以胰蛋白酶降解为多肽。若样本中蛋白质数目太多，凝胶电泳无法有效地将蛋白质分离，所水解出的多肽会十分复杂，此时可将多肽混合物分离成多份样本，或使用更长时间的色谱法，有助于蛋白质的鉴定工作。将含多肽的样本以电喷雾电离法或基质辅助激光解吸电离法离子化，以进行质谱分析。不同类型的质量分析器在蛋白质鉴定能力上不尽相同，而仪器参数的设定则影响着质量分析的效能，必须依照实验的类型进行调整。

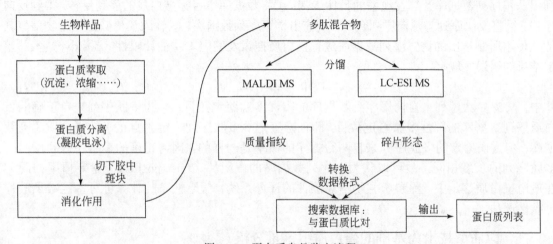

图 11-3　蛋白质身份鉴定流程

多肽经质谱仪分析得到谱图后，即可进行检索数据库定序。但谱图数据库比对软件需要读取的谱图信息，与质谱仪产生的原始数据（raw data）不尽相同，须使用谱图处理程序提取出多肽、碎片离子的质荷比。由于谱图处理算法不同，所提取出来的数据会有些许的差异，影响后续的蛋白质数据库比对的结果。在进行检索数据库定序时，软件的参数设定十分重要，与物种序列数据库选取、质谱仪种类以及实验设计有关，如使用高质量准确度质谱仪所产生的数据，在检索数据库时，其多肽的质量误差容忍值（mass tolerance）与低解析质谱仪相较，可设定较小的质量误差容忍值以减少错误比对的发生概率。从以上介绍可得知蛋白质身份鉴定的结果，不仅与样本的前处理有关，也与后续使用谱图处理软件、谱图数据库检索软件、仪器以及软件的参数设定等有密切关系，因此在撰写一份蛋白质身份鉴定报告时，须留意是否将每个步骤的信息都记录下来。

（四）质谱分析法的置信度

经前述的质谱分析流程所检索出的蛋白质，并非一定正确。在检索数据库后，生物信息软件会对每个比对到的多肽与蛋白质计算出分数，一般来说，分数越高代表比对时的关联度越高，原则上也代表得到正确比对的结果的置信度越高,但是分数多高才算是正确呢?分数排在最高的比对结果就是"正确"的答案吗?事实上,分数最高仍有可能不是正确的,造成此现象的可能原因有很多,如用于评分的算法无法模拟所有的排列组合情况,导致错误的多肽排序;检索的蛋白序列数据库是不完全的,不包含目标多肽序列;输入的质谱数据信噪比太低,缺少有效的质量信息;目标多肽发生了未预料到的修饰,或不完全裂解(missed cleavage)等。也就是说,要对生物信息软件所做的评分结果进行可靠性的评估,找出较正确的多肽或蛋白质身份鉴定结果。

为对评分结果进行有效的置信度评估,必须辅以统计方法。目前,使用最普遍的衡量指标为错误发现率(false discovery rate,FDR),通过对诱饵序列数据库(decoy database)检索后进行对照,来计算错误发现率。此统计程序的假设前提为"利用一个错误的多肽序列数据库,进行数据库搜索,所比对出的多肽、蛋白质,一定是错误的结果",因此可作为假性样本来估计错误。顺序相反或者是随机生成的序列,即诱饵多肽序列必须不包含目标多肽序列,同时又具有目标序列的特征,由这样的假性序列进行错误发现论的估算,所得到的值才具有判断力。利用诱饵序列数据库计算发现率的具体步骤:①将数据库中目标蛋白质的序列反转,得到反向序列。②将反向序列与正向序列合并,制作出诱饵序列数据库。③输入质谱数据至生物信息软件,使用所制作出的诱饵序列数据库进行蛋白质搜索及鉴定。④估计阳性(positive)多肽鉴定结果的错误发现率

$$FDR=2N_r/N_r+N_f \tag{11-1}$$

其中,N_r 为多肽序列来自诱饵序列数据库的阳性多肽鉴定数目;N_f 为多肽序列来自正确的蛋白质序列数据库的阳性多肽鉴定数目。即正确鉴定的多肽序列一定来自正确的蛋白质序列数据库,但错误鉴定的多肽序列来自两数据库的概率是一样的,因为正确的多肽序列和反向的多肽序列的长度相同,故可以认为两序列数据库的假阳性(false positive)鉴定概率相同。在质谱蛋白质鉴定中,除参考生物信息软件的评分系统,假阳性率的计算可对鉴定结果进行可靠性评估。

二、以质谱技术为基础的蛋白质组定量分析

蛋白质的鉴定是蛋白质组学的首要工作,以定量分析方法比较生物体(或器官、组织、细胞)不同生理状态下(如健康和疾病、疾病治疗前后)蛋白质表达量的变化,则能找出具有调控功能的蛋白,进一步了解它们与病理机制的关系。本节将着重探讨以质谱技术为主轴的定量分析策略[14]。对于组成复杂的蛋白质组而言,现阶段的质谱仪仍无法一次分析数以千计甚至上万的蛋白质。就目前的技术层面,只能全面分析蛋白质组的相对定量,绝对定量仅局限于数个蛋白质的范围。目前大部分采用的蛋白质相对定量分析,是在多种不同的状况下的样品,找出相对浓度产生变化的蛋白质,并鉴定其身份。此外,基于蛋白质组的复杂程度,如果想尽可能检测到蛋白质组中的每一个蛋白质,在样品进行质谱分析之前,必须借助适当的蛋白质分离技术,以降低样品复杂程度,因此,目前定量蛋白质组常用的方法有以二维电泳来分离、定量或以液相色谱分离配合质谱检测的方法,以下将简述其原理及优缺点[15]。

(一)二维电泳

在蛋白质组学发展早期,质谱仪的灵敏度及速度尚未成熟到可以应用于复杂蛋白质定量与定性分析,以二维电泳(two-dimensional electrophoresis,2-DE)来分离、定量蛋白质混合物,再以质谱鉴定蛋白质,是定量蛋白质组常用的策略之一。二维电泳是利用蛋白质的等电点和分

子量这两个特性来分离蛋白质。第一维分离是利用固定 pH 梯度凝胶（immobilized pH gradient gel，IPG）。在电场作用下，凝胶中的蛋白质会受电场驱使移动到凝胶 pH 和蛋白质等电点相同的位置。影响蛋白质的等电点除了蛋白质本身序列之外，翻译后修饰或蛋白质构形也会改变等电点。第二维的电泳分离则依照蛋白质分子量的大小，在电场中进行分离。二维电泳分离完毕之后则利用染色剂染色显示蛋白质分布的程度，不同的样品间相对的定量可借由染色的深浅度而定。一般而言，利用不同尺寸的凝胶及 pH 梯度范围，二维电泳可以分离及检测数百到数千个蛋白质，然而呈现于凝胶中的蛋白质多为样品中含量较高的蛋白质，相对含量较低的蛋白质容易被掩蔽；此外，溶解度低的蛋白质（如膜蛋白）、极大（>100kDa）或极小（<6~10kDa）的蛋白质以及极端等电点的蛋白质也不易被二维电泳检测。二维电泳最大的优点是它可以直接分离有翻译后修饰的蛋白质，此类蛋白质由于等电点（如磷酸化）或分子量（如糖基化）的差异，同一个蛋白质在凝胶上会呈现水平或垂直的排列，以利于了解蛋白质表达、异构体组成及翻译后修饰程度的变化。质谱仪在此分析平台的角色则纯粹是蛋白质鉴定，针对比较后表达量有差异蛋白质，可从胶体上切割下来，进行蛋白质酶水解及多肽萃取后，再进行后续质谱分析。

虽然二维电泳被广泛地使用，但其重现性（reproducibility）并不佳，繁复及耗时的实验操作难以达到良好的重复性，影响不同样品间影像比对判断的准确度。为了克服这些实验操作造成的差异性，随后发展出以荧光标记蛋白质的二维差异凝胶电泳（two-dimensional differential gel electrophoresis，2D-DIGE）技术。此技术是利用荧光染料标记赖氨酸上的 ε-amino group，常用的荧光染料为花青染料（cyanine dye，如 Cy2、Cy3、Cy5），实验组和对照组分别以 Cy3 和 Cy5 标定。因染料具有相同的分子量而且本身并不带有电荷，因此不会影响在不同样品中的蛋白质本身的带电性及分子量差异。将标记后的两组样品等量地混合后，在同一个二维电泳中进行分离，之后用两种不同波长的光分别对两种荧光染料成像，再用影像分析软件比较图像，可有效地减少传统二维电泳在不同胶片的易变性，并增加二维影像中每个点的强度，以确定蛋白质表达量的差异。

（二）液相色谱-质谱定时法

近年来串联质谱仪在仪器分辨率及数据采集速度上有显著的进步，以纳升级流速液相色谱分离多肽再搭配串联质谱仪逐渐成为蛋白质组定量分析的主要方法[17]。此技术不仅可以改善许多二维电泳分析的限制，显著提高蛋白质组分析的灵敏度，并可达到自动化及高通量（high-throughput）的效能。以液相色谱-质谱仪进行蛋白质组定量分析主要使用"自下而上"策略，蛋白质先经酶分解成多肽，得到一个十分复杂的多肽混合物，这些多肽混合物经由色谱柱分离后，以纳升级流速（nL/min）和串联质谱仪连接，以有机相溶剂洗脱及分离出的多肽溶液直接进入质谱仪中进行蛋白质鉴定或序列分析。多肽流出的速率很慢，通常为 100~200nL/min，每个多肽的滞留时间为 10~30s。流出的多肽进入质谱仪的离子源后，质谱仪会先扫描该时间中所有多肽的质荷比，同一段多肽会有带二价或三价的形式同时存在，质谱仪会根据所扫描到多肽的强度、质荷比及带电状况判断要选择哪些多肽进一步进行串联质谱分析。但对整个蛋白质组分析而言，所水解出的多肽组成还是太过复杂，如果只做一维的液相色谱分离，能够检测到的蛋白质数量有限，无法检测到低含量的蛋白质。因此，Yates 等发展的多维蛋白质鉴定技术（multdimensional protein ientification technology，MudPIT）可大幅增加多肽的解析数量。也可串联不同分离原理的色谱柱，提高多肽混合物的分离度，例如，第一维根据蛋白质带电性以离子交换色谱来分离，而第二维利用疏水性的性质以反相色谱（reverse phase chromatography）来分离，经二维分离后的多肽以电喷雾法电离进入串联质谱仪分析，再做蛋白质鉴定，此方式可提高检测到的蛋白质数量。

液相色谱搭配串联质谱仪易于自动化的特性，除了可提供分析大量样品需要的高通量流程，并有较好的重复性，有利于提高定量的准确度，以液相色谱–质谱进行蛋白质表达量差异分析是蛋白质组学最常见的应用之一。在蛋白质定量技术中，实验流程的重复性是十分关键的要素。因此，实验流程必须标准化，包括分析前样品制备、分析样品、所得资料分析等，都必须严格控制。此外，利用多维色谱将多肽适当分类，也有助于观察到更多低含量的蛋白质。

（三）以液相色谱–质谱进行蛋白质定量分析

蛋白质的含量可从水解后多肽的 MS 或 MS/MS 中所得峰强度（peak intensity）推算。要注意的是，由于蛋白质间有序列同源性（sequence homology），一段多肽可能被推论为来自多个序列相近的蛋白质，在数据库比对结果中，多个蛋白质被称为一个蛋白质群（protein group），其目的为提醒从多肽推论至特定蛋白质时，需考虑是否有其他序列独特的多肽（unique peptide）。蛋白质定量分析时，也必须考虑做定量的多肽是否是序列独特的多肽。

如图 11-4 所示，当鉴定到的多肽同时存在于多个蛋白质时。蛋白质 A 中除了 P1 为序列独特的多肽，P2 及 P4 则为同时存在于蛋白质 A 及 B 中的序列，此时蛋白质 A 及 B 称为同一个蛋白质群；对蛋白质 A 而言，最简易的方式是以 P1 计算其定量结果，同理，P3 及 P5 为蛋白质 C 的序列独特的多肽，可以计算蛋白质 C 定量的结果。

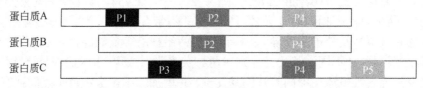

图 11-4　多肽鉴定

蛋白质同有序列同源性，蛋白质 A 具有序列的多肽 P1，而 P2 和 P4 也存在于蛋白质 B 中，无法辨别其来源；蛋白质 C 则具有序列独特的多肽 P3 和 P5，P4 则无法区分其来自蛋白质 B 或蛋白质 C

首先介绍如何利用液相色谱–串联质谱仪分析得到代表多肽含量的质谱信号。所有蛋白质水解成多肽后，经过液相色谱–串联质谱仪时，每一个多肽在色谱保留时间（retention time）内将连续在多张质谱图中出现,每一张质谱图中可能有多重价数的多肽信号同时存在(如二价、三价等)，最简单的定量方式则是计算质谱图中该多肽的信号强度（峰高），再依此比较不同样品中该多肽峰高的相对比值。然而，每一张质谱图仅代表该多肽在某一个色谱时间通过质谱仪的部分含量，无法完整表示此多肽所有的含量，更准确的计算则是以该多肽的色谱峰面积，即提取离子色谱图（extracted ion chromatogram，EIC），代表完整的多肽含量，并以此比较多肽在不同样品中相对含量的比值（R_{pi}）

$$(R_{pi})=EIC_{pi}(sample1)/EIC_{pi}(sample2) \tag{11-2}$$

针对二、三或四价同时存在的多肽，可以将不同价数多肽分别计算的比值求得平均值或加权平均值。例如，蛋白质 A 的多肽 P1 在质谱图二价及三价的谱峰（PIa 为 2^+，PIb 为 3^+），其信号强度分别为 I_{1a}，I_{1b}。最简单的计算方法为求得这两个信息强度的平均值，但不同价数的多肽离子化效率不尽相同，平均值易受到信号低的多肽谱图影响，故以信号强度加权计算可得到比较稳定的定量结果。则加权后的平均值依下式计算

$$\frac{I_{1a}}{I_{1a}+1}\times R_{p1a}+\frac{I_{1b}}{I_{1a}+I_{1b}}\times R_{p1b}$$ （11-3）

利用上述质谱信号强度或提取离子色谱图，可以获得每一个多肽的相对变化比值（Rpi），蛋白质的相对定量变化则可从其所鉴定的所有多肽的比值求得，可有两种计算方法。

平均变化比值 $$R=\frac{1}{2n}\sum R_{pi}$$ （11-4）

加权变化比值 $$R=\frac{1}{n}\sum w_i\times R_{pi}$$ （11-5）

其中，w_i 为信号强度加权值

$$\frac{1}{n}\left(\frac{I_{p1}}{I_{p1}+I_{p2}+\cdots+I_{pi}}\times R_{p1}+\frac{I_{p2}}{I_{p1}+I_{p2}+\cdots+I_{pi}}\times R_{p2}+\frac{I_{pi}}{I_{p1}+I_{p2}+\cdots+I_{pi}}\times R_{pi}\right)$$ （11-6）

（四）稳定同位素标记定量法

使用上述液相色谱技术可以大幅减少使用二维电泳的限制，但是使用液相色谱的方法则无法像二维电泳直接以影像定出蛋白质的表达量，为了解决这个问题，目前发展了许多种定量的方法。稳定同位素标记（stable isotope labeling）定量法的主要原理是利用含有同位素的标签来造成质量上的差异，用不同的同位素标签对欲比较的蛋白质分别进行标记；同位素除了质量上的差异，在结构及化学性质上都十分相似，因此在液相色谱中表现出的特征也基本相同，几乎会在相同的时间点由液相色谱仪流出，并同时离子化进入质谱仪中。同段多肽由于标记的同位素不同，在质谱中会形成特定质量差异的多肽对，其质谱信号的强度可以反映其对应的蛋白质的表达量，故从多肽对的强弱比较可得到相对定量。一般所使用的质谱仪为串联质谱仪，可由全扫描谱图（即扫描一定时间中、固定质量范围里所有的多肽信号）中每一个多肽信号的强弱来推测多肽所属蛋白质的相对量，并由串联质谱扫描来确定多肽的序列。目前常用的同位素标记定量法常应用于整个蛋白质组的大规模分析，通常都是搭配离子交换色谱与反相色谱所组成的二维色谱法来分离多肽。

在这里针对一些较常用的标记方法做介绍：化学标记（chemical labeling）、代谢标记（metabolic labeling）、酶标记（enzymatic labeling）。

1. 化学标记

化学标记法（chemical labling）为目前最常使用的定量方法之一。这个方法是利用轻同位素（如 ^{12}C）和重同位素（如 ^{13}C）所合成的亲和标签，利用化学反应将此标签分别标记于不同样品的蛋白质或多肽。标记的多肽混合后，同一段多肽因带有轻同位素或重同位素标签而形成具有质量差异的多肽对，再由每一个多肽对在质谱上的强度提取离子色谱图进行表达定量分析。

早期 ICAT 试剂的应用有以下缺点：首先，标签分子量较大，在进行质谱分析时，标签与所结合的多肽进行磁撞诱导解离（collision-induced dissociation，CID）而产生碎片，这些标签的碎片离子使串联质谱图变得复杂而难以判断。第二，试剂里使用 8 个氘原子做质量标签，会引起同位素效应（isotope effect），即轻或重标签标记的多肽在反相液相色谱分离时，多肽对的色谱保留时间的不同造成定量上的误差。美国 Applied Biosystems 公司开发了一种可以酸解的标记端来连接同位素标签和生物素的试剂称为 cICAT（cleavable ICAT），第二代 cICAT 试剂的实验流程与第一代相同，其差异是在进行质谱分析之前须先经过酸切的步骤以分离生物素及被标定的多肽。这种同位素标签是由碳原子（^{12}C 和 ^{13}C）组成，在分子量上的差异相对较小，所以被 ^{12}C 或 ^{13}C 标记的多肽在反相色谱分离时具有相同的保留时间，可降低同位素效应，增加定量准确性。

有的化学标记方法则是通过串联质谱完成定量，如 iTRAQ（isobaric tags for relative and absolute quantitation）及 TMT（tandem mass tags），iTRAQ 技术是由 Applied Biosystems 公司研发的一种多重蛋白质标记技术，该技术核心为由 4 种或 8 种同位素的编码标签，可同时比较 4 种或 8 种不同样品中蛋白质的相对含量或绝对含量。TMT 是由 Thermo Fisher 公司研发，包含 6 种成 10 种同位素的编码标示，可同时比较 6 种或 10 种不同样品中蛋白质的相对含量或绝对含量。两种方法基于化学反应标记，具有效率高、灵敏度高以及一次可以分析多重样品等优点，是目前广泛应用的蛋白质组定量方法。

以 iTRAQ 的四重同位素编码标签为例，其标签试剂是基于多肽的标记，其结构包含了和多肽的氨基（—NH_2）进行键合的反应基团、四种分子量分别为 114、115、116 和 117 的报告基因（reporter group）及分子量分别为 31、30、29 和 28 的质量平衡基团（balance group）。不同的报告基团分别与相对应的平衡基团相配后，质量均为 145Da，因此称为同整质量标记（isobaric tag）。

由于 iTRAQ 试剂具有相同的质量，同位素 iTRAQ 试剂在标记同一个多肽并混合后，在质谱中分子量完全相同，可提高同一个多肽的峰强度。定量分析则是在串联质谱扫描阶段完成，进行碰撞诱导解离时，报告基团，质量平衡基团和多肽反应基团之间的化学键断裂，在串联质谱的低质荷比范围产生分别为 114、115、116 和 117 的报告基团离子。另外，TMT 也是与多肽的氨基进行键合，在 TMT 的六重同位素编码标签中，最后在串联质谱的低质荷比范围会产生分别为 126～131 的报告基团离子。这些不同报告基团离子强度的差异就代表了它所标记的多肽的相对含量。同时，通过键断裂所形成的一系列 b 离子和 y 离子，通过数据库查询和比对，可以得到蛋白质鉴定的信息[16]。

2. 细胞培养中的氨基酸稳定同位素标记

除了化学标记方法外，代谢标记也可以进行蛋白质组的定量分析。过去是利用含有同位素的含盐培养液进行代谢性同位素标记，而现在则利用含有同位素的氨基酸来做标记，这些方法可对体外培养细胞或细菌进行代谢标记，但是应用于人类组织的蛋白质代谢同位素标记方法仍在研发阶段。Oda 等首先利用活体内（in vivo）标记的方法将酵母菌分别培养于两种不同的培养液，一组含有重同位素（heavy isotope，在这个例子中为 ^{15}N），另一组则为轻同位素（^{14}N）。这两种酵母菌先混合在一起，然后进行蛋白质提取，分离，再将蛋白质水解后以质谱仪分析，并根据同一段多肽由于同位素不同，在质谱中会形成特定质量差异的多肽对，其质谱信号的强度可以反映其对应的蛋白质的表达量，从多肽对的强度比较可得到相对定量。活体内标记的缺点是无法应用于组织或体液，只限定于细胞标记，这个方法在实验早期就进行同位素标记，因此只限定于细胞标记定量较为准确。

3. 酶标记

以水解酶将蛋白质降解成多肽时也可以进行同位素标记，此方法一次可比较两个样品，其步骤为利用含有 ^{16}O 或 ^{18}O 的水分子分别加入两个需要比较的蛋白质样品，蛋白质水解时会将水分

子中的 ^{16}O 或 ^{18}O 置换至水解后的多肽的羧基上，将两者所产生的多肽群合并后，进行质谱分析比对，由于羧基含有两个氧原子，^{16}O 或 ^{18}O 标定完全的多肽对将产生 4Da 的差异，可由此多肽对求取定量比值。虽然这是一种简单而且可行的同位素标记方法，但只适合高分辨质谱仪，由于轻与重标签的 4Da 质量差距在两价及三价时变小，为 2Da 和 1.3Da，相距太小和多肽本身的同位素分布难以区分，使定量分析变得复杂。此外，^{18}O 也容易和正常的 ^{16}O 产生逆交换（back-exchange），而且交换速率会因结构不同而改变，更增加质谱解读 ^{16}O 或 ^{18}O 标记多肽对的难度。

（五）免标定定量法

针对稳定同位素标记定量法过程烦琐和试剂昂贵等缺点，近年开发了基于非标记（label-free）定量技术的蛋白质定量方法（图 11-5）。

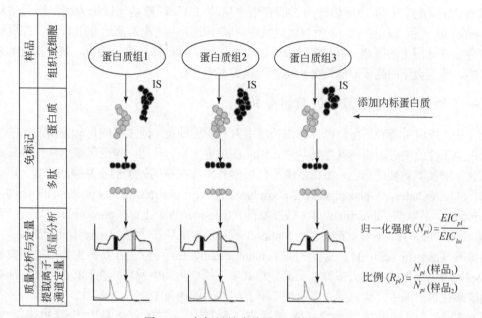

归一化强度 $(N_{pi}) = \dfrac{EIC_{pi}}{EIC_{lsi}}$

比例 $(R_{pi}) = \dfrac{N_{pi}(样品_1)}{N_{pi}(样品_2)}$

图 11-5 免标记技术的蛋白质定量方法

此方法不需事先进行同位素编码标签标记，直接利用蛋白质水解后的多肽在液相色谱-质谱中所得的数据进行定量分析[17]。常用的数据处理方法有两种：第一种方法为谱图计数法（spectra counting），其原理基于蛋白质含量越高时，产生高浓度多肽而被质谱检测进行串联质谱的频率更高，因此计算串联质谱所得到谱图的总数可以作为蛋白质表达差异的定量依据。第2 种方法为信号强度法，其原理为利用质谱中提取该多肽的提取离子色谱图，并根据提取离子色谱图计算色谱峰强度或峰面积（peak area）作为定量依据。为了提高定量准确性，通常会加入内标物（internal standard，蛋白质或多肽），或以样品中已知浓度不变的蛋白质当作内标物。

两种方法各有优缺点，由于概念简单、周期快等特点，谱图计数法吸引了许多关注，但是低含量的蛋白质取得的 MS/MS 谱图数量少，定量准确性较差，谱图计数法比较适用于浓度高的蛋白质。信号强度法能够更准确地估计蛋白质的浓度差异，且不受串联质谱图总数的影响，但需要高分辨质谱以分辨质量接近的多肽。此外，数据处理流程相对复杂，计算速度慢，大量数据处理为关键且具有挑战性的步骤。相较于稳定同位素标记定量法，免标记方法仍存在重复性差，定量准确性低等问题，定量软件的效能及方便性也有待进步，随着液相色谱仪及质谱仪设备的分辨率、稳定性及采样速度等不断进步，免标记方法定量结果的可靠性和重复性也有改进的潜力。

三、蛋白质翻译后修饰的质谱分析

DNA 序列的遗传信息，经转录（transcription）成 mRNA 后再翻译（translation）为具有特定氨基酸序列的蛋白质，但实际上许多经翻译的蛋白质在生物体中并不完全具有活性，需要进行化学修饰才能成为真正具有活性的蛋白质，这种修饰即为翻译后修饰。翻译后修饰是一种蛋白质生化合成的步骤，常见例子包括加入化学官能基团的酰化（acylation）烷基化（alkylation）、磷酸化（phosphorylation）、糖基化（glycosylation）等，也可以是其他蛋白质或多肽的 SUMO 蛋白质修饰（SUMOylation），或是改变结构的二硫键（disulfide bridge）修饰形式。在蛋白质氨基酸序列中的特定氨基酸添加或改变特定化学官能团，不但影响蛋白质的折叠过程及结构，也可制造出功能截然不同的蛋白质。具有不同生化功能的蛋白质翻译后修饰，在各类型的蛋白质中相当常见，可能具有磷酸化修饰的蛋白质估计约占所有蛋白质的 1/3。以糖基化修饰为例，蛋白质数据库（swiss-prot）所提供文献显示，在所有蛋白质中，糖蛋白所占的比例高达 90% 以上，但其结构的复杂性导致其分析上的困难。本节将以磷酸化与糖基化两种翻译后修饰为例，着重探讨其质谱分析的策略，其他类型的翻译后修饰分析可查阅相关参考文献。

（一）磷酸化翻译后修饰的质谱分析

近年来，蛋白质磷酸化在翻译后修饰领域中占有重要地位，通过磷酸化与去磷酸化的平衡机制，蛋白质活性改变进而影响其生理功能，因此在细胞生长、代谢、癌变等细胞间信号传递等方面磷酸化都扮演着重要的角色。蛋白质磷酸化根据其修饰在不同种类的氨基酸的位置，可分成四种类型：O-phosphates，N-phosphates、S-phosphates 及 Acyl-phosphates。O-phosphates 修饰在精氨酸（serine S）、苏氨酸（threonine，T）或酪氨酸（tyrosine，Y）上；N-phosphates 修饰在精氨酸、组氨酸（histidine，H）或赖氨酸位置；S-phosphates 修饰在半胱氨酸上；Acyl-phosphates 是修饰在天冬氨酸（aspartic acid，D）或谷氨酸（glutamic acid，E）位置。在真核生物中的蛋白质磷酸化以 O-phosphates 形式占绝大多数，而其他形式多在原核生物中发现。在真核生物 O-phosphates 形式的磷酸化蛋白质中，丝氨酸∶苏氨酸∶酪氨酸的比例约为 1800∶200∶1。

通过搭配质谱分析技术鉴定在不同状态下磷酸化蛋白质或多肽及其磷酸化修饰位点（modification site），就能得知细胞间信息传递路径（pathway），并应用于疾病检测及治疗中，如癌症、糖尿病，神经性疾病等，故检测磷酸化蛋白质和磷酸化位点有利于对疾病进一步了解并找出相关治疗与预防方法。

质谱分析鉴定磷酸化位点的方法与多肽分析类似，有较为常用的自下而上方法，以及自上而下方法。自上而下分析是直接将蛋白质送入质谱分析比对，但其离子片段过长，故需使用高准确度且高分辨率的质谱仪鉴定。自下而上分析是目前分析磷酸化蛋白质的普遍方法，常见的分析方式为首先将蛋白质从细胞或组织中提取出来，接着通过水解酶将蛋白质水解成较小片段的多肽，再利用各种纯化磷酸化多肽的方式分离磷酸化多肽与非磷酸化多肽，最后送入质谱分析并配合产物离子扫描（product ion scan）或前体离子扫描（precursor ion scan）进行磷酸化位点的鉴定。

目前使用质谱仪检测磷酸化位点的分析过程遇到许多难题：第一，在生物体内磷酸化蛋白质含量相当低，且蛋白质的磷酸化过程易变又可逆，会随环境或时间而有不同的表现，检测难度大幅增加；第二，质谱仪常用正电模式，但磷酸化多肽因磷酸修饰带负电而使得总价你数偏低，不仅难被离子化，且其信号易被非磷酸化多肽抑制；第三，在碰撞诱导解离模式中，磷酸化多肽的磷酸基团不稳定且易脱去成为中性分子（H_3PO_4），造成无法检测磷酸化多肽的磷酸化位点。因此为了有效检测磷酸化蛋白质及修饰位点，可在质谱分析前进行磷酸化蛋白质或磷酸化多肽的纯化，并利用磷酸化多肽在不同解离模式下所具有的特性，来得到更多的磷酸化多肽序列信息。

1. 纯化磷酸化蛋白质与磷酸化多肽方法

以质谱仪分析磷酸化蛋白质时，常受限于磷酸化蛋白质含量偏低而造成分析上的困难，且高含量的非磷酸化多肽不仅会抑制磷酸化多肽离子化，也会遮蔽（mask）磷酸化多肽信号，故进行质谱分析前，会先纯化磷酸化蛋白质，以获得较好的鉴定结果。现今常用的纯化方法有亲和色谱（affinity chromatography）法和免疫沉淀法。

亲和色谱法可分为 3 种，分别为固定化金属亲和色谱（immobilized metal affinity chromatography，IMAC）法、金属氧化物亲和色谱（metal oxide affinity chromatography，MOAC）法以及固定化金属亲和色谱连续洗脱法（sequential elution from IMAC，SIMAC）。固定化金属亲和色谱法是利用磷酸化多肽上负电的磷酸基团与正电的固相金属离子如 Fe^{3+} 或 Ga^{3+} 产生亲和作用来纯化磷酸化多肽。然而，IMAC 的问题在于带正电的固相金属离子也会与含有羧基（—COOH）的氨基酸如谷氨酸或天冬氨酸的酸性多肽结合，造成非特异性结合，因而降低纯化磷酸化多肽的效率。但许多研究指出，通过调整 pH 的步骤可提升纯化效率，方法为在进行 IMAC 纯化前将样品环境调控至适合的酸性条件，使得羧基保持电中性，且磷酸基团仍保有负电荷，可与固相金属离子结合，进而提高纯化专一性。金属氧化物亲和色谱法是以金属的氧化物或氢氧化物为主，如 TiO_2，ZrO_2，其中又以 TiO_2 开发最完全且使用最广泛。TiO_2 在酸性条件下为路易斯酸（Lewis acid），此时正电的钛原子可和负电的磷酸基团结合；而在碱性条件下，TiO_2 则为路易斯碱（Lewis base），负电的钛原子会与负电的磷酸基团互斥，因此借酸碱度的改变即可达到纯化磷酸化多肽的效果。Sugiyama 等发展的脂肪族羟基酸修饰的金属氧化物色谱法（aliphatic hydroxyl acid-modified metal oxide chromatography，HAMMOC），在其中加入脂肪族羟基酸，如乳酸（lactic acid），不仅可有效解决非特异性结合问题，也较容易以反相色谱去除此添加物，利于后续质谱分析。

免疫沉淀法是通过抗原与抗体结合的高专一性，在复杂混合物中使用能识别磷酸化多肽残基的特异性抗体进行免疫共沉淀，借此纯化磷酸化蛋白质。此法可结合柱色谱或免疫印迹法以达到最佳效果。目前市面上磷酸化酪氨酸的抗体专一性较好，加上磷酸化酪氨酸含量较少，因此其在选择性、特异性及亲和力上均优于另外两种磷酸化氨基酸的抗体，故免疫沉淀法最常用于纯化酪氨酸磷酸化的蛋白质。

上述各类纯化方法搭配串联质谱分析，可以有更多的机会鉴定到具有磷酸化修饰的多肽，因为多肽混合物未经任何纯化方法直接进入质谱分析，有许多非磷酸化多肽信号，且磷酸化多肽信号强度低，而使用 IMAC 和 TiO_2 可鉴定到更多磷酸化修饰信号，因此通过不同纯化磷酸化多肽的方法，可使非磷酸化多肽不会掩盖少量的磷酸化多肽，进一步提高信号。以达到鉴定磷酸化多肽及其修饰位点的目的。

2. 质谱应用于磷酸化蛋白序列鉴定

通过串联质谱仪分析磷酸化多肽时，一般先进行勘查扫描（survey scan），再以子离子扫描模式来检测。首先进行勘查扫描，第一段质量分析器会先检测某一质量范围内所有的多肽离子的质荷比，并依数据依赖采集（data-dependent acquisition，DDA）模式设置后续子离子扫描的条件，此条件可以是多肽的信号强度、质荷比或带电价数，若符合数据依赖采集条件，则进行子离子扫描。在第一段质量分析器中选出的符合 DDA 条件的多肽离子即为前体离子，接着将此步骤所选出的多肽离子送入碰撞室产生碎片离子，一般最常用的碎裂模式为碰撞诱导解离。具有磷酸化修饰的多肽相较于无磷酸化修饰的多肽多出 79.966 3Da 的分子量,在串联质谱分析谱图中可由其他碎片离子信号推测其序列及磷酸修饰位点,经由 b 离子和 y 离子可以推得谱图所对应的多肽序列。此外,磷酸化修饰相当不稳定,再加上碰撞诱导解离本身的限制,会产生中性磷酸化修饰(97.976 9Da)的丢失,这一中性丢失碎片(neutral loss fragments)强度在串联质谱图的信号中会抑制其他离子信号,造成在串联质谱图中判定难度增加,因而极有可能无法鉴定磷酸化多肽的修饰位点。

为了能得到更好的多肽碎片离子信号,在离子阱质谱仪中,由于其质量分析器本身具有捕集(trap)离子的功能,可另外在碰撞诱导解离时选用中性丢失 3 次串联质谱(neutral loss MS^3)及多阶段活化(multistage activation,MSA)模式,这两种模式的主要差异在于中性丢失离子分析路径不同,CID-MS^3 模式是在串联质谱扫描中检测到有中性磷酸基团丢失的离子,且仅隔离此中性丢失离子,接着再次进行碰撞诱导解离,产生未含磷酸修饰的碎片离子,如此即可检测已丢失磷酸修饰的碎片离子信号。而 MSA 模式则是通过去除中性丢失离子以降低信号抑制情形发生。此模式是当碰撞诱导解离所产生的离子中含有中性丢失离子时,对此中性丢失离子进行再次碰撞诱导解离,不再进行一次离子隔离(isolation),直接产生中性丢失离子的碎片离子,因此 MSA 不仅具有较高的灵敏度,也能同时在一张谱图中得到串联质谱及 MS^3 所有的碎片离子信号。

除此之外,在线性离子阱(linear ion trap)质谱仪中也可先进行前体离子扫描模式,再以子离子扫描模式检测磷酸化多肽。首先进行负离子模式的前体离子扫描,第一阶段以四极杆扫描所有多肽离子,接着将所有离子送入碰撞室。在碰撞诱导解离模式下,裂解得到的碎片离子片段中若有相差 79.966 3Da 的片段(含 PO_3^- 官能团),则可通过线性离子阱进入检测器,借此可得知前体离子中具有磷酸化修饰的离子。若由上述扫描得知前体离子中有磷酸化修饰离子,则接着进行正离子模式的子离子扫描,如同上述产物离子扫描模式,由此在 MS^2 谱图中可以推出磷酸修饰的多肽序列。

在使用不同形态的质谱仪时,除了常见的碰撞诱导解离模式外,也可使用高能碰撞解离(higher-enery collisional dissociation,HCD)及电子转移解离(electron transfer dissociation,ETD)。在高能碰撞解离模式中,其裂解特性可保有完整的磷酸化修饰,其 b 离子和 y 离子强度也较碰撞诱导解离模式强。在电子转移解离模式下,使用低电子亲和力的阴离子化合物与分析物碰撞产生电子转移,分析物降低 1 个价数并断键形成 c 离子和 z 离子,这种断键形态保留完整磷酸化修饰位点,故极适合用于鉴定磷酸化修饰位点。在各种裂解模式中,碰撞诱导解离和高能碰撞解离适合鉴定二价的离子,而电子转移解离则因分析物会在裂解过程中多加上 1 个电子而降低价数,故较适合鉴定三价或三价以上的离子。

运用质谱仪分析磷酸化多肽样品后,应选用统计运算分析软件整合质谱数据进而得到磷酸化多肽信息。生物信息软件通过比较数据库与分析数据推测出多肽相关信息,在鉴定磷酸化多肽时,可变修饰(variable modifications)选择 phospho(ST)和 phospho(Y)的设定。常用的数据库比对软件有 Mascot、ProteinPilot™、MS-Fit、ProFound、PepIdent、Proteome Discoverer 等。目前质谱仪技术及各种纯化方法蓬勃发展,大大提升了鉴定出磷酸化修饰的机会。

(二)糖基化翻译后修饰的质谱分析

糖基化蛋白质拥有许多功能,不但可作为细胞与外界沟通及信息传递的桥梁,还会影响蛋白质。缺少糖基化的蛋白质相对会更快降解[18]。糖基化在抗体辨识中扮演了关键角色,例如控制核心多糖(core glycan)中的岩藻糖(fucose)可以影响抗体药的疗效。糖基修饰变化多且结构复杂，在质谱仪上信号也相对较低，在早期高分辨质谱仪未普及时，单纯利用传统的分析方法并无法直接获得糖蛋白的信息。因此，在利用质谱分析糖蛋白前，会使用对糖有高度亲和性的色谱柱先进行纯化，如凝集素亲和色谱（letin-affinity chromatography）。除此之外，也有许多厂商提供纯化糖蛋白的条件，来帮助纯化（purification）和富集（enrichment）糖蛋白。在糖蛋白的分析上，基本包含两个部分，一为糖基化位点（glycosylation site）的分析，二为糖基结构的解析。下面将对这两部分进行说明。

1. 质谱分析糖基化位点方法介绍

糖基化位点在蛋白质中以两种形式存在，分别为 N-糖基化（N-glycosylation）和 O-糖基化 O-glycosylation）。在氨基酸的位置上，糖基会有其位置的规则性，像是氮连接的糖会在天冬酰胺（asparagine，N）上，而其后连接的多肽序列必须为任一氨基酸再接上丝氨酸或苏氨酸，简写为 Asn-X-Ser/Thr，而氧连接则是在丝氨酸或苏氨酸（Ser/Thr）上。如同多肽在质谱分析上的分类，目前对于糖基化位点的分析方法可分为两种，一种为常见的自下而上方法，另一种则是用自上而下方法来分析糖蛋白。自下而上的分析方法是现今普遍使用的分析糖蛋白的方式，常见的分析方式如图 11-6 所示，首先将糖蛋白用酶水解成多肽片段接着利用各种糖肽纯化方式，如蛋白凝素或两性离子型亲水作用液相色谱（zwitterionic hydrophilic interaction liquid chromatography，ZIC-HILIC）分离糖肽与非糖肽，之后将纯化后样品导入质谱仪分析糖基化位点。在串联质谱仪的分析中，前体离子扫描是最适合鉴定糖基化位点的质谱扫描模式，由于在串联质谱的裂解模式中，含有糖基的多肽会产生特有的糖基碎片——N-乙酰氨基六碳糖（HexNAc）和六碳糖（Hexose）与 N-乙酰氨基六碳糖组合（Hex-HexNAc），因此在质谱图上会看到明显的质荷比为 204 及 366 的信号，称为氧鎓离子。通过此特性，如果多肽碎片离子中含有氧鎓离子信号，就可以快速地筛选出含有糖基的多肽片段。此方法虽然可以快速筛选出糖肽，但当此段多肽含有两个以上的糖基化位点时，在判断上就会有盲点，因此会利用肽糖苷水解酶 F（PNGaseF）结合标记的方法来判断氮聚糖（N-glycans）的糖基位点。由于糖苷酶会将大多数常见氮聚糖上的糖基切下来，并将含糖氨基酸——天冬酰胺转换为天冬氨酸，而在质谱图上产生 1Da 的差异，若再加上同位素（^{18}O）标记法，就可以在质谱图上产生更大的差异，避免因脱酰胺作用（deamidation）也会差 1Da 的状况而误判糖基化位点的位置。若氨基酸-天冬酰胺在加入糖苷酶后，产生因同位素标记而造成的变化，就可证明此天冬酰胺上原含有 N-糖基化的糖基，也就达到鉴定糖基化位点的目的。目前文献指出，分析 N-糖基化位点和 O-糖基化位点，可通过电子转移解离的分析方法得知，此方法对于糖肽分析有很大的帮助。由于其裂解原理不同于碰撞诱导解离，此方法产生的碎片离子并不会破坏原先糖肽上的糖基结构，能得到多肽片段的序列，因此容易判断糖基位于哪一段多肽上，进而得知糖基化位点的信息。

自上而下的分析方法，是借助高分辨质谱仪的优势，直接判断糖基化位点。随着高分辨质谱仪的普及，此方法越来越多地被用于分析抗体的糖蛋白。自上而下分析方法的优点是不用经过太多前处理的步骤，可大幅减少实验过程中可能影响分析结果的因素，因此可以更直接地确定糖基位于哪一个位置的氨基酸上。目前使用自上而下分析方法的仪器，多半是具有傅里叶变换（fourier transform）功能的质谱仪，如轨道阱（orbitrap）质谱仪，由于这种质谱仪有超高分辨率的优点，不仅可以直接测量出准确的蛋白质分子量，还能从质谱图上判断出其中的糖差异。接着使用前述自下而上方法中提到的电子转移解离的技术，针对这些特定的离子做电子转移解离分析，就可以得知糖基化的位点。

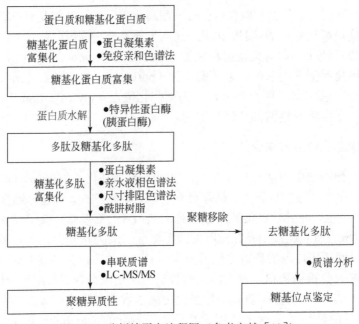

图 11-6   分析糖蛋白流程图（参考文献［19］）

2. 糖基结构的判断

得知糖基化位点之后，接下来是如何判断糖基结构。对于糖基结构的判断，首先必须了解糖基在磁场诱导解离后，裂解时会产生的现象[20]。图 11-7 是一个被广泛用来命名糖基裂解的示意图，这些糖基裂解离子，最早是由 Domon 和 Costello 在使用快速原子轰击（fast atom bombardment，FAB）结合高能碰撞诱导解离（high-energy collision-induced dissociation）时所观察到的。如同多肽片段，在不同的糖键断裂后，也会产生 a，b，c 以及 x，y，z 离子。初步判断糖基结构，可以将糖基分为三个部分来阐述，分别是糖核心结构、由核心所延伸出去的糖链以及末端结构。延伸出去的糖链，可以由不同单糖构成，因此会有许多不同的分支结构产生，而末端糖结构的不同，也会影响糖在生物体内的功能。糖结构的重要性，在文献报道中都有许多论述，下面针对如何利用质谱分析糖基结构做进一步的介绍。

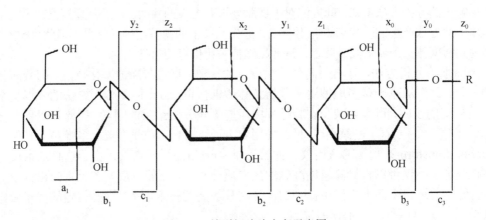

图 11-7   糖裂解碎片命名示意图

　　早期的糖基结构判断，是利用核磁共振（nuclear magnetic resonance，NMR）光谱仪或 X 射线（X-ray）结晶的方式分析，但是这种方法需要纯度极高的样品，而将糖基纯化的流程又相当复杂，因此之后发展出了新的分析方法：利用不同的糖苷酶，将末端的糖依序切下，再经由质谱仪确认分子量并判断其结构，此方法的原理是利用具有特异性的酶，来辨别末端不同的糖链。通常糖蛋白在酶反应后，多肽的部分会用来做糖基化位点的分析，而糖基的部分，则会利用衍生化方法来帮助质谱分析，如全甲基化（permethylation）反应，标记一个甲基在糖的还原端，借此增强糖基在质谱上的信号，并且在进行碰撞诱导解离时，可帮助糖结构的判断。另外也有一些利用其他衍生化的方式，如 2-氨基吡啶（2-aminopyridine）或 2-氨基苯甲酰胺（2-aminbenzamide），这些衍生化试剂与糖类反应后，会标记荧光在糖基上，再进行色谱搭配荧光分析（HPLC-fluorescence），建立一套类似指纹比对的糖基结构数据库。分析未知样品，就可以经由比对判断其结构。

　　依据质谱图手动判断糖基结构相当费时，且有时人为的判断相当主观，因此非常需建立一套判断糖基结构质谱图的快速检索软件。但是由于糖的异质性（heterogeneity）高，结构太过复杂，因此如何建立一个如同蛋白质鉴定的糖检索软件，就具有相当大的挑战性。目前大多数的糖相关软件，都是以 N-聚糖结构为主，如 GlycoMod、GlycoPep DB 以及 SimGlycan。文献报道了一套软件——GlycoPeptide Finder（GP Finder），其不仅可分析 N-聚糖和 O-聚糖，还能同时判断糖基化位点与糖基结构，此软件的前身是 GlycoX。GP Finder 判断糖基化位点与糖基结构的方式是根据裂解质谱图中含有多肽本身的离子、多肽的裂解离子、糖肽的裂解离子、糖基本身的裂解离子以及多肽加上 N-乙酰氨基六碳糖的数量来计算分数，称为自我一致性（self-consistency），并能计算错误发现率，让用户了解软件判断结果的准确性。目前质谱仪技术日新月异，判断糖基结构的软件也蓬勃发展，更完善地判断糖基结构指日可待。

第四节　质谱技术应用于代谢组学分析

　　代谢组学（metabolomics）是后基因组时代的新兴研究领域，相关文献的数目在最近几年持续上升，显示这个领域越来越受重视。在目前的文献中，代谢组学泛指研究生物系统内的无机或有机小分子（<1000Da），并对其组成、动力学、相互作用以及在环境干扰下的变化等进行探讨，其应用范围包含微生物、植物以及哺乳类等。代谢组学与其他组学的最大不同在于快速反应的特性，例如基因组，如果生物体没有突变，产生变异的概率微乎其微。而代谢组（metabolome）可能在短时间内产生变异，例如人们喝下 1 瓶可乐，5 分钟后代谢组就产生了变异，所以代谢组的分析可以反映生物系统内实时的反应状况。此外，代谢组是基因表达的下游产物，少量的代谢酶变化，可能造成明显的代谢物浓度改变，因此代谢组相较于基因组或蛋白质组来说，更能反映细胞内的生理状态。目前研究代谢组的分析工具主要有质谱仪与核磁共振仪。质谱仪由于高灵敏度、高覆盖度（coverage）与高分辨率的特性，提供较好的代谢物检测能力，成为代谢组研究中的一项重要工具[21]。

一、质谱仪在代谢组学中的应用

　　目前常被用来分析代谢组的质谱系统有气相色谱-质谱仪、液相色谱-质谱仪以及毛细管电泳-质谱仪，择要介绍如下：

　　以电子离子化法得到的气相色谱数据，目前已有完善的数据库可进行比对，因此使用气相色谱-质谱仪进行代谢组分析时所得到的数据，可对比数据库内的标准品谱图鉴定未知代谢物。由于气相色谱仪适用于分析具有挥发性及热稳定性的化合物，如果要增大各类代谢物的涵盖，须先进行化学衍生化，以降低代谢物极性与增加热稳定性，所以目前该方法提供分子量小于700Da的代谢物信息。

相较于气相色谱-质谱仪，液相色谱-质谱可测量的分析物与分子量范围较广，故不需要进行化学衍生反应，即可适用于代谢组研究。超高效液相色谱（ultra-high performance liquid chromatography，UPLC）具有高稳定性、高分离效率与重现性好等优点，峰宽3～5s，可大幅降低分析时间并增加代谢物涵盖度。此外，为了提升代谢物涵盖度，常使用电喷雾电离搭配正负离子模式检测的方式，提供更丰富的代谢物信息。与气相色谱-质谱分析不同的是，目前液相色谱-质谱数据没有完整的数据库可进行比对，完善的数据库尚待发展。

毛细管电泳-质谱仪应用于代谢组研究是较新的研究方向，目前的研究文献数量也较少，但其具有样品需求量低、分析时间短，分离效率高（理论塔板数100 000～1 000 000）等优点。目前毛细管电泳-质谱仪的系统稳定性较低，易造成保留时间变动，因此不利于代谢组研究中色谱峰的对齐（alignment），故较常用来研究目标代谢物。目前已有文献使用毛细管电泳-质谱仪研究尿液、血液、植物、细菌以及脊髓液中的代谢组。

二、代谢组学分析策略

文献中报道的代谢组学研究有各种层次与方向，有学者将代谢组学分析策略归纳成下列4种。

（1）代谢组（metabolome）分析：此名词在2000年由Fiehn首次提出，指广泛地鉴定（定性）及定量分析生物样品内的所有代谢物种类。

（2）代谢物轮廓（metabolite profiling）分析：针对特定的代谢途径，对一系列代谢物进行鉴定或定量分析。常使用在医药领域中，用来探讨候选药物、药物代谢产物或治疗的影响等。

（3）代谢指纹图谱[22]（metabolic fingerprinting）分析：为快速、整体性地分析样本，并将样本进行分类，作为筛选具有差异性样本的工具，通常不测量样品内代谢物的具体成分。

（4）目标代谢物（metabolite target）分析：针对特定已知代谢物进行定量分析，是目前发展最成熟的代谢组学分析流程[23]。

"metabolomics"被广泛使用，但另有一相似的名词，即"metabolo- mics"，于1999年由Nicholson、Lindon与Holmes提出，从文献资料的历史来看，两个名词的定义在概念上稍微不同，也有人认为两个名词目前无太大区别，实际上已经被等同使用[24]。

三、代谢组学分析流程

以液相色谱-质谱仪作为分析工具，代谢组的分析流程[25]包含的步骤为：样品前处理、仪器分析（色谱及质谱分析）与数据处理、代谢物鉴定。在确定代谢物的化学身份（chemical identity）后，便可利用数据库[26]进行其代谢途径的检索，以上内容分述于下。

（一）样品前处理

样品前处理在分析过程中扮演着重要的角色，依据分析策略的不同采用不同的前处理方式。以目标代谢物分析为例，由于代谢物是已知的，可以针对代谢物进行提取步骤的优化。若是进行广泛的代谢组分析研究，除了盐类以及大分子（如蛋白质或多肽）外，样品中的小分子均为目标代谢物，因此样本前处理的步骤越简单越好，以避免可能的样本损失。目前有几种常用的前处理方式，可依据不同代谢物或分析策略进行选择[27]。对于目标代谢物分析及代谢物轮廓分析，常使用固相萃取（solid phase extraction，SPE）来去除多余的干扰基质。液-液萃取（liquid-liquid extraction，

LLE）是应用于生物样品的发展悠久的技术，常用于萃取组织中的代谢物。萃取极性代谢物时，常用乙醇、甲醇、乙腈、水或混合不同比例的极性溶剂进行萃取；亲脂性代谢物则可使用氯仿或乙酸乙酯进行萃取。另一种方式则是对样本直接进行分析，以尿液样本为例，可以直接注入液相色谱–质谱或稀释尿液样本后再直接进行分析，目的是避免前处理过程中的损失。挥发性代谢物（如醇类、呋喃、醛类、酮类等）的前处理，常采用无溶剂前处理方式，如顶空固相微萃取（headspace solid phase microextraction，HS-SPME）。主要原因是萃取溶剂在进行气相分离时会有干扰。但是，使用传统的液–液萃取或相共聚，常无法完整萃取所有的挥发性代谢物。

（二）仪器分析与数据处理

仪器分析代谢组的过程中会产生大量的数据，因此数据处理的目的是将原始数据转换成可方便读取的格式，并筛选出要观察的信号。经过数据处理的质谱信息通常含有保留时间、质荷比（m/z）以及离子强度等信息。不同品牌的仪器有其专属的文件格式，且各家厂商均提供分析软件以用于数据处理。但若使用第三方开发的软件进行分析，数据处理的第一步是将各家厂商的专属文件格式转档成通用的格式（如 netCDF 或 mzXML），以便后续的数据处理步骤。

典型的数据处理程序分成峰检测（peak detection）、峰筛选（peak filtering）、峰校准（peak alignment）以及归一化（normalization）等步骤。由于质谱仪在分析过程中会有化学噪音以及仪器噪音产生，信号筛选是将原始数据的噪音移除并扣除基线（baseline）；峰检测则是数据处理中最重要的步骤，从复杂的质谱数据中挑选出所有代谢物信号，同时避免假阳性的信号；由于在不同分析批次的色谱过程中峰的保留时间会有变动，保留时间校准是校正不同分析批次的保留时间变异；此外，通过归一化将离子信号强度做调整，使每个样品的总浓度或信号强度相近，才能在不同样品所获得的分析数据之间做定量比较。

以尿液分析为例，其归一化方式有 3 种，分别为固定尿液中肌酸酐（creatinine）的浓度、尿液渗透压以及信号总强度归一化。以往大多数研究采用的方法是固定肌酸酐浓度来进行归一化，但随着代谢组学分析的进步，这样的归一化方法备受质疑，有文献指出肌酸酐在受试者患有疾病的状态下，其表达量会产生变化，故近年来此方法逐渐被淘汰。尿液渗透压归一化是因代谢物在液体内的浓度会与渗透压成正比，故可利用渗透压的大小进行尿液样品的归一化。需注意的是，测量尿液的渗透压时，必须在采样的第一时间进行，否则加入蛋白酶抑制剂或抗菌剂后，测量会受到加入的相关药剂影响而产生误差。

以信号的总强度进行归一化，是假设所有代谢物的总起始量相同，在液相或气相质谱分析时的信号会与浓度成正比，故把所有的信号相加即可代表所有代谢物的浓度，这可作为归一化的依据。将质谱信号转变为可统计的变化量前，须进行峰校准，即对每个色谱图相互比对，并进行切割与对齐校正，这样才能对不同样品间的相同离子的强度进行比较。对液相色谱–质谱仪的数据来说，定义一个信号需要两个参数，分别为色谱时间的半峰宽（full width at half maximum，FWHM）与质量的准确度。例如，一个液相色谱峰的半峰宽为 5s，质量的准确度为 5ppm，则定义的切割范围就不可以小于这两个值，以免将一个峰分成两个峰，造成错误的比对结果。

得到信号的归一化数据，即可进行化学计量学分析（chemometrics analysis），其与许多组学一样，都倾向于用多个不同的变量来描述分析的结果，常用的方法是以主成分分析（principal component analysis，PCA）为基础，再加以发展的理论。如偏最小二乘法判别分析（partial least squares discriminant analysis，PLS-DA）、正交偏最小二乘法判别分析（orthogonal projection to latent structures discriminant analysis，OPLS-DA）等。

PCA 分析会产生两张图，1 张是得分图（score plot），另 1 张是载荷图（loading plot）。从得分图上可以看出样品间的关系，从载荷图上可看出各个变量的关系。依据样品之间的差异性，主成分分析可以将样品分群，又称无监督式分析（unsupervised analysis）。然而在分析数据的收集上，常会发生样品的数据缺漏，因此在数据分析上会有因缺漏数据点而无法分析的状况，这时可利用已知的数据，对缺漏的数据点进行预测，并将有缺漏的数据依据预测的族群加入分类，这些方法称为监督式分析（supervised analysis），如偏最小二乘（partial least squares，PLS）法和 PLS-DA 方法等。在分析完毕后会得到数据的信号强度，此时再对这些数据进行统计分析，以找到变化量可靠的代谢信号，常用的统计学方法有 t 检验（student's t-test）、曼-惠特尼 U 检验（Mann-Whiny U test）、受试者工作特征曲线（receiver operating characteristic curve，ROC curve）分析等。

（三）代谢物鉴定

使用 LC-MS 进行代谢物的鉴定，一般会先依据测量所得到的准确质量，进行分子式的初步推导，再进行数据库搜索及子离子扫描实验，以利于结构的鉴定，最后以标准品比对色谱时间与子离子的谱图，确定代谢物的真正结构。

目前飞行时间质谱仪，傅里叶变换离子回旋共振质谱仪与电场轨道阱质谱仪均具有相当高的分辨率（可达 10^6）。因此在使用内标校正时，可以达到准确分子量的误差小于 3.0ppm。通过准确分子量的比对，计算分子离子峰的质量亏损（mass defect），或两根同位素峰的质量差，代谢物的分子式可以被计算出来。由于准确质量不同，比对时可能有多个候选分子式，而且随着分子量的增大，对应的元素组也会增多，造成可能的候选分子式数目增多。即使单一的分子式也没有办法直接确认为单一代谢物，其可能是一系列同分异构体，例如 $C_6H_{12}O_6$，代表的可能是六碳糖，或者是六个碳的酶酸[28]。代谢物的确定，除了要求分子式正确外，通常必须伴随着标准品保留时间与串联质谱分析的产物离子谱图（product ion spectrum）的比对。

目前高分辨质谱仪使用内标校正的误差约在＜3ppm 范围，以 3ppm 的质量误差为例，决定一个准确质量对应一个分子式的质量上限，经过计算是 m/z 216，超过这个质量上限，一个准确质量就会对应到超过一个分子式。在 3ppm 的误差下，m/z 500 会对应 64 个分子式，m/z 900 则会对应 1045 个分子式。每个代谢物都有其化学组成，因此固定的化学组成就会有一定的同位素峰分布。在代谢物判定的第一步，如果只依靠准确质量，还是会有许多不同分子式的代谢物具有近似的分子量，因此如果搭配同位素峰的辅助，可以去除大部分的近似干扰。如果使用不同同位素峰的相对高度分布来过滤分子式，在同位素峰的分布误差范围为 2%下，m/z 500 会对应 3 个分子式，m/z 900 则会对应 18 个分子式。虽然并未缩减到单一的分子式，但已经大大缩小了候选分子式的筛选范围。在计算同位素峰的时候，必须一并评估加合离子（adduct ion）的组成，才能得到正确的同位素分布。

以子离子谱图进行结构鉴定由来已久，目前各家质谱厂商均提供解谱的工具程序应用。建议先使用一些标准品进行离子扫描实验，并试着用软件将谱图解析，有一些经验后，就比较清楚该如何使用产物离子进行谱图解析。图 11-8 为 N^2, N^2-二甲基鸟苷的子离子谱图与碎片离子的解释，由图中可以发现准分子离子（pseudo-molecular ion）是以钠的加合物形式测得，其中 m/z 202 为最强的碎片信号，由两个五环分子间的键断裂产生，这个断裂属于碳与杂原子键的断裂。另外也可以看到较不明显的信号在 m/z 266 产生，这个信号则是由于二甲基胺（dimethylamine）的中性丢失所造成的。另外，如 METLIN，HMDB 网站也提供子离子谱图的检索与比对功能，由于目前各质谱仪所产生的离子谱图仍有相当的差异，故对于比对的结果仍需小心求证。

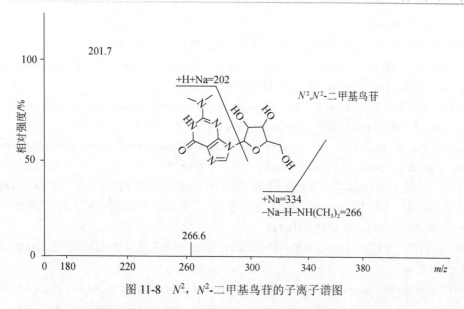

图 11-8 N^2，N^2-二甲基鸟苷的子离子谱图

（四）代谢路径搜索

以准确质量进行数据库搜索有两个限制：分子式组成可能无法确定及无法确定检索的代谢物是否包含在数据库内。第一个问题可以搭配同位素峰分布进行辅助，但是同分异构体还是要和标准品进行比对。针对第二个问题则建议多检索几个数据库，以克服目前代谢物数据库不全的问题。数据库有很多，建议使用相关的数据库以减少分析的复杂度。对以人为主的代谢物分析常用的数据库有 METLIN，HMDB，LIPID MAPS 等。HMDB 仅收集人的代谢物；而 METLIN 则包含了人的代谢物与经常使用的药物；LIPID MAPS 则是专门分析脂类分子；另外，Chemspider 则包含了天然与合成的各类化合物，建议使用特定相关的数据库来简化数据。当分析出许多代谢物后，可探索这些代谢物是经由哪些途径进行代谢，可将所有的代谢物输入数据库内，探索它们相互间的关系。例如，KEGG 与 Biocyc 均可提供代谢路径的信息。

参 考 文 献

［1］ An HJ，Froehlich JW，Lebrilla CB. Determination of glycosylation sites and site-specific heterogeneity in glycoproteins. *Current Opinion in Chemical Biology*，2009，13（4）：421-426.

［2］ Baldwin MA. Protein identification by mass spectrometry issues to be considered. *Molecular & Cellular Proteomics*，2004，3（1）：1-9.

［3］ Caspi R，Altman T，Dale JM，et al. The MetaCyc database of metabolic pathways and enzymes and the BioCyc collection of pathway/genome databases. *Nucleic Acids Research*，2010，38，D473-D479.

［4］ 常建华. 波谱原理及解析. 北京：科学出版社，2012：299-301.

［5］ Chelius D，Zhang T，Wang G，et al. Global protein identification and quantification technology using two-dimensional liquid chromatography nanospray mass spectrometry. *Analytical Chemistry*，2003，75（23）：6658-6665.

［6］ 何蔓，林守麟，胡圣虹. 氢化物发生进样与 ICP-MS 检测方法的联用. 光谱学与光谱分析，2002，22（3）：464-467.

［7］ 何坚，杨芃原，庄峙厦，等. 高分辨电喷雾离子源三级四极杆-飞行时间质谱仪的研制. 仪器仪表学报，

2003，24（6）：598-600，604.

[8] 何艺桦. 基于 CCD 的小型光谱分析仪器与化学发光新技术. 四川大学，2007.

[9] Guo XM，Sturgeon RE，Mester Z，et al. UV light-mediated alkylation of inorganic selenium. *Applied Organometallic Chemistry*. 2003，17（8）：575-579.

[10] Guo XM，Sturgeon RE，Mester Z，et al. UV vapor generation for determination of selenium by heated quartz tube atomic absorption spectrometry. *Analytical Chemistry. 2003*，75（9）：2092-2099.

[11] Gygi SP，Rist B，Gerber SA，et al. Quantitative analysis of complex protein mixtures using isotope-coded affinity tags. *Nature Biotechnology*，1999，17（10）：994-999.

[12] 黄珍玉，于雁灵，方彩云，等. 质谱鉴定磷酸化蛋白研究进展. 质谱学报，2003，24（4）：494-500.

[13] 黄志勇，吴熙鸿，胡广林，等. 高效液相色谱/电感耦合等离子体质谱联用技术用于元素形态分析的研究进展. 分析化学，2002，30（11）：111-117.

[14] 姜颖，徐朗莱，贺福初. 质谱技术解析磷酸化蛋白质组. 生物化学与生物物理进展，2003，30（3）：350-356.

[15] Jitaru P，Infante HG，Adams FC. Multicapillary gas chromatography coupled to inductively coupled plasma-time-of-flight mass spectrometry for rapid mercury speciation analysis. *Analytica Chimica Acta*，2003，489（1）：45-57.

[16] 郎春燕，汪模辉，朱晓新. 微波消解试样催化极谱法测定香菇和黑木耳中痕量锗. 分析试验室，2002，21（3）：21-23.

[17] 梁沛，陈浩，胡斌，等. 电感耦合等离子体质谱测定中草药中痕量稀土元素的研究. 分析科学学报，2002，18（3）：233-236.

[18] 林佳葳，吴思纬，于心宣，等. 质谱分析技术之应用于糖质体学. 2007，65：125-136.

[19] 刘湘生，刘刚，高志祥，等. 氢化物发生-电感耦合等离子体质谱联用技术研究. 分析化学，2003，31（8）：1016-1020.

[20] Mechref Y. Use of CID/ETD mass spectrometry to analyze glycopeptides. *Current Protocols in Protein Science*，2012，12：1-11.

[21] Olsen JV，Mann M. Status of large-scale analysis of post-translational modifications by mass spectrometry. *Molecular & Cellular Proteomics*，2013，12（12）：3444-3452.

[22] Pappin DJ，Hojrup P，Bleasby AJ. Rapid identification of proteins by peptide-mass fingerprinting. *Current Biology*，1993，3（6）：327-332.

[23] Ptacek J，Devgan G，Zhu H，et al. Global analysis of protein phosphorylation in yeast. *Nature*，2005，438：679-684.

[24] Quetel CR，Vogl J，Prohaska T，et al. Comparative performance study of ICP mass spectrometers by means of U isotopic measurements. Fresenius *Journal of Analytical Chemistry*，2000，368（2-3）：148-155.

[25] 钱小红. 蛋白质组与生物质谱技术. 质谱学报，1998，19（4）：48-54.

[26] Reiter L，Claassen M，Schrimpf SP，et al. Protein identification false discovery rates for very large proteomics data sets generated by tandem mass spectrometry. *Molecular & Cellular Proteomics*，2009，8（11）：2405-2417.

[27] Wasinger VC，Cordwell SJ，Cerpa-Pllijak A，et al. Progress with gene-product mapping of the mollicutes：mycoplasma genitalium. *Electrophoresis*，2010，16（1）：1090-1094.

[28] Williamson BL，Marchese J，Morrice NA. Automated identification and quantification of protein phosphorylation sites by LC/MS on a hybrid triple quadrupole linear ion trap mass spectrometer. *Molecular & Cellular Proteomics*，2006，5（2）：337-346.

第十二章 细胞膜色谱

第一节 细胞膜色谱概况

中药通过多成分、多靶点的方式发挥临床疗效。绝大多数中药的化学成分复杂,从中药中分离鉴定活性成分,并研究活性成分与对应靶点的相互作用规律将有助于阐释中药的临床作用机制。

硅胶是一种化学成分稳定,具有多孔结构的物质,能够吸附多种物质,吸附作用强。硅胶表面的硅羟基具有不可逆吸附性,可与多种物质进行键合而发生改性,因此常在液相色谱中作为固定相,对复杂的混合物进行分离分析。以硅胶作为填料的液相色谱柱以其优异的柱效、较高的选择性以及较快的分析速度,被广泛应用于中药中极性分子的分离和分析过程。

受体(receptor)是一种能与活性分子发生特异性结合并产生相应生物学效应的大分子物质。1933 年,英国药理学家 Clark 最先提出受体占领学说,并首次对药物与受体之间的相互作用进行了探索。目前,越来越多的研究人员将受体作为主要活性靶点,探究中药活性分子与受体之间相互作用的规律,并运用于中药活性分子的筛选过程中。

受体在细胞内的分布较少,稳定性较差,因此受体的分离和纯化相对较为困难。细胞膜表面不均匀的分布着受体,能特异性地结合一种或者一类小分子化合物并产生相应的生物学效应,而细胞膜的分离方法相对容易,且具有自我融合能力。1996 年,我国科学家贺浪冲教授利用硅胶表面硅羟基的不可逆吸附性与细胞膜自身的融合性,创立了一种既可以实现复杂成分分离,又可以探究活性成分与细胞膜上的受体相互作用关系的新技术——细胞膜色谱。

细胞膜色谱(cell membrane chromatography,CMC)是一种将带有活性受体的细胞膜固定到硅胶表面形成细胞膜固定相(cell membrane stationary phase,CMSP),然后利用液相色谱技术在体外探究细胞膜上的活性受体与药物活性成分相互作用规律的方法[1]。

20 世纪末,细胞膜色谱技术得到了初步发展。21 世纪以来,细胞膜色谱法经过不断发展,逐渐应用于中药有效部位和有效成分的活性筛选。

第二节 细胞膜色谱的基础理论

一、色谱法

色谱法(chromatography),又称层析法,是一种基于物理学或物理化学方法,利用各组分在两相中不同的分配系数,在两相进行相对运动时,各组分在两相中进行反复多次分配,进而实现将各组分分离分析的技术。该技术适用于分离多组分混合的样品,在众多分析分离技术中属于分离效率较高、应用范围较广泛的方法。

（一）色谱法起源和发展

1906 年，俄国植物学家 M. Tswett 将提取自植物叶片中的色素加入到一根装有碳酸钙颗粒的玻璃管的上端，然后注入石油醚，石油醚带着色素自上而下流动，利用不同叶绿素与碳酸钙之间的相互作用力不同，玻璃管中逐渐形成不同的颜色条带。因此，这一方法最初被命名为"色谱法"。在这一方法中，被装进玻璃管的相对静止不动的一相被称为固定相（stationary phase），装入固定相的柱子被称为色谱柱（chromatographic column），而相对固定相运动的一相被称为流动相（mobile phase）。

20 世纪 40 年代，英国科学家 Martin 和 Syngr 提出了以硅胶上吸附的水作为固定相和某种液体作为流动相的"液液分配色谱法"，之后他们又提出了以气体作为潜在流动相的可能性。十余年后，Martin 和另一位科学家 James 从理论到实践建立了"气液分配色谱法"，即气相色谱法（gas-liquid chromatogrophy）。此后不久，科学家 Golay 在此基础上开发了以毛细管作为色谱柱的毛细管柱气相色谱法，自此气相色谱法开始飞速发展并得到广泛应用。

20 世纪 60 年代，基于气相色谱的发展和应用，人们开发出了更多更高效的色谱柱微粒填料，结合高压输液技术和光学检测器，发展出了高速、高柱效的高效液相色谱法（high performance liquid chromatography，HPLC）。随后，基于 HPLC 技术又开发出了超高效液相色谱法（ultra performance liquid chromatography，UPLC）和超临界流体色谱（supercritical fluid chromatography，SFC）等技术。

（二）色谱法的类型

若按照固定相的分离机制，色谱法可分为以下几类。

1）亲和色谱法（affinity chromatography）：利用溶质与固定相之间高专属性的亲和力而进行分离的方法；

2）吸附色谱法（adsorption chromatography）：利用固定相对溶质的吸附能力强弱而进行分离的方法；

3）分配色谱法（partition chromatography）：利用溶质在固定相中的分配系数（溶解度）不同而进行分离的方法；

4）离子交换色谱（ion exchange chromatography）：利用溶质和固定相（离子交换剂）的亲和力大小不同而进行分离的方法；

5）分子排阻色谱（size exclusion chromatography）：利用多孔固定相对不同大小分子的阻力不同而实现分离的方法。

（三）色谱法基本原理

1. 分配系数

在色谱过程中，固定相和流动相中的物质会发生吸附、脱附或溶解、挥发，这一过程被称为分配。色谱的分离本质是物质在固定相和流动相之间的分配系数不同，分配系数是指在确定的压力和温度条件下，物质在固定相和流动相中平衡的浓度比值，常用 K 来表示。

$$K=C_s/C_m$$

C_s 代表物质在固定相中的浓度（g/mL），C_m 代表物质在流动相中的浓度（g/mL）。K 值越小代表物质在流动相中分布较多，将先流出色谱柱，而 K 值越大代表物质在固定相中浓度大，将后流出色谱柱从而实现色谱分离过程。

2. 保留因子

保留因子（retention factor）又称容量因子或分配比，表示在确定的压力和温度条件下，固定相和流动相平衡时，溶质在固定相和流动相的质量比（或物质的量之比），常用 k 表示。

$$k=m_s/m_m$$

不难理解，质量比 k 应等于溶质在固定相与流动相的停留时间之比。即

$$k=t_s/t_m$$

而保留时间 $t_R=t_s+t_m$，因此上式可换算为

$$k=(t_R-t_m)/t_m$$

可以得出

$$t_R=t_m(1+k)$$

上式计算得到了溶质的保留时间与保留因子之间的关系，即溶质的保留因子越大，其在色谱柱中的保留时间也越长。

3. 理论塔板数和塔板高度

将色谱柱假设为一座精馏塔，物质在固定相和流动相中瞬时达成一次分配平衡假设为经过一次塔板。物质在色谱柱中经过多次分配平衡（多块塔板）后，因为不同成分的分配系数不同而出现分离，分配系数小的组分先出色谱柱（到达精馏塔顶）。

色谱柱长为 L，物质每完成一次分配平衡所需要的柱长为 H（即塔板的高度），则理论塔板数 n

$$n=L/H$$

峰宽可以用标准偏差 σ 进行评价，用于反映柱效的高低，其与塔板高度、柱长的关系为

$$H=\sigma^2/L$$

不难看出当柱长 L 一定时，物质每完成一次平衡分配的柱长越小，也就是峰宽 σ 越小，则理论塔板数 n 越大，色谱柱的柱效就越高。

（四）液相色谱与中药活性分子分析

高效液相色谱是一种基于液相色谱技术发展起来的新型高效的分离分析技术，是指在高压条件下，以液体为流动相，以小粒径填料制成的色谱柱为固定相，对混合物进行高柱效的分离，并在分离后进入高灵敏的检测器进行连续的定性定量分析的方法。HPLC 是目前 2020 版《中国药典》最可靠的中药质量控制手段之一。

1. HPLC 法的特点

1）高压：由于液体流经致密的固定相会形成较大的阻力，为了缩短分离分析时间，需要对流动相施加较高的压力，通常情况下，HPLC 系统柱压可达 $(1.5\sim3.5)\times10^7$ Pa。而在以 HPLC 技术为基础发展起来的超高效液相色谱系统中，柱压甚至可以更高；

2）高速：相对于经典液相色谱法，HPLC 技术的流动相速度较快，其整个分离分析时间通常在 1h 内；

3）高效：更细的固定相填料决定了固定相与流动相之间更大的比表面积，在高压高速条件下，HPLC 法的理论塔板数可达几万到几十万，远远高于经典液相色谱法，使分离效率大大

提高；

4）高灵敏度：HPLC 系统的检测器通常具有高灵敏性，DAD、ELSD、MS 等高灵敏检测器常用于微量乃至痕量的样品分析。

2. 基于 HPLC 法的中药活性分子分析

HPLC 法是目前应用最广泛、最可靠的中药研究方法之一。在 2020 版《中国药典》中，HPLC 技术在中药的有效成分含量和农药残留测定等方面发挥着至关重要的作用。此外，HPLC 法还被用于中药在体内的药代动力学、中药质量控制指纹图谱、体内代谢组学、有效成分分离制备乃至中药有效成分和生物大分子的相互作用等方面发挥着重要作用。

3. HPLC 法探究中药有效成分和生物大分子的相互作用

中药有效成分在体内会经历吸收、分布、代谢和排泄四个过程，其在体内发挥作用的实质就是药物与体内生物大分子相互作用的结果。很多成分在进入人体后，会与血液中的血清蛋白结合，随血液循环系统运输至发挥药效的部位。而很多成分发挥药效的方式则是通过与特定生物大分子（如受体）发生相互作用而产生的。目前研究表明，以生物大分子物质作为固定相，通过液相色谱法研究药物在色谱柱中与生物大分子之间相互作用规律的亲和色谱法，可以有效评估药物与生物大分子之间相互作用，有助于揭示药物在体内发挥作用的机制。

4. HPLC 法探究药物与细胞膜的作用关系

受体这种生物大分子物质在细胞内的分布较少、稳定性较差，受体的分离和纯化相对较为困难，在体外液相色谱系统中研究其与中药有效成分之间的关系难度较大。而细胞膜表面不均匀的分布着受体，能特异性地结合一种或者一类小分子化合物并产生相应的生物学效应。细胞膜的分离方法相对容易，且具有自我融合能力。因此，将细胞膜键合于载体上作为固定相，通过 HPLC 方法研究药物与细胞膜的相互作用就成为简便、有效、可行的方法。

二、细胞膜的性质

细胞膜（cell membrane），是在细胞最外层的由脂质与蛋白质以非共价键结合形成的薄膜结构，又称细胞质膜（plasma membrane），是细胞的基本结构之一。其主要功能是隔开细胞的内环境和外环境，在保持细胞相对稳定的内环境的同时，又能在细胞与细胞之间、细胞与外环境之间形成物质的能量交换和信息传递的通道。

（一）细胞膜的化学组成

细胞膜化学组成除了水以外，主要是脂类和蛋白质，分别被称为膜脂和膜蛋白。膜脂是构成细胞膜的基本骨架，而膜蛋白则是细胞膜发挥作用的重要组成（图 12-1）。另外，除膜脂和膜蛋白外，细胞膜还含有糖类和金属离子，而糖类主要以糖脂和糖蛋白形式存在。

1. 膜脂

膜脂（membrane lipids）是组成生物膜的基本成分。在动物细胞中，每平方微米的细胞膜上有 5×10^6 个脂分子。生物膜上的脂类具有多样性，动物细胞常见 9 种脂质，主要可分为磷脂、糖脂和胆固醇三种。大多数膜脂都有磷酸基团，被称为磷脂，约占膜脂的 50% 以上，其结构特点主要是具有一个磷酸基团连接的取代基团构成的亲水头部，以及两个由脂肪酸链构成的疏水尾部。

2. 膜蛋白

膜蛋白（membrane protein）是发挥细胞膜功能的重要组成，膜蛋白类型不同，发挥的作用也不同。根据与膜脂的结合方式，可将膜蛋白分为整合蛋白、外周蛋白和脂锚定蛋白三类。按照其功能又可将膜蛋白分为受体蛋白、载体蛋白和酶蛋白等。

3. 膜糖

真核生物的细胞膜上含有膜糖，又称糖被，一般占膜的 2%～10%。绝大多数糖类以共价键方式与蛋白质或多肽链连接形成糖蛋白，而其余糖类则与膜脂分子以共价键方式形成糖脂。糖蛋白的寡糖链能够介导细胞与外环境之间的相互作用，并且在分选膜蛋白并协助新合成蛋白质进行正确地运输和定位过程中发挥重要作用。如红细胞膜上糖脂的糖链决定了一个人的 A、B、AB 和 O 型血型。

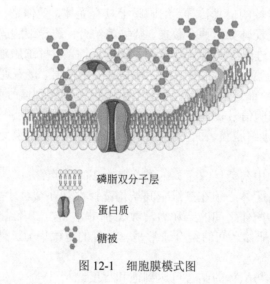

磷脂双分子层

蛋白质

糖被

图 12-1 细胞膜模式图

（二）细胞膜的分子结构

自 1895 年 E. Overton 发现细胞膜是由脂质组成的以后，100 多年来，随着科学技术的进步，学者们对细胞膜的结构进行了不断地完善。目前，细胞膜的结构可以归纳成如下内容。

（1）膜脂是组成细胞膜的基本成分，膜脂的疏水（非极性）尾部在水环境中相对，亲水（极性）头部朝向细胞膜内外的水相，自发形成封闭的类脂双分子层膜系统；

（2）膜蛋白是细胞膜发挥生物活性的主要参与者，蛋白质分子以不同方式镶嵌在类脂双分子膜中，或者结合在其表面，不同的蛋白类型赋予了生物膜不同的特性与功能；

（3）细胞膜是一种镶嵌膜蛋白的类脂双分子层构成的二维流体，具有流动性。大多数膜蛋白和膜脂都能进行横向扩散运动；

（4）细胞膜外层具有蛋白质与糖类结合而成的糖蛋白，其在细胞活动中起到重要作用。

（三）细胞膜的基本性质

"流体镶嵌模型"中，细胞膜是由流动的类脂双分子层和镶嵌其中的蛋白质组成的，这突出了膜的流动性和不对称性。

1. 细胞膜的流动性

细胞膜膜脂和膜蛋白处于不断流动的状态，细胞膜的流动性具有十分重要的生理学意义。细胞膜的流动性是保证细胞实现跨膜物质转运、信号传递、识别和免疫等的必要条件。当膜的流动性过低，细胞的许多生物学活动将停止，而流动性过高又会造成膜的崩解。

2. 细胞膜的不对称性

细胞膜的内外两层组分和功能具有较大差异，被称为膜的不对称性。膜蛋白在细胞膜上的分布不对称，内侧膜脂的组成和外侧膜不一致，而糖蛋白主要集中在外侧膜。细胞膜内外层的组成不一致，造成了细胞膜的不对称性，从而使膜两侧具有不同的生物学功能。

（四）受体与细胞膜的信号传导

细胞膜可以进行特异性的信号传导。细胞膜上具有受体，受体是一种特殊蛋白质，可以和与其结构互补的特定分子配体如抗原、激素、药物等结合，诱导细胞膜产生信号，将外来信号转化为细胞内部信号，促进或者抑制细胞内的生物学活性。发挥细胞通信功能的关键物质。受体朝向细胞外侧的被称为鉴别器，能够特异性地识别外部信号，接着通过传导部将从外部识别的信号传递给效应部。效应部是受体朝向细胞内侧的部位，其受到信号刺激后会发生构型变化，引起细胞内变化，发挥细胞信号传递的功能。受体的数量在不同细胞中差异很大，从约 500～10 万个，可以均匀分布于细胞膜表面，也可以集中于某个区域。膜受体的平均半衰期一般为 24h，较难进行保存。

受体与外部信号（如中药活性分子）的结合具有以下特点：

（1）特异性：受体与配体必须在三维空间结构选择性互补结合才能发挥作用；

（2）亲和力：受体与配体之间的亲和力常数 K 值非常高，二者结合灵敏而迅速；

（3）可逆性：受体与配体之间的结合通常是非共价的范德华力、离子键或氢键，它们的结合是可逆的；

（4）可饱和性：受体与配体的结合可达到饱和程度。

第三节 细胞膜色谱的原理及研究方法

细胞膜是一种由膜脂双分子层为骨架，镶嵌膜蛋白并含有少量糖类的活性生物膜，其表面分布有各类受体能特异性识别并结合特定的外部信号（如中药有效成分），并负责细胞之间的信号传导。细胞膜色谱的原理是将动植物的活性细胞膜键合到硅胶表面的硅羟基上，制成细胞膜固定相。运用细胞膜受体与配体（如中药有效成分）结合的特异性和亲和力差异以及可逆性等特点，利用液相色谱技术在体外模拟细胞膜上的活性受体与药物活性成分的相互作用。细胞膜色谱兼有生物活性分离和色谱分离的双重性质，在中药的复杂组分体系研究中可避免传统的提取分离步骤，直接在细胞膜色谱上对活性成分进行识别和分离，细胞膜色谱技术特别适用于中药的多成分、多靶点研究，目前已经被广泛应用于中药的活性成分筛选。

一、细胞膜色谱固定相及其制备与验证

建立细胞膜色谱模型，第一步是需要制备细胞膜色谱固定相。中药有效组分的受体药理学研究过程必须考虑有效成分和细胞膜及膜受体的相互作用以及受体本身的性质。由细胞膜性质可知，中药有效成分的作用受体主要分布在细胞膜上，且受体的含量较低，难以纯化，半衰期较短，而经过纯化的受体所处环境和空间结构也会发生变化。因此，通过纯化受体建立固定相的方法受到限制。

而相对于直接提取受体，细胞膜易于提取，本身具有流动性，能够进行自身融合，同时能最大限度地保持膜受体的完整结构和功能。以硅胶表面的硅羟基与细胞膜和膜蛋白发生不可逆吸附作用，利用细胞膜的自身融合性，在硅胶表面覆盖均匀的细胞膜形成固定相，即细胞膜固定相（图 12-2）。

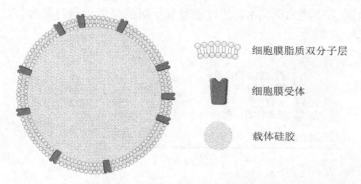

细胞膜脂质双分子层

细胞膜受体

载体硅胶

图 12-2　理想的细胞膜固定相示意图

在合适的色谱条件下，以缓冲盐溶液作为流动相，中药活性分子作为溶质溶解在流动相中，在动态条件下中药活性组分小分子物质将与细胞膜及膜受体大分子发生相互作用。该作用过程所产生的中药活性组分与膜受体的作用强度、位点、选择性以及过程中的热力学变化都能进行测定，通过建立这些参数变化与中药活性成分的关系，能阐明中药的药理作用机制。

（一）硅胶的载体性质

通过膜提取方法制备的细胞膜常为悬液状态，无法作为色谱固定相。可将细胞膜与一定载体相结合形成细胞膜固定相。硅胶是一种具有多孔硅氧基交联结构的物质，其表面具有硅羟基，具有不可逆吸附性，能够与许多化合物键合用作色谱固定相。而细胞膜能够与硅胶硅羟基键合，并且因为细胞膜的流动性和自身融合性，细胞膜可以完全覆盖硅胶表面，成为一种理想的细胞膜固定相。选择硅胶作为细胞膜色谱固定相载体，是因为硅胶与细胞膜作用的反应条件温和，不会使细胞膜失去活性。

（二）细胞膜在硅胶上的吸附等温线

细胞膜在硅胶载体上最大的吸附量是制备细胞膜色谱固定相的重要指标，因为其影响细胞膜色谱固定相的性能，以及中药活性组分在固定相上的色谱行为。活性硅胶硅羟基上吸附的细胞膜蛋白含量，服从 Langmuir 吸附等温线方程，即

$$C_s = P (Q_{max} C_m) / (K_D + C_m)$$

其中 C_s 是膜蛋白的固相浓度（mg/g）。C_m 是膜蛋白的液相浓度（mg/ml），是由细胞膜色谱固定相制备过程中的膜蛋白初始浓度减去吸附反应平衡时浓度所得。Q_{max} 是载体硅胶饱和吸附

量，K_D 是吸附平衡解离常数。上式可整理为

$$C_m/C_s=1/Q_{max}C_m+K_D/Q_{max}$$

在制备细胞膜固定相时，需要根据细胞膜在硅胶上的吸附等温线确定细胞膜悬液的初始浓度，用以控制细胞膜固定相上的膜蛋白含量，以此来保证所制备细胞膜固定相色谱柱具有良好的重现性和稳定性。

（三）细胞膜固定相的制备

1. 细胞膜固定相填料制备流程（图 12-3）

（1）硅胶需预先以 120℃活化处理 7h，再置于低温反应管中；

（2）加入细胞膜悬液在 4℃低温条件下振荡，直至吸附反应达到平衡，然后超声研磨 10min；

（3）再向反应体系中滴加蒸馏水，使磷脂双分子层能够通过自身融合作用，在硅胶表面形成均匀的细胞膜层；

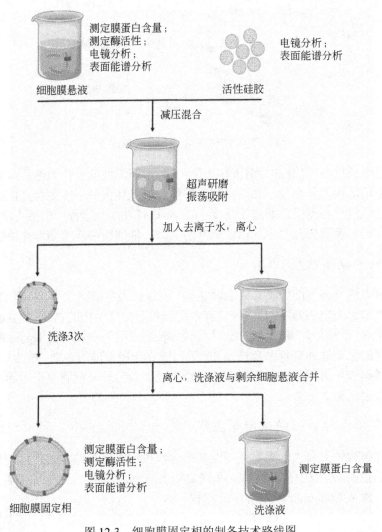

图 12-3　细胞膜固定相的制备技术路线图

（4）离心去除上清液，用 Tris-HCl 缓冲溶液洗涤，去除未结合的细胞膜，得到细胞膜固定相填料；

（5）对细胞膜固定相的膜蛋白含量、总 ATP 酶含量进行测定，并进行电镜观察和表面能谱分析，以确定细胞膜固定相填料效能。4℃贮存备用。

2. 细胞膜固定相色谱柱的制备

采用低压湿法装柱方式，将固定相填料装入合适的不锈钢液相色谱柱。将色谱柱接入 HPLC 系统，设定流速为 0.3～0.5ml/min，DAD 检测器检测波长为 236nm，柱温 37℃，在流动相 A：1∶50mmol/L 的磷酸盐缓冲溶液（pH 为 7.4）或流动相 B：含有 150mmol/L NaCl 和 1mmol/L CaCl$_2$ 的 50mmol/L Tris-HCl 缓冲溶液（pH 为 7.4）平衡约 2h 后，开始进样分析。

（四）细胞膜固定相的表面特征检查

细胞膜具有磷脂双分子层结构，膜脂亲水头部会互相作用，而疏水头部也会互相作用，从而使细胞膜碎片彼此靠近，自发融合成新的闭合结构。其与硅胶的相互作用使得硅胶表面能够完全被细胞膜覆盖，形成理想的细胞膜固定相。为了确认这一点，所有制备的细胞膜固定相都应该使用电子显微镜观察细胞膜固定相的结构并进行表面能谱分析，以判断制备的细胞膜固定相是否与预期一致。

（五）细胞膜固定相的酶活性检测

细胞膜与硅胶载体形成的细胞膜固定相应具备细胞膜的一般性质，这是细胞膜色谱法的关键因素。根据选用的细胞膜，选择相对应的酶活性检测方法，目的是确认其与细胞膜悬液是否一样具备酶的活性，并且测定其随温度和时间变化的范围和规律。

（六）细胞膜色谱柱的稳定性

细胞膜色谱柱的稳定性关系到实验是否可靠。稳定性研究结果表明：
（1）细胞膜色谱柱在使用前后膜蛋白含量几乎不变；
（2）细胞膜色谱柱在使用前后固定相膜一般不会脱落，仍然分布均匀；
（3）考虑到细胞膜色谱柱的酶活性，建议所制备的色谱柱使用时间不超过 1 周。

二、细胞膜色谱的色谱特性

在细胞膜色谱模型上，中药活性分子可与细胞膜固定相上的受体发生相互作用，并且通过这种相互作用可以对复杂的中药活性分子进行分离。因此，细胞膜色谱的分配系数 K、保留因子 k 等信息都能表征中药活性成分与细胞膜固定相上的膜受体之间的静电作用、疏水作用和立体结构作用。

在细胞膜固定相与磷酸盐缓冲溶液流动相组成的细胞膜色谱系统中，膜受体与中药活性分子之间的相互作用是其保留机制，与正相色谱和反相色谱的保留机制均不同。细胞膜固定相主要是以电荷、氢键和疏水作用等保留中药活性分子。

三、细胞膜色谱的保留机制

实验证明，在以磷酸盐缓冲液为流动相的细胞膜色谱体系中，固定相对中药活性分子具有显著的"双保留机制"特性。在低盐浓度条件下，中药活性分子与固定相主要是由氢键、电荷力等极性作用力相互作用；而在高盐浓度条件下则是通过疏水力相互作用的。而细胞膜固定相是一种具有生物学活性的色谱固定相，其表面的膜受体还会特异性地识别特定的配体分子，并与之发生相互作用。因此，中药活性分子与细胞膜固定相之间的亲和作用分为特异性亲和作用和非特异性亲和作用。特异性亲和作用是细胞膜色谱特有的作用，通过膜受体与特定中药活性分子的相互作用而具有极强的保留效果。而非特异性亲和作用类似于普通色谱柱的保留作用。

四、细胞膜色谱的色谱条件

在细胞膜色谱体系中，中药活性分子与细胞膜固定相的特异性亲和作用是呈现其药理、毒理作用的基础，这也是细胞膜色谱体系的特色之处。因此选择适当的色谱条件，充分体现中药活性分子和细胞膜固定相之间的特异性亲和作用就成为了必须解决的问题。目前的研究表明，流动相的 pH、盐浓度以及药物置换剂等不同色谱条件能够影响中药活性分子的保留作用。

1）流动相 pH：由于 pH 的改变会对细胞膜色谱固定相上的细胞膜及膜受体活性具有较大影响，因此在整个研究过程中流动相的 pH 应该保持恒定在 7～8。

2）流动相中盐的种类对中药活性分子在细胞膜固定相的保留产生不同程度的影响；

3）由于膜受体的特性，向流动相中添加相应的药物置换剂会显著影响中药活性分子在细胞膜固定相上的保留作用。

五、细胞膜色谱与中药活性分子药理作用的相关性

细胞膜色谱是一种特殊的亲和色谱方法，可在体外模拟中药活性分子与受体的相互作用，因此细胞膜色谱系统的色谱保留参数会直接反映中药活性分子药理作用。

在细胞膜色谱体系下，如果某个中药活性分子在细胞膜固定相上有特别长的保留时间，意味着该成分在细胞膜固定相上具有特异性的保留作用，说明该成分与细胞膜固定相上的膜受体存在特异性的结合。因此，细胞膜色谱系统可以用于发现复杂中药中与膜受体作用的成分，并研究该成分与受体的相互作用及作用强度。

细胞膜色谱是在体外模拟生物体内药物与细胞膜及膜蛋白相互作用的色谱系统，该系统的色谱参数能够真实地反映药物与受体的相关性。目前细胞膜色谱已经被广泛应用于中药活性分子的分离与鉴定过程。

第四节 细胞膜色谱在中药分子靶点鉴定的应用

1996 年，我国科学家贺浪冲教授首次发布了细胞膜色谱的研究成果，并在其博士毕业论文详细阐述了细胞膜色谱的理论与方法。20 世纪末，细胞膜色谱技术的方法学得到了初步发展。21 世纪以来，细胞膜色谱法被逐渐应用于中药有效部位和有效成分的分子靶点鉴定过程中。

一、细胞膜色谱与中药有效部位筛选

细胞膜色谱发展的早期，学者主要是利用不同细胞制备的细胞膜固定相，筛选能与膜受体结合的中药有效部位，少有能直接鉴定出具体成分的研究。赵慧茹等[2]，运用血管细胞制备的细胞膜固定相进行筛选，结合药理学实验确认细胞膜色谱的筛选结果与其药理作用具有相关

性，并指认了当归中具有扩张血管功能的有效部位 DG-2 和有效成分 DG21（图 12-4）。赵小娟等[3]，采用细胞膜色谱技术确认了淫羊藿舒张血管作用的有效部位，并从该部位中进一步分离筛选出 YYH-214 和 YYH-216，证实了细胞膜色谱能够反映溶质与靶细胞膜和膜受体之间的相互作用关系。类似的报道还有红毛七[4]、菟丝子[5]、太白花等[6]。

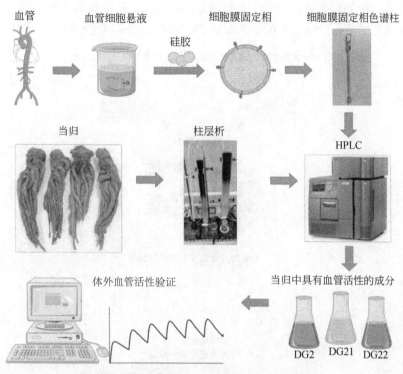

图 12-4　用细胞膜色谱法筛选当归中的有效成分

二、细胞膜色谱与中药活性分子的筛选和鉴定

随着细胞膜色谱技术的发展和完善，细胞膜色谱联用 LC-MS、GC-MS 技术而构成的二维系统，进一步提高细胞膜色谱的分子鉴定功能。近年来，细胞膜色谱在中药活性分子的筛选和鉴定方面的研究主要集中在肿瘤、心血管、免疫、糖尿病和炎症等方面。细胞膜色谱用于中药活性分子的筛选和鉴定的一般流程如图 12-5。

（一）抗肿瘤中药活性分子的筛选和鉴定

细胞膜色谱技术在抗肿瘤中药活性分子筛选和鉴定的应用主要集中在表皮生长因子受体（EGFR）、血管内皮生长因子受体 2（VEGFR2）、雌激素受体（ER）等方面。

1. 靶向 EGFR 受体的抗肿瘤中药活性分子的筛选和鉴定

EGFR 受体与肿瘤生长相关，在多种恶性肿瘤组织中高表达。Lv 等[7]，通过构建 EGFR 细胞膜色谱-HPLC-IT-TOF-MS 二维系统，从中药通关藤中筛选出能够拮抗 EGFR 的中药活性分子 tenacissoside G、tenacissoside H 和 tenacissoside I，发现这三个化合物抑制肿瘤的作用与吉非替尼相似，认为其构建的二维系统可以作为寻找中药中靶向 EGFR 的抗肿瘤活性分子的有效方法。Sun 等[8]，利用高表达 EGFR 的细胞构建细胞膜色谱系统，并在线连接 HPLC-MS

分析,从马钱子中筛选出靶向EGFR受体的vauquline和strychnine活性成分,发现两者与EGFR抑制剂吉非替尼有类似的活性,能够抑制HEK293/EGFR细胞的增殖,此外,抑制ERK的磷酸化,并能有效降低下游信号分子的表达,认为该技术能够用于靶向EGFR的中药活性分子的快速筛选,有助于中药的开发和利用。Li 等[9],将人脐静脉内皮细胞ECV304制备为细胞膜色谱,筛选出中药红毛七中的总生物碱成分,并发现其能够抑制血管内皮细胞的增殖。此外,利用细胞膜色谱技术还从细辛、丹参、姜黄等中药中分离鉴定出靶向EGFR的中药活性分子[10-12]。

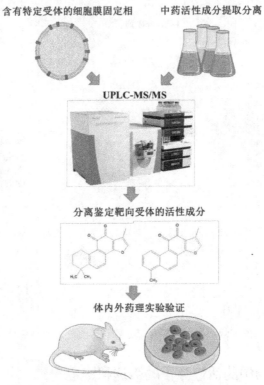

图 12-5 细胞膜色谱用于中药活性分子的筛选和鉴定的一般流程

2. 靶向 VEFGR2 受体的抗肿瘤中药活性分子筛选和鉴定

VEFGR2 受体与肿瘤血管生成相关,在多种肿瘤组织中高表达。Sun 等[13],采用HEK293/ephrin-B2 细胞建立细胞膜色谱系统,对 48 种中药粗提取物进行了研究,发现黄连中的小檗碱与ephrin-B2 具有较强亲和力。进一步药理实验证明小檗碱对 HEK293/ephrin-B2 具有明显的抑制作用,能够降低 ephrin-B2 及其 PDZ 结合蛋白的表达,证明其对 ephrin-B2 的靶向性。Li 等[14],利用 HEK293/VEGFR2 细胞建立细胞膜色谱系统,并在线联用 LC/MS,从乌头中分离鉴定出靶向 VEGFR2 的乌头碱、中乌头碱和次乌头碱。

3. 其他抗肿瘤重要活性分子筛选和鉴定

He 等[15],通过将乳腺癌细胞系 MCF-7 制备为细胞膜色谱,结合 UHPLC-ESI-MS/MS 联用技术,对中药厚朴提取物中的活性成分进行筛选和鉴定,以索拉非尼和醋酸地塞米松作为阳性对照和阴性对照,考察系统的适用性。结果从厚朴提取物中筛选和鉴定出对 MCF-7 细胞膜具有高度亲和作用的厚朴酚与和厚朴酚,进一步药理实验研究表明厚朴酚与和厚朴酚对乳腺癌细胞系 MCF-7 都具有良好的抑制作用，并能诱导 MCF-7 细胞凋亡。Gu 等[16]，建立了一种新型的二维（2D）细胞膜色谱系统，肝癌细胞 HepG2 CMC 色谱柱和正常肝细胞 LO2 CMC 色谱柱的保留行为，从黄芩中筛选出 13 个潜在的特异性抗肿瘤活性成分。

（二）心血管系统中药活性分子的筛选和鉴定

在心血管系统中药活性分子的筛选与鉴定方面，Liang 等[17-18]，采用大鼠的主动脉平滑肌细胞构建细胞膜色谱，并联用 GC-MS 从川芎中筛选和鉴定出了川芎内酯和亚丁基苯酞两种扩血管成分，并通过进一步的实验，确证了川芎内酯和亚丁基苯酞在不影响正常细胞活力的同时，对 bFGF 诱导的血管平滑肌细胞增殖表现出抑制作用。Hou 等[19]，采用大鼠胸主动脉血管平滑肌细胞构建细胞膜色谱，联用 GC-MS 从中药白芷、蛇床子、羌活和贝母中鉴定出欧前胡素和蛇床子素两种活性成分，并通过药理实验证实两个中药活性成分可以松弛 KCl 诱导的大鼠胸主动脉收缩。Yang 等[20]，采用心肌细胞制备的细胞膜色谱，联用 LC-MS 从中药五味子和南五味子中筛选出了钙离子拮抗剂五味子酯甲、去氧五味子素。

（三）细胞膜色谱在中药活性分子的筛选和鉴定的新发展

Liu 等[21]，提出了一种基于二维羧甲基纤维素 CMC，和成分剔除法的策略。选择红曲米作为模型实验样品，建立了具有 H9c2 大鼠心脏成肌细胞（H9c2/CMC）的 CMC 模型，通过使用二维 H9c2/ CMC-HPLC 和 Q-TOF MS 系统，首先筛选出三个成分。敲除高含量/亲和性化合物后，又发现了另外四种生物活性化合物，最终筛选出来自红曲米的一种色素和六种莫纳可林类成分。结果表明，该方案可用于从复杂基质中发现活性化合物。Zheng 等[22]，开发了一种结合全面的 2D 3-氨基丙基三乙氧基硅烷修饰的前列腺癌细胞（DU145）的膜色谱（CMC）系统并与网络药理学预测方法相结合。该系统从大黄中筛选出 13 种活性成分，其中大黄素和芦荟大黄素具有良好的膜结合性能。细胞活力和细胞凋亡实验验证了它们对 DU145 细胞具有良好的抑制作用。随后他们通过网络药理学方法预测了五种膜蛋白为潜在靶标。并通过网络数据挖掘将肥大/干细胞生长因子受体确认为最可能的靶标。其研究结果表明，全面的 2D CMC 系统和基于网络药理学的靶标识别相结合，不仅可以快速识别膜结合成分，而且可以更可靠地找到潜在的膜蛋白靶标，尤其适用于以原发性病理细胞系从复杂化学样品中筛选活性化合物。

三、细胞膜色谱与中药活性分子的受体亲和力研究

细胞膜色谱的特异性亲和作用是细胞膜色谱相对于其他色谱的最重要的特点之一，可用于中药活性分子与受体亲和力研究。Li 等[23]，提取家兔白细胞构建细胞膜色谱模型，从中药白芍中筛选出拮抗 TLR4 受体的白芍内酯 I，并且发现白芍内酯 I 能与紫杉醇在 TLR4 受体上发生显著的竞争性拮抗作用。而 Wang 等[24]，构建腹腔巨噬细胞的细胞膜色谱并联用 GC-MS，从白术和苍术中分离得到具有抗感染活性的中药活性分子白术内酯 I，发现白术内酯 I 能够与内毒素发生竞争性结合，并能减轻内毒素诱导的 TNF-α、IL-1β 以及 NO 等炎症因子的表达。Wang 等[25]，以表皮癌细胞系 A431 构建细胞膜色谱与 LC-MS 联用，从中药苦参中筛选出能够与吉非替尼（EGFR 拮抗剂）发生竞争性作用的氧化苦参碱和苦参碱。细胞膜色谱能够在体外色谱模型中模拟中药活性分子与细胞膜受体的相互作用关系，能够从中药活性分子中寻找受体的竞争性抑制剂。

四、细胞膜色谱在中药活性分子靶点鉴定过程中存在的问题

细胞膜色谱从推出至今也就二十余年发展历史，其研究与应用尚存在一些亟待解决的问题。首先，细胞膜色谱的固定相是具有活性的细胞膜，受制于膜受体和酶活性，细胞膜色谱的固定相使用时间较为短暂。虽然一些研究者尝试使用甲醛溶液等延长细胞膜色谱柱的使用，但仍无法保存太长时间，难以商品化，每次使用都需要进行固定相的制备，较为烦琐。其次，细胞膜色谱仅能在体外色谱柱中模拟中药活性成分与细胞膜受体的相互作用关系，而中药活性成分在体内与细胞膜受体的相互作用是复杂的，且体内细胞是正常存活的，体外实验难以完全模仿这一过程。最后，中药活性分子通常具有多靶点的特征，细胞膜色谱通常情况下仅能提供一类或者几类细胞膜受体，为了能够反映该分子的更多活性作用就需要制备更多的细胞膜色谱柱，实验设计较为复杂。

参 考 文 献

[1] 贺浪冲. 细胞膜色谱. 西北大学，1998.

[2] 赵慧茹，杨广德，贺浪冲，等. 用细胞膜色谱法筛选当归中的有效成分. 中国药学杂志，2000，35（1）：13-15.

[3] 赵小娟，党高潮，杨广德，等. 淫羊藿根与叶活性成分的分析和比较. 分析化学，2002，30（2）：195-197.

[4] 高琨，贺浪冲，杨广德. 用细胞膜色谱法筛选研究红毛七中的有效成分. 中国药学杂志，2003，38（1）：14-16.

[5] 王锐平，陈秦，贺浪冲. 用细胞膜色谱法筛选菟丝子的有效成分. 陕西中医，2003，24（6）：553-554.

[6] 张汉利，杨广德，贺浪冲，等. 太白花火星哥成分的筛选与药理作用相关性研究. 中国药学杂志，2003，38（2）：92-94.

[7] Lv Y，Shi X，Fu J，et al. Screening potential antagonists of epidermal growth factor receptor from *Marsdenia tenacissima* via cell membrane chromatography model assisted by HPLC-ESI-IT-TOF-MS. *Biomed. Chromatogr.* 2019，33（9）：e4569.

[8] Sun MJ，Guo Y，Dai B，et al. High-expression EGFR/cell membrane chromatography-online-high-performance liquid chromatography/mass spectrometry：rapid screening of EGFR antagonists from *Semen Strychni. Rapid Commun. Mass Spectrom.* 2012，26（17），DOI：10. 1002/rcm. 6318.

[9] Li YP，He LC. Inhibitory effects of the alkaloids from *Radix Caulophylli* on the proliferation of human vascular endothelial cell. *Academic Journal of Xi'an Jiaotong University*，2005，17（2）：185-187.

[10] Sun M，Ma WN，Guo Y，et al. Simultaneous screening of four epidermal growth factor receptor antagonists from *Curcuma longa* via cell membrane chromatograph online coupled with HPLC-MS. *Journal of Separation Science*，2013，36（13）：2096-2103.

[11] Han SL，Zhang T，Huang J，et al. Screening target components from *Radix salviae miltiorrhiae* using an EGFR/CMC-online-HPLC/MS method. *Analytical Methods*，2012，4（4）：1078-1083.

[12] Han SL，Huang J，Hou JJ，et al. Screening epidermal growth factor receptor antagonists from *Radix et Rhizoma Asari* by two-dimensional liquid chromatography. *Journal of Separation Science*，2014，37（13）：1525-1532.

[13] Sun M，Ma WN，Guo Y，et al. Simultaneous screening of four epidermal growth factor receptor antagonists from *Curcuma longa* via cell membrane chromatograph online coupled with HPLC-MS. *Journal of Separation Science*，2013，36（13）：2096-2103.

[14] Sun M，Ren J，Du H，et al. A combined A431 cell membrane chromatography and online high-performance liquid chromatography/mass spectrometry method for screening compounds from total alkaloid of *Radix Caulophylli* acting on the human EGFR. *J Chromatogr B Analyt Technol Biomed Life Sci*，2010，878（28）：2712-2718.

[15] He X，Zhang P，Saqib M，et al. Screening active anti-breast cancer compounds from *Cortex Magnolia* officinalis

by MCF-7 cell membrane chromatography coupled with UHPLC-ESI-MS/MS. *Analytical Methods*，2017，9：4828-4836.

［16］Gu Y，Chen X，Wang R，et al. Comparative two-dimensional HepG2 and L02/ cell membrane chromatography/ C18/time-of-flight mass spectrometry for screening selective anti-hepatoma components from *Scutellariae Radix. J Pharm Biomed Anal*，2019，164：550-556.

［17］Liang MJ，He LC，Yang GD，et al. Screening，analysis and in vitro vasodilatation of effective components from *Ligusticum Chuanxiong. Life Sciences*，2005，78（2）：128-133.

［18］Liang MJ，He LC. Inhibitory effects of ligustilide and butylidenephthalide on bFGF-stimulated proliferation of rat smooth muscle cells. *Yao Xue Xue Bao*，2006，41（2）：161-165.

［19］Hou XM，Zhou Q，Jiang S，et al. A vascular smooth muscle/cell membrane chromatography-offline-gas chromatography/mass spectrometry method for recognition，separation and identification of active Components from traditional Chinese medicines. *J Chromatogr A*，2009，1216（42）：7081-7087.

［20］Yang XX，Chang RM，Yue Y，et al. Cardiac muscle/cell membrane chromatography-offline-liquid chromatography/mass spectrometry method to identify bioactive components from traditional Chinese medicines. *Analytical Letters*，2013，46（9），DOI：https：//doi. org/10. 1080/00032719. 2012. 762585.

［21］Liu RZ，Wang R，An HM，et al. A strategy for screening bioactive components from natural products based on two-dimensional cell membrane chromatography and component-knockout approach. *J Chromatogr A*，2019，1601：171-177.

［22］Zheng L，Chen S，Cao Y，et al. Combination of comprehensive two-dimensional prostate cancer cell membrane chromatographic system and network pharmacology for characterizing membrane binding active components from *Radix et Rhizoma Rhei* and their targets. *J Chromatogr A*，2018，1564：145-154.

［23］Li C，He L. Establishment of the model of white blood cell membrane chromatography and screening of antagonizing TLR4 receptor component from *Atractylodes macrocephala* Koidz. *Science in China Series C*，2006，49（2）：182-189.

［24］Wang C，He L，Wang N，et al. Screening anti-inflammatory components from Chinese traditional medicines using a peritoneal macrophage/cell membrane chromatography-offline-GC/MS method. *Journal of Chromatography B*，2009，877（27）：3019-3024.

［25］Wang S，Sun M，Zhang Y，et al. A new A431/cell membrane chromatography and online high-performance liquid chromatography/mass spectrometry method for screening epidermal growth factor receptor antagonists from *Radix Sophorae flavescentis. J Chromatogr A*，2010，1217（32）：5246-5252.